JN174136

アクティブラーニングをこえた看護教育を実現する

与えられた学びから 意志ある学びへ

鈴木敏恵
シンクタンク未来教育ビジョン　代表

医学書院

【著者紹介】鈴木敏恵(すずき・としえ)
東京都出身．シンクタンク未来教育ビジョン代表，教育クリエータ，一級建築士(Architect/設計思想)，放送大学非常勤講師(専門：心理と教育)．
[公職歴]：千葉大学教育学部特命教授，千葉大学普遍教育非常勤講師，東北大学非常勤講師，内閣府中央防災会議専門委員(避難/人材育成)，島根県立看護短期大学客員教授．日本赤十字秋田看護大学大学院非常勤講師．教育界，医学界など高度専門領域におけるアドバイザーとしてプロジェクト手法やポートフォリオ評価，次世代教育構想コンサルタントも行う．大学FD構想，新人研修，指導者育成，キャリアデザインを目的とする人材育成などを全国で実施．

・　・　・

文部科学省「確かな学力の育成に係る実践的調査研究」事業採択『課題解決能力の獲得を可能とするプロジェクト学習とポートフォリオによる授業の実践事例の調査研究及び教員研修プログラムの開発/コンピテンシー育成(2011)』．文部科学省「ものづくり日本大賞文部科学大臣賞 選考委員(2015)」．文部科学省スーパープロフェッショナルハイスクール(SPH)事業「埼玉県立常盤高等学校看護教育における教育スーパーバイザー」(2014〜2016年現在に至る)他．

著作：『ポートフォリオ評価とコーチング手法　臨床研修・臨床実習の成功戦略！』(医学書院)，『看護師の実践力と課題解決力を実現する！　ポートフォリオとプロジェクト学習』(医学書院)，『キャリアストーリーをポートフォリオで実現する』(日本看護協会出版会)，『課題解決力と論理的思考力が身につく　プロジェクト学習の基本と手法』，『AI時代の教育と評価　意志ある学びをかなえるプロジェクト学習 ポートフォリオ 対話コーチング』(教育出版)．

著者連絡先：s-toshie@ca2.so-net.ne.jp

アクティブラーニングをこえた看護教育を実現する
—与えられた学びから意志ある学びへ

発　行　2016年8月1日　第1版第1刷©
　　　　2018年9月15日　第1版第3刷
著　者　鈴木敏恵
発行者　株式会社　医学書院
　　　　代表取締役　金原　俊
　　　　〒113-8719　東京都文京区本郷1-28-23
　　　　電話　03-3817-5600(社内案内)
印刷・製本　永和印刷

ISBN978-4-260-02385-6

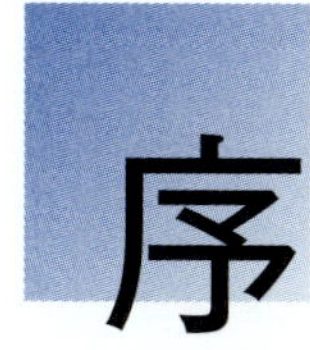

序

さあ「未来へ向かえる力」を身につけよう！

～与えられた学びから，意志ある学びへ～

あなたは何で心満ちますか？

あなたは何で心満ちますか？　私は学生たちがポートフォリオをめくりながら，キリリッとアイムナース(I am a nurse)の顔で，自分がしたことや考えたことを聞かせてくれる時，なんとも言えない嬉しさと敬意で胸がいっぱいになります．

この本を書くことができたのは，看護師を目指すたくさんの心優しい学生たちと出会えたからです．実習で受け持ち患者さんの願いを叶えたいと指導者さんの許可を得て，病院の中庭を患者さんの手をとり歩いた若者が実習ポートフォリオをめくりながら，その患者さんとの散歩の前に下見した話を聞かせてくれました．デートコースの事前確認でもここまではしないだろうと胸にグッときました．その慎重さ，念入りな準備…数日前からその日に至る患者さんの体調，気温，気分はどうか，このコースをこんなふうに歩く，自分が左で，患者さんをこんなふうに支えて…ここでこうドアを押さえ，「ここに3段の階段があります，ゆっくりで…大丈夫ですよ」という，ここまで歩いたら患者さんの様子次第で，このベンチで一休みしましょう…そのベンチもよくよくその患者さんが座りやすいことを考えて…もう聞いているだけで涙とニコニコが湧いてきます．

「大切な人の存在」が成長を叶える

私はこれまで様々なプロジェクト学習をデザインしてきました，中でも一番のお気に入りは，「NP：ナイチンゲールプロジェクト」です．多くの学校で実施され，その手応えとともに愛されているのが，大切な人(家族のうちの一人)を看護の目で看て健康を守る生活を提案するプロジェクト学習です．その学生(女子)が決めたターゲットはお父さん．どんな食事を摂っているのか，塩分はどうか，ビールをどれだけ飲んでいるのか，週末のビールの量はどうか，食べ始める前にテーブルの上の食事の写真をパチリ！　昼食はどうか，LINE で嬉しそうに細かく，しょっちゅう状況を伝えてくる父…これまでほぼ無視されてきた可愛い娘が自分の健康を聞いてくれるそのシアワセ感，父からくるLINE の多さにややげんなりしている娘(学生)，その様子に微笑ましくも爆笑してしまう先生と私．「あの子，看護師になる前から確実に一人の健康を守るだけでなくシアワセにしているねー」と言いながら．

自分の愛する地域でその人らしく生活してほしい，そのためにこんなふうに社会資源を活かしましょうと提案する「SP：地域の社会資源を活かそうプロジェクト」．片麻痺で車椅子のその人は釣りが趣味，家にずっといると筋力が落ちてしまうし，体力もなくなる…だから外に出てほしいと願う学生たち．そうだ！　あの公園の池は釣りが許可されている！　と調査開始，車椅子が水面近くまで寄れるところを探そう！　休日にチームの仲間と池の周囲を丁寧に回り見つけた，車椅子で寄れる釣りポイントの写真，自宅からの距離，その途中の身障者用トイレの場所もしっかり押さえている…「だから安心です．地域の資源を活かして街に出ましょう！」とプレゼンを終えれば地域の方の大きくあたたかい拍手が鳴り止みません．胸いっぱいです．シアワセをありがとう．

・　・　・

成長は「知識」を与えることで叶うのではなく，自ら成長したいと願うから叶うんだ．そうプロジェクト学習を経験したあなたたちを見ていると実感します．

知識を与えない教育へ：未来教育―4つの修得知モデル

インターネットの日常化，AI(人工知能)時代の到来を前に世界中が「知識を教えない教育」「正解のない問題に自ら向かえる力の教育」へと変わろうとしています．多くの知識や情報を誰もが自由に得ることができるからです．みんな揃って黒板に向かい，先生から知識を与えてもらうのが当たり前だった教育が終焉を迎える日もそう遠くないかもしれません．新しい教育では何をどう修得すればいいのか．ここに応えるものとして生みあげたものが「未来教育―4つの修得知モデル(図)」です．

A (academic)

Aは，人類が脈々と受け継いできたもの．体系化された知識の集合体．Aは，正答がある．Aは，人工知能・ロボットが得意な領域．Aのありか=インターネット，達人，教師．

B (base)

Bは，普遍性．何があっても絶対に変わらない．Bは，人間として生きる上での拠点，基地（そこからはじまり，そこへ戻る）Bのありか=一人ひとりの心，精神，魂．

C (competency)

Cは，コンピテンシー（力量：物事をなし遂げる能力/能力：成果に直結する能力)．現実と対座する必要がある．

D (dawn)

Dは，夜明け，黎明という意味を持つ．今よりさらにいい未来を開く．Dは，ビジョンを描きシーンを新しくさせる．

図：未来教育―4つの修得知モデル

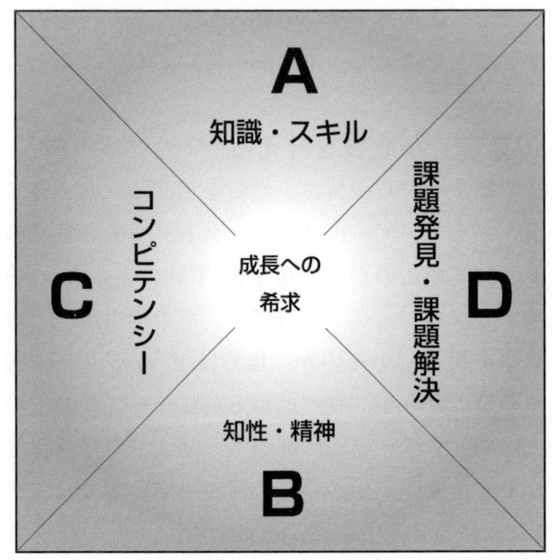

「未来教育―4つの修得知モデル」は，人間は自らの成長を希求し続けるという理念と哲学をもとに筆者が2006年に構想したものです．

新しい時代に求められる「資質・能力」

過去から今日まで脈々と積みあげ継いできた［A：知識・スキル］です．この膨大なデータを瞬時に扱えるのが人工知能やIT，ロボットです．私たち人間が「考える」ためにはAが必要です．しかし日々進化するので，覚えたものが陳腐化する可能性があります．［C：コンピテンシー］は，目の前の現実と対座し「物事をなし遂げる能力」，熱心な工夫や創意があって可能とするものです．［D：課題発見・課題解決］は，未来をもっとよくしたいという願いから，課題を発見して解決していく，未来志向の知です．ビジョンを描くことの大切さを獲得します．もっとも高度な力と言えるでしょう．CとDの資質がひときわ求められるのが看護師という仕事です．A，C，Dその全てにおいて［B：知性・精神］がそのベースにあることは言うまでもありません．

アクティブラーニングを超えて

いくら優秀なAIであろうとも人間にはかないません．人間は，プログラミングされなくとも，本能的に他者の気持ちや考えを汲み取ろうとします．その人の安楽を共に喜びます．人工知能は「知能」をその存在意義としますが，人間は「知能」+「身体」+「生命」をもっています．人間は身体をもっているから，自ら大切な人の元に行くことができます．人間は生命がある，それは限りあるものです，だからこそ，生きているということを愛おしく感じます．看護師は患者の身体や生命を守るために工夫や創意を尽くそうとする尊い存在です．患者さんのために自らのコンピテンシーや課題解決力をより高く求めます．それをあの学生たちは私に見せてくれました．

さあ「未来へ向かえる力」を身につけよう！

課題発見，解決力などは「これが正しい」というものはありません．いま時代はドラスチックに扉を開こうとしています．その扉の向こうでは，創造的な思考を大切にできる教育者たちを待っています．アクティブラーニングは手段であり目的ではありません．目指すのは，創造的な思考で自分からアクティブに未来へ向かうことができる人の育成です．それは生涯使える生きる力となり，どんな時代になっても大切な人のために未来志向で最善を尽くせる看護師を叶えるでしょう．

この本を書くことができたのは，看護師を目指す心優しい学生たちを輝く看護師にさせたいと惜しみなく尽くす先生たちと出会えたおかげです，心から感謝しています．

2016年7月

鈴木敏恵

目次

●参考図書

・鈴木敏恵（著）『看護師の実践力と課題解決力を実現する！　ポートフォリオとプロジェクト学習』医学書院，2010（本文中に赤本とあるのは，この書籍を意味しています．）

・鈴木敏恵（著）『課題解決力と論理的思考力が身につく―プロジェクト学習の基本と手法』教育出版，2012

●シートの活用

医学書院ウェブサイト（http://www.igaku-shoin.co.jp/prd/act）より，以下のシート類がダウンロードできます．

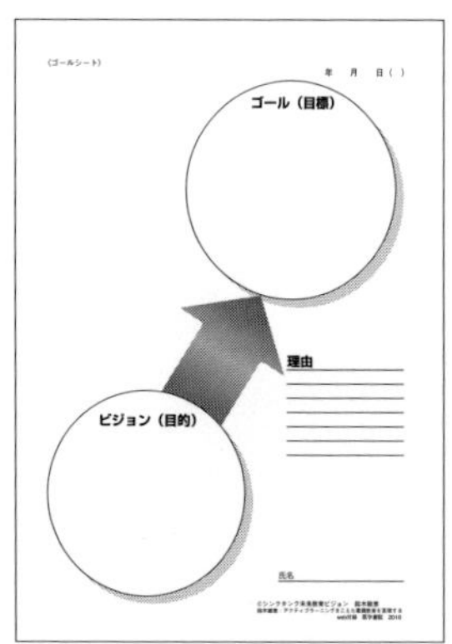

＜ゴールシート＞

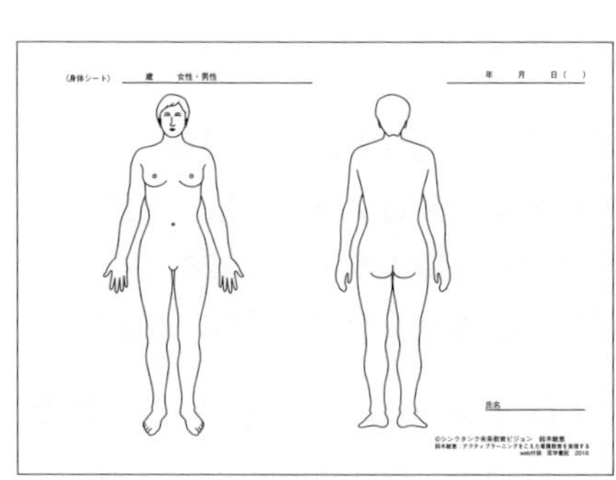
＜身体シート＞

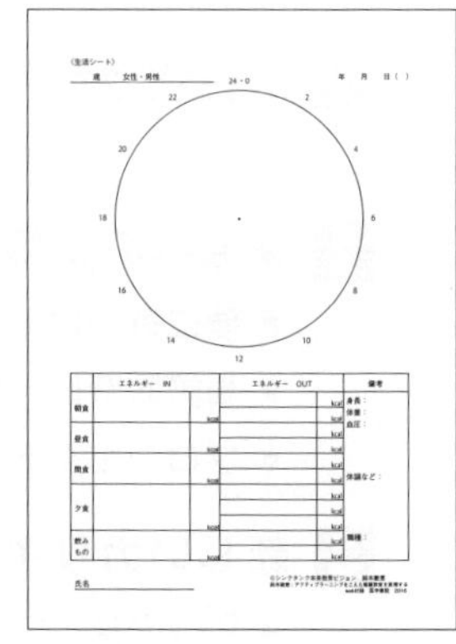
＜生活シート＞

I章

■さあ看護教育を新しく魅力的にしよう！

1 新しい時代が新しい教育を求めている

新しい時代，人間にしかできないこと

知識や感動をグローバルに共有できるインターネットが普及した21世紀．教育というものが，先人からの知識や技術の伝承，伝達ということを根幹にするなら，印刷技術が登場し，知識を一部の階級の物から多くの人々の物にしたように，いま，教育現場は教師主導から学習者を主役とするカタチへ余儀なく変わろうとしています．少なくとも教師が学習者へ一方向に知識を教えることで成り立ってきた教育の時代は完全に終焉したと言えるでしょう．

■求めるのは創造的な思考

高度な認知能力で状況を判断する人工知能，自分で動作を学ぶ賢いロボットなどの存在が日常化する未来ももう見えています．それは人間の意識，考え方を変え，社会のあり方や人々の価値観さえ新しくしようとしています．

知識や情報はネット上にあふれ，教科書や講義の中身でさえ最新のものを誰もが簡単に得られ，医療における手技も動画で何回でもくり返して納得するまで視聴することもできる．また共通する課題やテーマの人とネット上で双方向にやりとりしながら一緒に学習や研究を進めることもめずらしくありません．教師や指導者の役割とは何か．あらためてグローバル化，IT，人工知能，自己学習するロボット…これらが本格的に普及するごく近い未来を思うと，教育に関わる者は二つのことを考えざるをえません．一つは，教育でこれから何を提供すればいいのかということ．もう一つは私たち人間にしかできないことは何なのかということです．

たくさんの知識を暗記して覚える力から，自ら新しい知識や情報へ手を伸ばす好奇心，意欲をもって未知なるものへ向き合う姿勢，はじめての事態にひるむことなく関心や興味をもてる感性が，教わった通り手順に添って素早くできることを第一の目的とする技術習得から，目の前の状況をみて自ら課題発見し，何とかしたいと願い，他者と力を合わせ，創造的な思考で知恵やアイディアを生み出して課題解決に向かおうとする力が求められます．前向きな未来を描ける人，自分で自分を成長させる人…これが新しい時代が求めている新しい教育です．

■目指すのは自ら“知”へ手を伸ばす人

成長するためには“知”が必要です．“知”は学校や書籍やインターネットの中だけでなく何気ない目の前の現実の中に遍在しています．それは授業，研修に限りません．ニュース，コラム記事，商品開発された目の前の製品，気遣いを潜めた言葉やふるまい，黙々と丁寧に工夫を凝らし仕事をする人の姿…自らの成長を望む人は，目に映るすべてのことから，聴こえる人々の会話からさえ知を獲得し学ぼうとします．ありとあらゆるところに知は遍在しています．この世はまるでたわわに実る「知の果樹園」のようです．自らの成長を求め，学び続けることができる人とは，与えられたテキストの課題を素早く次々にこなせる人ではなく，この世は「知の果樹園」と気づき，一見何気ない事象や一つひとつの経験に価値や意味を見いだせる人です．自ら林檎に手を伸ばす人，成長することを喜びととらえ，広い視野をもち，学び続ける人を育てる，それが教育のゴールと言えるのかもしれません．

この世は知の果樹園

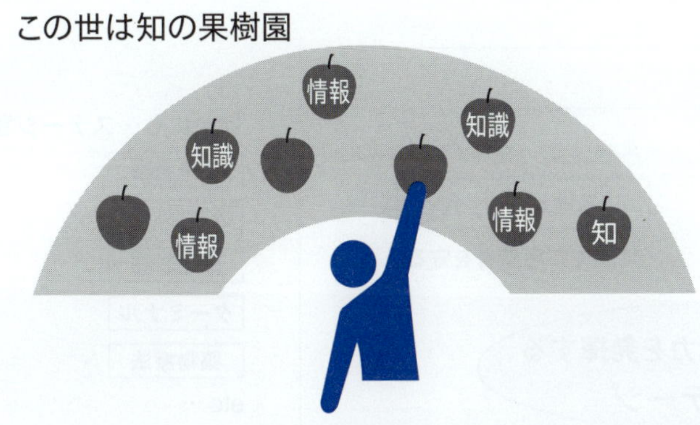

看護師としての生き方の多様化

新しい時代の看護教育を構想するために，看護師の働き方，生き方のステージを考えてみたいと思います．医師のもと他のメディカルスタッフとともに「病院で働く看護師」が主流であったキャリアステージは，高齢化，医療費の増大，社会構造の変化などの要因により，「地域で働く看護師」へと大きく方向を変えようとしています．

さまざまな看護師の新しい活躍の場が想定できますが，ここでは「資質」が求められる4つの看護師のキャリアステージとしてお伝えします．

①病院で高度な医療を追求し，医師と対等なスタンスで専門性を追求する組織で働く病院看護師．②地域，在宅を基盤として患者やその家族と直接関わる地域看護師．③快方や現状維持を目的に患者(やその家族，患者予備群を含め)へ必要な知識や方法を教育できる教育看護師．④専門的な知識やスキルをもち個人の能力やコンピテンシーを把握し，一人ひとりを活かしマネージメントする看護師の存在．この4つはこれまでの看護師としての資質とともに交渉力や指導力などAIやロボットでは代替できない仕事ともいえます．

資質
生まれもった才能．それが上手にできる生まれつきの能力．資質の「資」は，たから，という意味．

素質
性格や性質が適していること．適性．素質の「素」は，たち，性質を表わす．

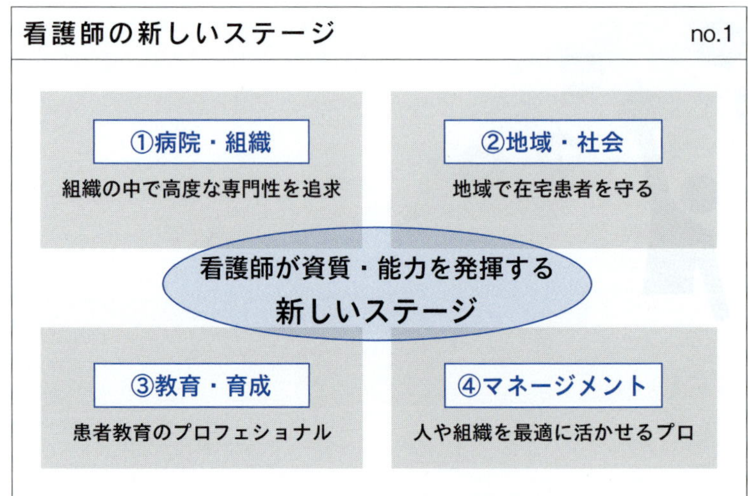

ほかにも…ステージ種々
- 感染看護
- 災害(外傷)
- 国際看護
- ターミナル
- 薬物療法

etc …

ここにあげた4つのステージは新しい看護教育の科目の集合体として領域を考える上でも役立ちます．いずれにしても「病院で働く看護師」だけを前提としない時代の先を見た新しい教育が求められます．

新しい看護教育に求められる4つの修得知と評価

新しい看護教育を考えるためにそのベースとなる,「人間の成長に求められる修得知モデル」を示します.生涯にわたる人間の成長としてA〜Dの4つに領域区分しました.

新しい教育がめざす4 領域(p.24 参照) no.2

A 知識・スキル
知識や技術,先人がこれまでに生みだしたり見いだしたりしたもの.学校や研修で修得できる.

B 知性・精神
一人の人間として生きていくために普遍的に求められる力.哲学や理念などを背景に必要とする.他者と自分との関係をよりよくしようという意識,感謝,礼儀,自らが得たことを他者に教えるなどを含む.

C コンピテンシー
コンピテンシー(応用力・実践知),知識や情報を現実に活かせる力.指導者は,その仕事を上手く遂行している人.

D 課題発見・課題解決
未来をさらによくするために必要な課題発見や課題解決力.目に見えないビジョンを描きカタチにできる力.

(ABCD は,それぞれここまで修得すれば終わりという限界はなく生涯,希求し続ける.)

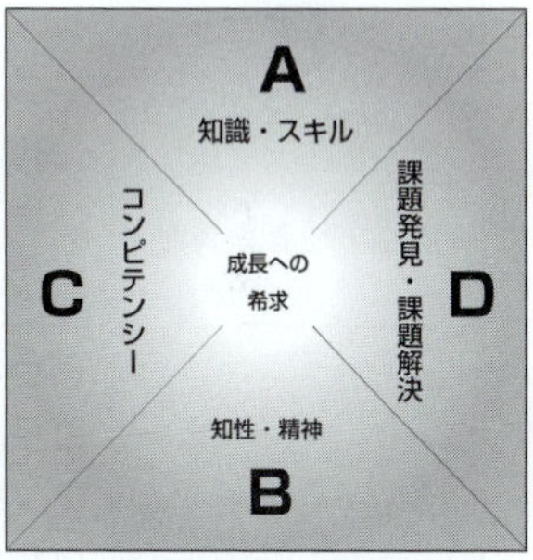

A
知識・スキル
C
コンピテンシー
成長への希求
D
課題発見・課題解決
知性・精神
B

■カリキュラムマネージメントの指標として

「新しい看護教育に求められる4つの修得知(no.3)」は,新しくカリキュラムを構想する際に,現状の看護教育と照らしあわせ,改革リストとしても使えます.4つのカテゴリーは,カリキュラムマネージメントの指標として各教科の中身をつくる要素ともなります.一つひとつの修得知は,身につけるものであると同時に評価知ともなりえます.

- **A** その知識やスキルのもつ意味や効果を考えられるような教育がされているか
- **B** 一人の人間として生きていくために必要なことを修得できるようにしているか.他者に役立つ機会や感謝,敬意を感じるシーンはあるか.社会と対座するシーンを教育に取り込んでいるか
- **C** コンピテンシー(活用力,応用力)を発揮するアクティブな授業や,知識や情報を統合して現実に駆使するシーンはあるか
- **D** よき未来へビジョンを描き,その実現へ創造的に課題解決する教育を取り入れているか

新しい看護教育に求められる4つの修得知（p.24 参照） no.3

カテゴリー	新しい看護教育に求められる修得知	手段
A 基本知識・スキル 成長への意志	□「看護師」としての基本的な知識や技術 □「社会人」としての情報獲得力 □最新の根拠ある情報を獲得しようとする意識 □メディアリテラシー □クリティカルシンキング □リフレクション：ふりかえり自分を客観的に見る力 □リフレーミング：物事を違った見方で見る力 □セルフコーチング：自己対話できる力 □学び続ける姿勢，成長し続ける自己研鑽力	プロジェクト学習 ポートフォリオ評価 対話コーチング
B 知性・精神 自立・他者・貢献	□困難な状況下でもあきらめない気持ち □患者さんに生きる希望を与えられる感性 □共感・傾聴：相手に安心を与えつつ笑顔で話せる力 □患者さんに自己管理を促せる教育力 □いかなる状況でも患者を守る強い心 □患者さんに関わり教育や指導ができる力	
C コンピテンシー 現実に対座する力	□目標設定力 □説明しながら，すべき行動ができる力 □文書や図などを示しつつ説明できる力 □根拠ある情報を使いわかりやすく伝える力 □日常のふるまいを通して安心・快を提供できる力 □現状をみて気づく力，感受性，冷静さ □共感を示しつつ必要な情報を相手から獲得できる力 □決断して即座に動ける力 □高い緊急性・判断，素早く心身を守る行動ができる力 □すべき行為を加減しつつ全うできる力 □相手にあった表現の工夫ができる力 □自立尊重，心身の状況を察したうえでの日常生活の援助，支援 □能力やスキルを総合して目の前の現実に駆使できる力 □異変や異常に気づきすばやく行動できる力 □瞬時の気づきからなるすばやい思考力，判断力，行動力 □チームでクオリティの高い仕事を遂行できる力	
D 課題発見・解決力 未来を描く力	□ありたい状態（ビジョン）を描ける感性 □目のまえの状況から課題を見いだせる力 □時間を把握しそこで戦略的にすべきことを考え出せる □目標達成のために必要な情報を想定できる □手に入れた情報を元に解決策を考え出せる □察する力・洞察力・先を読む力 □ゼロから状況をとらえる感性 □正解のないことに工夫・創意で成果を生める力 □ものごとを俯瞰する力	

2 アクティブラーニングより アクティブシンキング

能動的な学びへ

■なぜアクティブラーニング

いま教育の世界には「アクティブラーニング」の波が寄せています．アクティブラーニングは，学習者が能動的な状態にある学習と言えます．黒板や教科書を使って先生から生徒へ一方的に知識を与える受動的な学びの時代から，学習者自らが多種多様な知識・情報をアクティブに得て，成長していく時代のスタートです．

過去　Passive：受動的(自分からではなく他に動かされるさま)
現在　⬇
未来　Active：能動的(自分から進んで他へ働きかけるさま)

これまでの座学で黒板に向かって話を聞く，という受動的な授業スタイルから能動的なスタイルにしよう，例えば学習者がグループで話し合う，自分たちですべきことを考えて動くといった積極的な学習スタイルに変えようという動きです．しかし気をつけなければいけないのは，能動的な学習をすること自体をねらいとしてしまう可能性があることです．

あらためてアクティブラーニングとは何か，その意味や目的を考えてみたいと思います．

■アクティブシンキングとは攻めの思考

アクティブラーニング＝能動的な学びは大切ですが，それは手段であり，目的ではありません．“ラーニング：学習”が大事なのではなくて学習者が能動的に“思考し，成長する”ことが大事なのです．

求めるのは，アクティブなラーニング＝学習形態ではなく，アクティブシンキングです．有効性のある考えができるということ，それは机上に終えず，現実や現場で求められ発揮できる力です．アクティブシンキングとは，目や耳を澄ませ，活発に目の前の状況から情報を獲得し，考えることができる攻めの思考，つまり先を読める戦略的思考とも言えるでしょう．

アクティブとは“敏活”

アクティブ＝active とは，積極的，能動的，敏活などの意味をもちます．【積極的，能動的】とは…自分から進んで働きかけるさま．進むためには，進むべき方向や行き方，その手段がいる．【敏活】とは…とっさに頭が働いて，素早く行動すること．「とっさに」ということは，その瞬間に，待ち受けていたようにできるということ．その前から“意識”し考えていたから，素早く動けるのです．「頭が働く」とは，常にそのことを考え瞬時に多くの情報を獲得し，すでにもっている情報や知識と比較したり，関係づけることができる状態です．

■アクティブには，意志がいる

能動的，“自分から動ける”にしても，敏活で“とっさに頭が働く”にしても，そこには，「どうしてもこれがしたいんだ！するんだ！」という原動力とも言える意志がいります．意志は自ら考えたり，動いたりする強い力，自分の内から湧き上がるエネルギーです．成長したいという気持ちを実現するためには意志が必要です．

■看護師はアクティブそのもの

アクティブ，敏活，能動的という言葉の意味をこうして分析してみると，看護師という仕事に求められる資質，特性そのものであると気づきます．

どれほど知識があっても，技術や資格を備えていても，目の前の患者さんへアクティブに頭が働かなければ看護という仕事はできません．看護師は敏活に動きます．いつも患者さんを意識し考えているから敏活に動けるのです．この患者さんだから，こんなことが起きるかもしれないと常に起こり得る先を読んで意識しているから，訪室して話しかける時，ベッドの柵に手を置き，固定されているかを確認するなど…さりげないけれど重要なふるまいができます．看護師のアクティブさは患者を守るという静かで強い意志のもとにあります．

何より看護っておもしろい！　の瞬間を

先生は，学生に看護師になってよかったと言ってほしいと願っています．学生の学びのシーンで，「看護っておもしろい！」と感じてくれる，ヘレンケラーが“Water”と広い知の世界に開眼したような時を教師としてもたらしたいとつねに思っているのです．

3 看護に求められる「創造的な思考」

看護における「創造的な思考」とは

二人と同じ患者はいません．状況は刻々と変わります．その時こうすればいいという正解はありません．

疾患名は同じでも身長，体質，性格，経歴…背景や状況が違うのですから，同じケアに見えてもその患者，状況ならでは，の創意工夫，情報獲得を行い，その上で“一般的な”ではなく“唯一，その患者のその状況にとって最適解”の判断，行動を必要とします．

その一つひとつは創造的な思考のもとにあります．創造的な思考とは，クオリティの高い課題解決の過程ともとらえることができます．知識と知識を組み合わせたり，比較や関連づけを行い，独自のアイディアを生み出し，課題を見いだしたりそれを解決するための行動につなげたりするものです．それは，型にはまった考え，パターン思考とは全く逆のところにあります．

■「創造的な思考」とは

創造的な思考とは「型にはまらない考え」とも言えるかもしれません．これは簡単そうで実に難しいことです．なぜなら私たちは無意識に「これはこうするもの」というようにシンプルな思考の回路を身につけることで負担を減らそうとする存在だからです．しかし生身の人に対座するところから全てが始まる看護のような仕事は，全く同じ判断や行動で済むことは一つもありません．患者に対し「型にはまった考え」で向かうことはできません．その時の患者は常に唯一の状況だからです．目の前の患者を取り囲む現実，そこにある課題はどうしたら解決できるのか，よりよくできるのか求め，常にゼロベースで創造的に考え出すことが求められるのです．創造的な思考は，ふんわりとした夢物語のイメージだけのものではありません．論理的で生産的なものです．

■創造的な思考に必要なものは

新しい時代の看護師に，求められる「創造的な思考」をどうしたら育み，高めることができるのでしょうか．考えてみましょう．

創造的な思考は，頭の中でイメージするだけの想像力とは違います．考え方や思考プロセスが常に新しく生み出されるもの(＝創造的)

なのです．そこには潤沢な知識や質の高い情報が必要です．それらを活かし，思いがけない組み合わせからなるイメージの広がり，ひらめきや発想が創造的な思考につながります．創造的な思考ができるためには，自分を信じる力や未来志向をもつことが必要です．そのためにささやかなことでも自分がやったことを振り返って見てみる，そしてそれが価値あることなんだという肯定感を覚えることを大事にする．伸びやかな時間，何より，いまはないものを生み出すワクワクする気持ちを価値あるものと自覚する．創造は未来を生み出すことです．その高揚感，それは初めての経験や頑張ったことや無我夢中の向こうにあるものです．プロジェクト学習はこれらのすべてを一連のストーリーのもと体験できます．

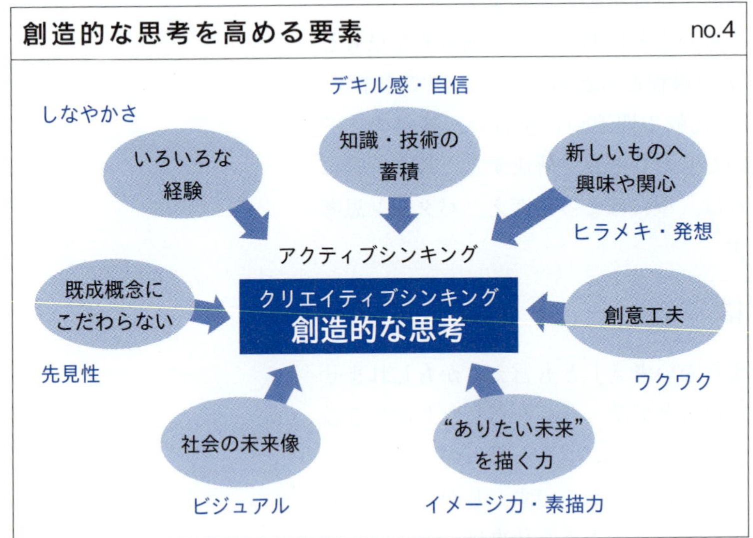

■創造的な思考にはアクティブな学びがいる

「創造的な思考(クリエイティブシンキング)」には，躍動する学びの環境が必要です．学習者は，目の前の現状へ関心をもち，向かうべき未来を描き，エビデンスを大事にして，創意工夫で課題解決しつつ価値ある何かを生み出し，世の中にアウトカムを生み出すアクティブな学びプロジェクト学習がここに応えます．

創造的な思考にはアクティブシンキング　no.5

クリエイティブシンキング
創造的な思考

○現実への関心
○未来を描く
○普遍・本質
○知識・情報
○エビデンス
○創意・工夫・技術
○いろいろな経験
○自然環境
○課題解決
○知のシェア
○生み出す

ワクワク
イメージ素描
ヒラメキ・発想
先見性
しなやかさ
ストーリー
自信・誇り
使命感

アクティブシンキング

プロジェクト学習

高機能
ポートフォリオ

対話コーチング

［設計思想 パネル 1］

次世代教育の理念

どんな作品にも設計思想(デザインコンセプト)があります．教育も同じです．

思想があって行動や活用があります．意志ある学びで，創造的な思考を高めるためには，現実，未来，創造ということをコンセプトキーとします．現実と対座し，学習者自身が課題を見いだし，未来志向でありたい未来を描き，その実現へ課題解決策を生み出し，最後に他者に役立つ知のアウトカムを生み出すものです．そのすべてが学習者の能動性，敏活さを発揮するものです．

次世代教育ビジョン

創造的な思考
1 現実対座
2 未来志向
3 知識創造

1 現実対座

学校と現実とのギャップをなくす．授業で現実のケースを使うとアクティブになる．例えばペーパーペーシェントのケースは，現実に近年，その地域に多いケースを使うなど．

○現実のデータや症例を教材にする
○現実は思った通りにいかないから成長する
○現実(施設・地域)と学校との乖離をなくす
○現実に立ち向かえる人を育成する

2 未来志向

ありたい未来を描き，その実現へ向かう力を身につける．例えばアセスメントだけでなく，一人の人間としてその患者さんのよりよき未来を描けるような看護教育を重要視する．

○ありたい未来を描き，その実現へ向かう人
○すべてのものはもっとよくできると信じる人
○プロジェクト学習は，願いを実現する方法が獲得できる未来志向な学び

3 知識創造

先人の生みだした知識やスキルを習得するだけの教育ではなく，その知識やスキルを自分の中で再構築して他者に役立つものを生み出す．

○知識を組み合わせて知識を生む
○学習や経験のアウトカムを生む
○1日一つでも何か創造しているか

1 現実対座…プロジェクト学習のステージは現実です(p.16 参照)
2 未来志向…プロジェクト学習はビジョンを胸にゴールへ向かう未来教育です(p.14 参照)
3 知識創造…ゴールへの軌跡を一元化したポートフォリオを再構築して知のアウトカムを生みあげます(p.14 参照)

p.220, 221 参照

4 プロジェクト学習は高度なアクティブラーニング

意志ある学び―プロジェクト学習

アクティブ(敏活)に，頭が働いて，すばやく行動することが必要です．そのためには，進むべき方向と行き方がわかっていないと進めません．ここに進む方向(目標)を明確にするプロジェクト学習が応えます．プロジェクト学習は，スタートする始点で，何のためにという「目的」を確認し，ここからあそこへ行くぞ！　と「目標」を自ら設定し進める学習です．

プロジェクト学習は，学習者がそのスタートから終わりまでのすべてを，能動的に行います．自分がすることの意味も価値も理解し，その仕組みや戦略，行動に至るすべてが学習者の考えのもとに進む高度なアクティブラーニングです．

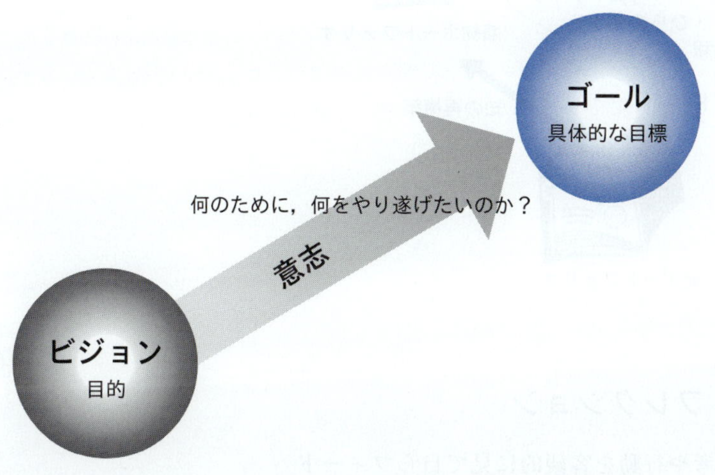

■ポートフォリオで思考を可視化する

自分から進んで能動的に学習できるためには，進む方向と，どんなふうに向かうのかという手段をもっている必要があります．ゴールへ向かう時には，手ぶらで向かいません．ポートフォリオを活かしゴールへ向かいます．手に入れた情報はもちろん，やったこと，どうやったのか，の記録もポートフォリオへ入れていきます．自分のやったことを自分でしっかり見ながら進むためです．

創造的な思考とは，目に見えないものを構築する知性ともとらえることができます．目に見えないものとは，ビジョン，知識，気づきや人間らしい心，価値などです．これらは，メモや記録などでポートフォリオに入れることで可視化することができます．目に見えることで，その相互の関係やつながりなどを見いだすことができ知の構築を果たすのです．そればかりでなく，ポートフォリオには自分で実際にやったことが入っていますので，自尊感情や自信につながります．また自分の資質や得意なことなども見えます．成長のためには，自分を大切に思う気持ちが欠かせません，ポートフォリオはここを叶えます．

自分で自分を成長させるために，プロジェクト学習，ポートフォリオは不可欠な存在と言えます．

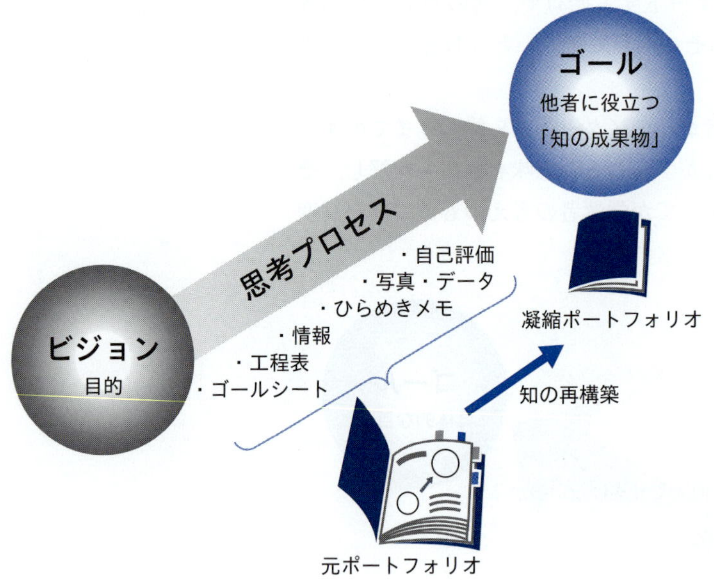

■ポートフォリオでリフレクション

ポートフォリオで自分の思考や行動を客観的に見て自らフィードバックしながら「ああかな，こうかな」と試行錯誤し修正しながらゴールに向かいます．

実践した根拠をポートフォリオで客観的に見ながら，自分自身を見て，その発想や行動を普遍性や本質と照らしあわせ，リフレクションしながら進みます．行動を客観的に見れば，もっといい方法や考えが浮かびます．次はここに気をつけてうまくできるようにしよう，とフェーズごとにフィードバックしゴールへ向かう中で，成長することができます．

■プロジェクト学習の基本フェーズ

プロジェクト学習のねらいは，ゴールに到達することではありません．ゴールに向かうプロセスで身につけるべき力を身につけ，成長することです．ですから闇雲にゴールへ向かえばいいというものではありません．立ち止まって考えるマイルストーンを設ける必要があります．プロジェクト学習の基本フェーズ※1がマイルストーンとしての役割を果たします．

※1
鈴木敏恵：看護師の実践力と課題解決力を実現する！ポートフォリオとプロジェクト学習．医学書院，p.44，2010
(以降「赤本」とする)

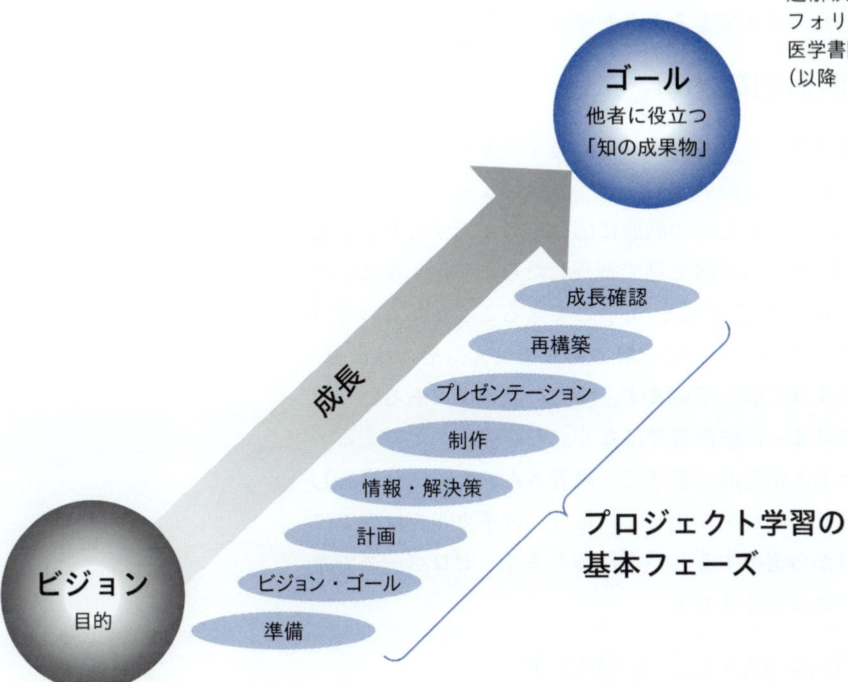

価値あるゴールへ向かうのがプロジェクト学習です．能動的，積極的に進めるためには，プロジェクト学習と並行してポートフォリオの機能を活かすことで，意志ある学びで成長していくことを叶えます．新しい時代のアクティブな学びには不可欠なプラットフォームなのです．

アクティブに学ぶためには，①全体が見える，②何から始めるか確認をできる，③次のステップへ自分で行けることが必要です，プロジェクト学習はビジョンとゴールが明確なので全体が見えます．そして基本フェーズの存在で何から始めるかがわかり，自ら次のステップに進むことを叶えます．

プロジェクト学習のステージは「現実」

プロジェクト学習のステージは目の前の現実です．現実は一瞬も静止せず，常にわずかに，そして時に思いがけない変化を続けています．当然，そこにおける「課題」も，その「課題解決」の方法も，こうすればうまくいくという正解や公式もありません．だから目の前の現実や状況から敏活に情報を獲得できる力を身につける必要があります．つまり，創造的な思考ができることが求められます．

■看護師は，創造的な仕事

看護師の仕事ほどアクティブで創造的な思考を要する仕事はありません．患者さんは一人ひとり違いますから，型にはまったやり方で済むことはありません．一つひとつの状態に応じて考えだすことが必要です．患者さんの困っている状態を見てどうしたらよいか，今ここでこの状況下でできることは何なのか，もっとできることがあるのではないか，看護師は考えます．そこに正解はありません．その状況は，毎回唯一でオリジナル性に満ちています．すでに頭の中にあるいくつかから選択する型にはまった解決策ではなく，ゼロベースで考える…現場の看護師はもともと創造的な思考で，患者さんのために仕事をしています．一方すべてがデジタル化している今，電子カルテはすでにあるいくつかの項目から選択するという作業も多く，ゼロベースで考えることを忘れがちになりそうです．

■人間にしかできないものを伸ばす

ほとんどの知的と言われる仕事をAI搭載のロボットが果たす時代もそう遠くはないでしょう．自ら学ぶ機能を持つ人工知能に対し私たち人間は，果たして人間として自ら学ぶ知のセンサーを身体から出しているでしょうか．人間にしかできないこと，人間がすごく得意なこと，次世代の教育を考える時，ここに焦点をあてざるをえません．

人工知能が身近になる今まさに新しい時代へ向けて，教育にイノベーションが求められます．

イノベーションとは，これまでの一部を変えることでも，その続きのまま変化を加えるものでもありません．イノベーションとは，これまでの認識がガラッと変わるようなこと，それは手に触れる物ばかりではなく，価値観や考え方の根本が新しくなることとも言えるでしょう．

5 さあ，イノベーションをはじめよう！

さあ，イノベーションをはじめよう！

看護の素晴らしさ，価値や喜びなど本質は，今もこれからも不変ですが，時代は予測できないほど早いスピードで動いています．仕事や生活，社会における個人のあり方，グローバル化…すべて今のやり方で済むものはなく，大きな変化が迫られています．その中で看護教育は，何を新しく始める必要があるのか，何をどう変えたらいいのか，ここからイノベーションの視点を提案します．

■「正解も絶対もない」から始める

看護は正解のない仕事です．しかしこの正解がないということが入学してすぐの学生にはなんとなく納得できません．小・中・高校では「正解がある」という前提があるからです．「看護には正解というものがありません．ですから自分の頭で考えることが求められます」と伝えて終えないことが大事といえるでしょう．

現実は同じものは二度とない．初めての連続とも言える．初めてのことに正解はない

「正解がないってどういうこと？」「じゃあ，一体何をどうしたらいいの？」と，疑問が胸に湧く学生が少なからずいるかもしれません．ここのところを1回，はっきりと学生たちへ話しておくべきでしょう．例えば「これが正解と言い切れるものはないのです，だから課題解決力を身につける必要があります」と話すのです．

立場や信条などその状況で「正解」は異なります．正解と不正解の２つ以外のとらえ方について学習者との対話の機会を設けることも有効でしょう．

素朴に「じゃあ看護に正解はないの？」「実技試験で合格とか，あるじゃないですか，それは正解だからでは？」このような素朴な疑問に対しては，正解はないけれど，原理原則や基準は存在する，と答えることができます．人はみな違うから，同じように三角枕を置けば具合がいいということはなく，その方の様子を見ながら工夫ができる，ということが正解ともいえるでしょう．あるいは，与薬などであれば，基準値があり，この程度，この範囲という数値は存在しますし，教科書にも書いてあります．そして小児であればもちろんその数値は異なります．しかしそれも患者さんの状態や身長体重などで計算されます．この情報を得ているからこう与薬を判断する，というようにシンプルな説明をする機会をしっかり設けることも必要でしょう．

あるいは，正解と不正解という２つで考えようとしていたら，その頭の中で「今何をとらえようとしているのか，考えているのかを聞かせて」とコーチングすることから入るなど，その思考にこちらから

ぐっと近寄るような関わり方を身につけることも有効です．

■アウトカムを生む教育

授業でも実習でも研修でも，聞きっぱなしや参加した，で終えない．最後にアウトカムを出す教育に変えます．アウトカムは，アウトプット(出力)とは違います，テストやレポート提出とも異なります．アウトカムは，自分の中に入れたものをそのまま出すのではなく，再構築や生産的な活動を経た「成果」です．

たとえば90分の授業でも，教師から学習者へ一方的に知識を与えて終わるのではなく，最後に「説明できる」「行動できる」など「知のアウトカム」を学生が生み出すようにします．このコンピテンシー育成につながるシーンをシラバスに盛り込みます．

プロジェクト学習のゴールは他者に役立つ「知のアウトカム」として手に触れることのできる「成果物(凝縮ポートフォリオ)」を生むこととしています．このアウトカムは論理的な思考力や自尊感情を高める高い効果をもたらします(p.27, 135参照)．

■「知をシェア」する教育へ

インターネットが普及する以前「知識」は，教師や指導者，専門家，研究者など一部の人達のものでした．ネットが日常に浸透した今，教師より学生のほうが情報をもっている，患者のほうが看護師より最新情報を調べている，また若い教師より社会人経験をもつ学生のほうが知識や経験をもっている，というようなことは珍しくありません．この現状の中，「教師から学生へ知識を与える」ということがあたり前だった知の流れ・知のあり方は，「知をシェア」する教育へと変革を求められます．

一人ひとりの気づきや考えを，みんなとシェアする，一つの問題をみんなで解いてみる．ワイワイと考えを出しあっているうちに「あっ！　それいい！」とアイディアがひらめく．それが叶う授業や展開をデザインする必要があるでしょう．

■「部分」と「全体」を俯瞰する

膨大な看護教育のすべてをそのまま，学習者へ伝えることはできません．ゆえに教育内容を学校では基礎や専門分野ごとに教科として分け，担当の先生が受け持ち学生とその科目で接します．学生の頭には，看護教育は区切られた知識として頭に入ります．しかし現実の中は，すべてが混沌と入り込み，教科や領域で分かれているわけではありません．専門科目を学生へ教える時も部分的なスキルや知識の提供に終えず，部分と全体を照らしあわせて考える，その部分や知識が，

イノベーションの視点

- □知識から思考へ
- □結果から
プロセス重視へ
- □受動的から能動的へ
- □ティーチングから
コーチングへ
- □一方向から双方向へ
- □正解思考から
正解なき学びへ
- □与える課題から
自ら課題発見へ
- □知識がある人から
考える人へ
- □数値からクオリティへ
- □均一性から独自性へ
- □均一的環境から
多様な環境へ
- □部分知から，集合知へ
- □競争から共創へ
- □単一性から多様性へ
- □一方向から多方向へ
- □模倣から独創的へ
- □単発研修から
連続研修へ
- □部分思考から
統合的視野へ
- □実習記録から
実習ポートフォリオへ
- □クローズから
オープンへ
- □抽象から現実性へ
- □黒板から
多目的スクリーンへ

全体のどこに関係しているのか，総体の中でどのような位置づけが考えられるのかなど，「部分と全体」をおさえた俯瞰できるシーンを意図的に設けることも有効です．

全体を見つつ部分を詰めていく，ここにビジョンとゴールが書かれたゴールシートをつねに確認しながら進めていくプロジェクト学習の手法が効果を発揮します．

知識を教科で分断せず統合して使える人になってほしいという目的で「統合分野」というような「ひとつの教科」ができ，その結果知識を統合して使える人を輩出するのが目標であるはずなのに，「統合分野」という教科をやった，がゴールになってしまっているというようなことはないでしょうか．もうここに矛盾の種が潜むのが現実です．

■数値から「クオリティ」へ

プロの仕事であれば，「手順通りにした」ことだけで，終わる仕事は一つもありません．どうしたらもっとよくできるのか考え，それが叶ういろいろなアイディアを生み出し，もっとよくできるために工夫しつづける姿勢をもちます．

そこに妥当はあったとしても妥協はありません．このクオリティの追求ができることが看護師の素質ともいえるかもしれません．

ベッドコントロールも大事ですが…「あと1cmこっちへ…コレでどうです？　このほうが楽ですか？」と三角まくらや保持クッションを患者さんの安楽を叶えるために，労力を惜しまず工夫ができる．演習などでも，手順通りやって済んだ，ではなくもっとよくできる工夫や突き詰めをよしとする．「患者さんのために，クオリティを求める姿勢」を学生たちがしっかり身につけることが重要です．知識やルールの教育ではなく，すべてのものはもっとよくなる，というこの世界のセオリーこそしっかり伝える．よくしたいというクオリティを求める姿勢，その実現へのアイディアこそを高く評価します．

■コーチングからセルフコーチング（メタ認知）へ

教師や指導者がコーチングを身につけることは有効です，しかしもっとも目指すべきは，自分が「コーチング上手になる」ことではなく，目の前の学習者やスタッフを「セルフコーチング」できる人に育てることです．

教育のゴールの一つは「メタ認知」を胸に宿す人の実現ではないでしょうか．メタ認知とは，自分の内に高次の自分をもち，客観的に自分を見ることです．高次の自分（S'）は，ただ自分（S）を客観的に見て

プロジェクト学習における指導者の役割

○物事を本質へ導く
○アイディアが湧くコーチ役
○一人ひとりが活きるファシリテーター役
○社会とプロジェクトをつなぐプロデューサー役

いるだけではありません．自己にコーチングします．「あなたがいちばん望むことは？」「そのために今日，何をしたらいい？」という具合です．

どんなケースでもこうすればいいという正解やモデルと言えるものはないはずなのです，だからこそ事態と対座し自問自答できる人，「ああかな，こうかな」と試行錯誤を惜しまないふるまいが教育のねらいではないでしょうか．それは，自分で自分を高める人，自分で知を求めたり自分のすることを決めたり改善したりすることができる人…「成長しつづける人」の実現といえるでしょう．

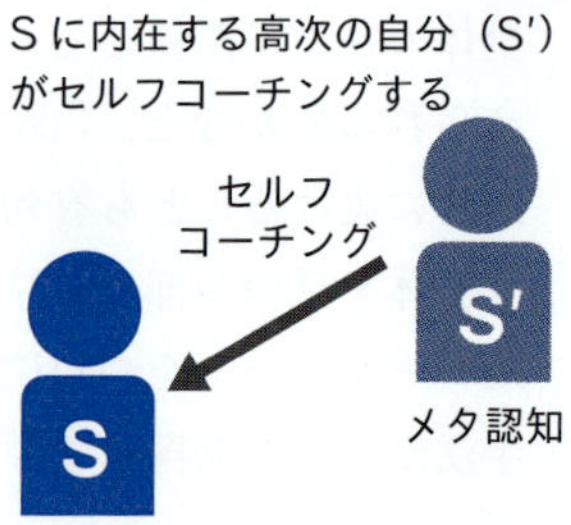

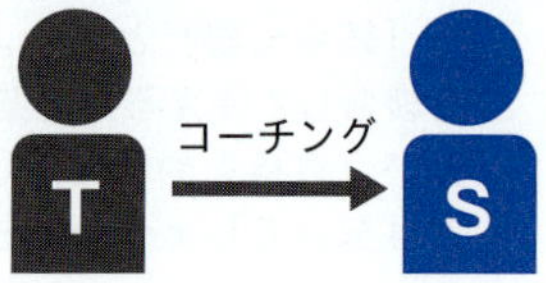

セルフコーチングができるようになるためには，その前にコーチング的な言葉やふるまい，考え方などを得ることがなければできません．ここに教師(T)や指導者がコーチングを身につけ話しかけることが意義をもつのです．自分のそばにいる人や上司などの言動やふるまいや，価値観にさえ，ときに私たちは大きな影響を受けます．それは指導されるということからではなく，むしろ共感，ミラーリング効果という視点からとらえるほうが事実に近いかもしれません．

例えば，逆に「○○しなさい！　あなたは○○しなければならない」と命令や指導的な発言で接していたら，その人は「○○せねば」と自分を追い立てる人になるかもしれません，そしてその通りできないと自分を責めるようになってしまうことさえありえます．

Sに内在する高次の自分（S′）がセルフコーチングする

セルフ
コーチング
S′
メタ認知
S

T
コーチング
S

■成果より成長へ

学校でも組織でも学習過程を綴じたファイルをつくるところまではやっています．しかしそれを活用することがうまくされていないのです．いわば入れっぱなしポートフォリオです．それはポートフォリオ単体で考えるからそうなるのです．

ポートフォリオとプロジェクト学習と一体で考え，そのゴールを“凝縮ポートフォリオの作り上げ”とするのです．ゴールへの軌跡をどんどん入れた「元ポートフォリオ」から「凝縮ポートフォリオ」を作成します．それがゴールとなります．凝縮ポートフォリオをつくるという「成果」に価値があるのではなく，そのフェーズで論理的思考，ビジュアル表現力が身につくなど「成長」することに価値があることはいうまでもありません．

ポートフォリオを皆で見る共有の機会を作ります．教室で，部署でそして全体で，という感じです．「10月には，みんなでポートフォリオを見せあいましょう！」と最初にいっておくことが大切です．楽しいものにします．若い人を主役にすることもまたいい効果をもたらします．が，もっと価値あるのはミドルの暗黙知を可視化し共有することです．一人ひとりがもつ暗黙知や臨床知は，学会論文やパワーポイント化したものより，ポートフォリオをそのままめくりながら皆に見せたほうがリアルに伝わります．研修では得られない経験が詰まったポートフォリオには皆から敬意が注がれます．この認められている，理解されている，自分の出番がある，という職場を人は辞めません．モチベーションを高め離職なども防ぎます．

■評価をイノベーション

評価とは価値を見いだすこと

成長するために「評価」はあります．学習者が自ら成長する教育を望むなら，いままでの評価のイメージを変える必要があります．評価とは，何点とれた，できる，できないという結果を査定するようものではなく，どうしてできたのかを考えながら見ること．やったことのプロセスも俯瞰して「価値」を見いだすことです．評価とは価値を見いだすこと…ここにこれまでの思考や行動が入ったポートフォリオの存在は不可欠です．学習者を伸ばしたいのであれば，「結果」ではなく，学習者の「思考プロセス」や実際の行動などを俯瞰する必要があります．学びのプロセスが入っているポートフォリオを見ることで，行動や思考，課題解決プロセスを追うことができます．「思考プロセス」については第Ⅲ章(p.63)で詳しくお伝えします．

結果でなく思考プロセスを評価する

評価は結果ではなく，そのプロセスの一つひとつでねらいとした力が身についたかを確認すること．

成長のための評価であれば，点数づけや，あの人が一番優秀といったこれまでの基準や，他者と比較する評価を一度捨てて，新しい評価の意味を自分のものとする必要があります．

何かをすれば，それが上手くいこうと，そうでなかろうと，必ず人はそこから価値あるものを得ることができます．明日よりよく生きるための意味を見いだすことが評価の目的ともいえます．

どう考えたのかを評価する

成長のためには「自己評価」を抜かして考えることはできません．

大切なのは，やりっぱなしにせず，自ら静かな気持ちでふりかえり，その全体を自分で見るという行為そのものです．見るべきものは，「行動」や「判断」の奥にある「自分の考え，思考」です．どうしてそう考えたのか，それは十分だったのか，もしもう一度その場面を経験するとすれば，どうしたいか…自分の経験(行動や思考)をフィードバックして「価値化」する．ここにリフレクションのセルフコーチングの方法が活きます．成長のために一番，身につけてほしいのは，この前向きな自己評価の姿勢と方法です．

■「問題志向」から「未来志向」へ

これまでは学習者へ「課題」を与え，そこへの解決策を考えさせる，という問題基盤型学習（Problem Based Learning）を行うことが主でした．そこでは学生が向かうのは「課題」です．

それに対して次世代教育プロジェクト学習（Project Based Learning）は問題の解決がゴールではなく，未来へ向かい，願いや夢を実現することがゴールです．これは「未来志向」を身につけます．

願いの実現→ビジョンへ向かうプロセスに課題解決があります．与えられるのではなく自分から意志をもって向かうこととなります．それは学習者の心を前向きなものに変えます．ポジティブな気持ちで向かうことで，能力もパフォーマンスも伸びやかに発揮できます．

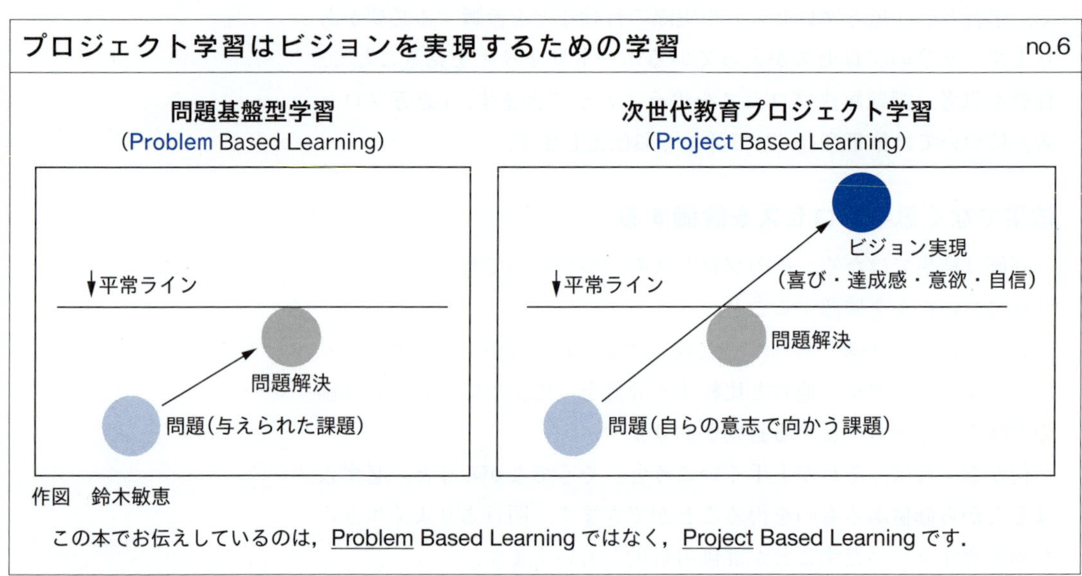

この本でお伝えしているのは，Problem Based Learning ではなく，Project Based Learning です．

［設計思想 パネル 2］

創造的な思考への哲学(原理原則)

看護に安全，安楽，尊厳，自立という原理原則があり，それが思考や判断のよりどころとなるように，「創造的な思考」を叶える新しい教育を構想する哲学ともよりどころともなるのが「俯瞰，対話，価値化，再現，ストーリー」この５つです．カリキュラム構想とシラバスに５つの要素を織り込みます．

次世代教育の哲学（原理原則）	
創造的な思考	1　俯瞰 2　対話 3　価値化 4　再現 5　ストーリー

1　俯瞰

主体性をもって学ぶためには，目の前の現実や自分が対座する知の対象を「俯瞰」することが求められます．評価は結果でなくプロセスを俯瞰して学生を伸ばします．

また看護師にとって俯瞰できることは必須のセンスです．

○全体を俯瞰するというシーンが入っているか？
○空間の俯瞰，時間の俯瞰
○患者のベッドサイドを俯瞰する．
○母性，小児，成人，老年……発達段階の俯瞰

2　対話

教師と学習者の間に対話はあるか，また学習者同士で対話しているか．対話とは互いに敬意を払うこととも言えます．対話できるためには，真摯な自己対話が欠かせない．対話とは目に見えない価値が行き交うものです．

○その授業に対話というシーンが入っているか？
○自己との対話，他者との対話

3　価値化

経験を価値化する．経験を価値化すると普遍化につながる．フィードバックして 価値化するシーンが入っているか，ある瞬間をズームして迫るそのシーン

○価値化するシーンが入っているか？
○ポートフォリオに付箋やマーカーで価値化する．
○知の再構築も価値化

4　再現

教える時，教わる時，再現できることを意識しているか？　違う状況でも同じように再現できるためには，リアルがいる．細かい説明より本質や普遍性を押さえることが必要です．

○授業や演習で獲得したものを現場で再現できることを意識しているか？

5　ストーリー

部分部分の“ロジック組み立て”だけでは，いいものを生み出せませんし，動き出しません．部分ではなく過去，現在，未来の全体をストーリーとして語れることが必要です．講義や活動にストーリー性はあるか？

○ストーリーで語り，ストーリーで聞く．

プロジェクト学習，ポートフォリオ評価，対話コーチングによる学びは，次世代教育の哲学(原理原則)を実現する教育手法です．

p.220, 221 参照

知識を与えない教育へ―未来教育 4 つの修得知モデル

AI 時代の到来を前に世界中が「知識を教えない教育」「正解のない問題に自ら向かえる教育」へと進化しようとしています．新しい教育では何を修得すればいいのか．ここに応えるものとして生みあげたものが「未来教育―4 つの修得知モデル」です．

未来教育―4 つの修得知モデル

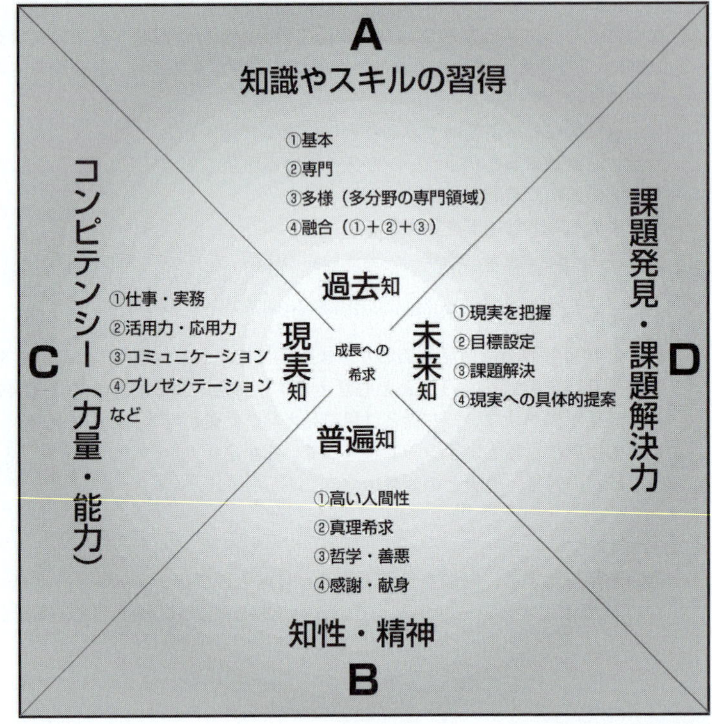

Copyright © 2006 シンクタンク未来教育ビジョン　鈴木敏恵

看護師という仕事は，そのすべてにBを芯とし，根拠あるAのもとC，Dを発揮できる資質がひときわ求められる．

「未来教育―4 つの修得知モデル」は，人間は自らの成長を希求し続けるという理念と哲学をもとに筆者が 2006 年に構想したものです．

A(academic)：A は，人類が脈々と受け継いできたもの．体系化された知識の集合体．A は，正答がある．A は，人工知能・ロボットが得意な領域．A のありか＝インターネット，達人，教師．

B(base)：B は，普遍性．何があっても絶対に変わらない．B は，人間として生きる上での拠点，基地(そこからはじまり，そこへ戻る)B のありか＝一人ひとりの心，精神，魂．

C(competency)：C は，コンピテンシー(力量：物事をなし遂げる能力/能力：成果に直結する能力)．現実と対座する必要がある．

D(dawn)：D は，夜明け，黎明という意味を持つ．今よりさらにいい未来を開く．D は，ビジョンを描きシーンを新しくさせる．

Ⅱ章

学び続ける看護師になる新しい３つの教育手法

1 ビジョンを描ける看護師へ［次世代教育プロジェクト学習］

次世代教育プロジェクト学習とは

ここから新しい看護教育へ向かうための基盤となる「次世代教育プロジェクト学習」(以後 Project Based Learning，プロジェクト学習と表記)についてお伝えします．プロジェクト学習はビジョンを描き，課題を解決しながら，その到達へ向かうアクティブな学習です．

次世代教育プロジェクト学習
プロジェクトをベースにした教育手法．多機能なポートフォリオ活用，対話によるコーチング，課題発見から課題解決に至る思考プロセスを形成する．筆者による構想設計のもと教育界，医療界に広がる．

プロジェクトという言葉は，未来にこうなったらいいなという夢をもち，ありたいイメージ＝ビジョン(目的)を描き，ゴール(目標)の実現へ向かうこと，描いた夢を現実にカタチにすることです，これは患者さんがより健やかな状態になるというありたい状態を描き，それを叶えるために日々行う看護の仕事そのものです．

■看護計画もプロジェクト

看護計画もまったく同じです．患者さんの願いや課題をみんなで見いだし，ありたい像＝ビジョンを描くところから始めます．プロジェクト学習のゴールはみんなの夢の結実です．人々はイメージしたものがカタチになることで，誇りや生きがいを感じます．そして，さらにいいものを生み出せるようになりたい，もっと自分も成長したいという意欲を高めます．これは患者の快方を何より喜び，それを糧にもっともっと成長したいと願う看護師の姿そのものです．患者の希望につながるビジョンを描ける力こそ看護教育の究極のゴールといえるでしょう．ビジョンの存在からはじまるプロジェクト学習はここに応えます．

プロジェクト学習とポートフォリオの関係

ゴールへ向かうプロセスで手に入れた情報や活動アイディアなどを「元ポートフォリオ」へ入れていきます．最後に元ポートフォリオを再構築して「凝縮ポートフォリオ」を生み出します．

図 no.7(次頁)参照

プロジェクト学習のゴール(具体的な目標)となる凝縮ポートフォリオは，『大切な人の健康を守る提案集』『地域の社会資源を活かして健やかに生活できるための提案集』『こうすれば在宅で安全に生活できる提案集』というように，「他者に役立つ知の成果物」にします．他者に役立つものを生みあげることで根拠や論理性を大事にする思考力や客観的なものの見方が身につきます．

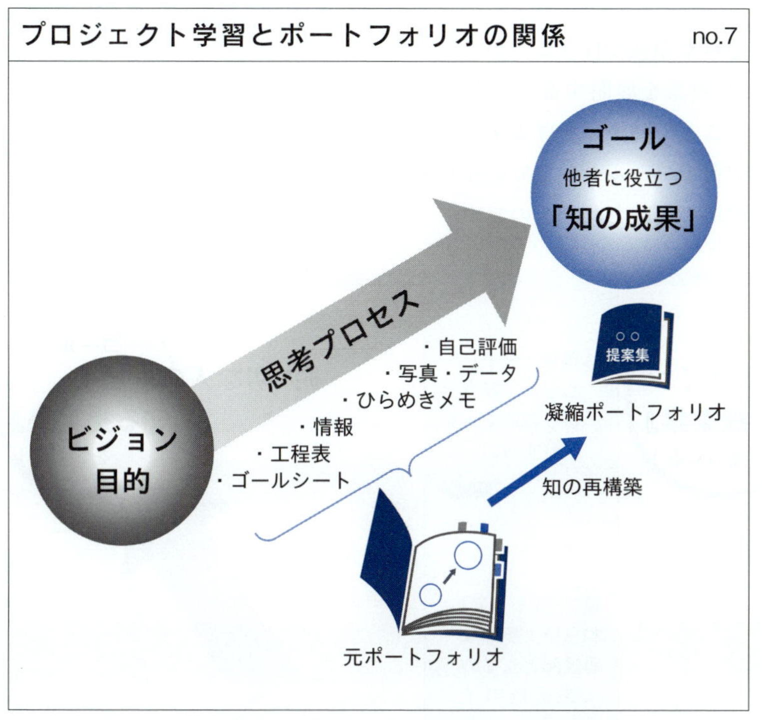

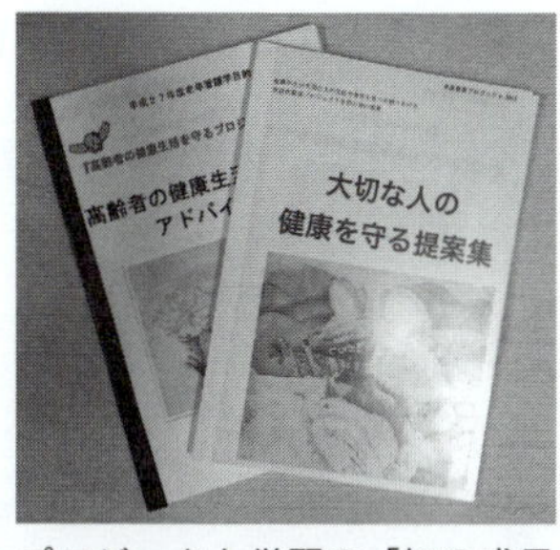

プロジェクト学習の「知の成果物」（凝縮ポートフォリオ）

■プロジェクト学習はゴールシートではじまる

ビジョンとゴールを書いた「ゴールシート」をファイルの最初の1ページに入れます．ただのファイルがこの瞬間ポートフォリオとして，学習者のゴール達成の力となります．常に目指すゴールが目に入ることでアクティブな学びをかなえます．

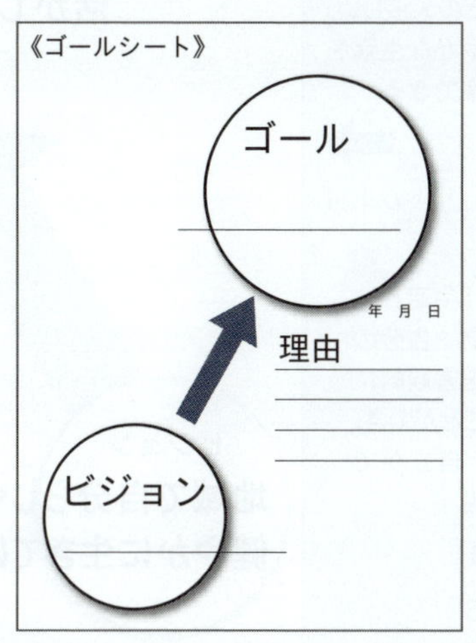

ゴールシート実物大は医学書院webサイトでダウンロード可能(p.x 参照)

看護教育におけるプロジェクト学習のいろいろ

プロジェクト学習は様々な題材や領域で行うことができます．また科目を横断，複合して魅力的な授業を展開することもできます．講義，演習，実習などへ導入することで効果をあげます．看護教育におけるいろいろなプロジェクト学習をゴールシートで紹介します．いずれも筆者が設計し看護教育の現場で実践されたものです．

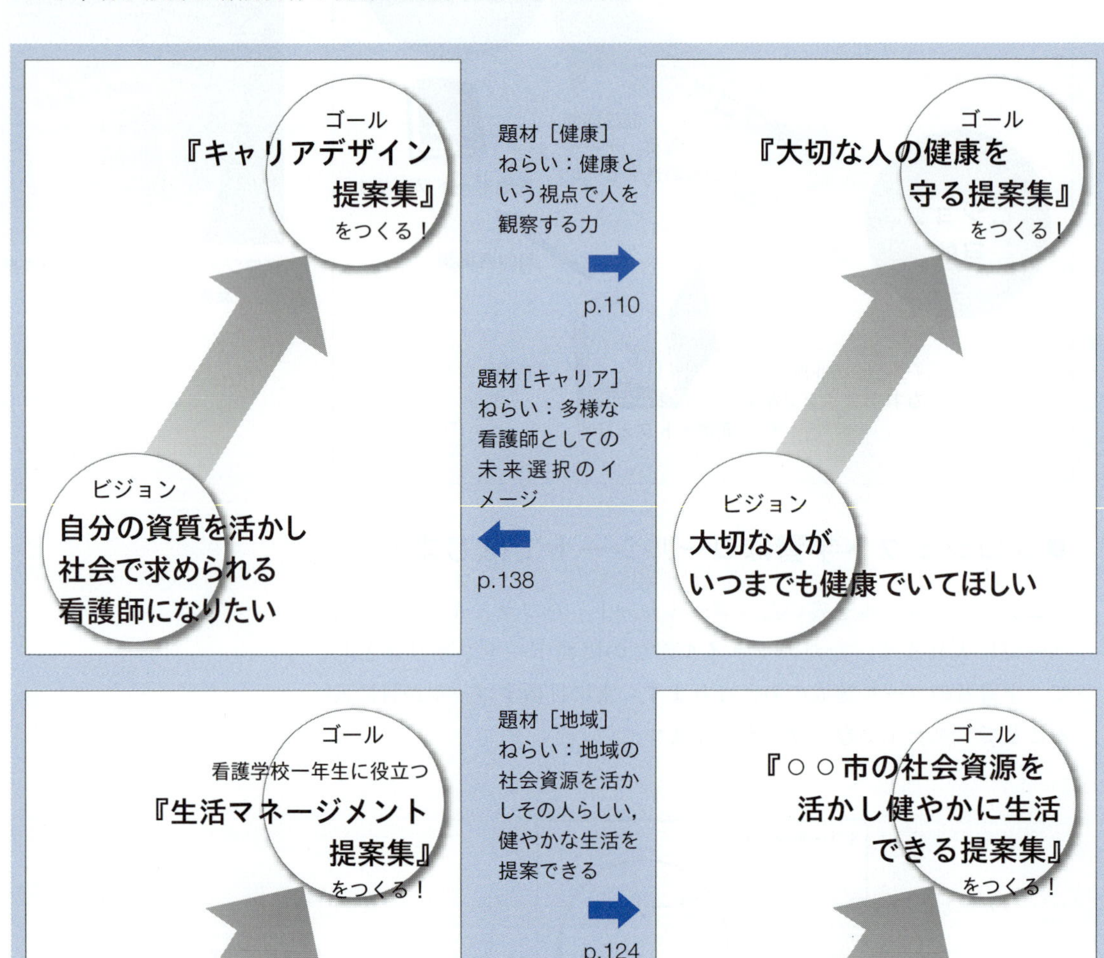

題材［老年・生活］

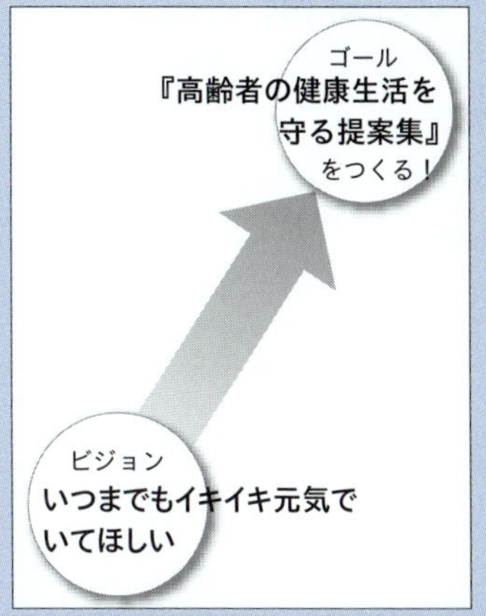

題材［生活援助］

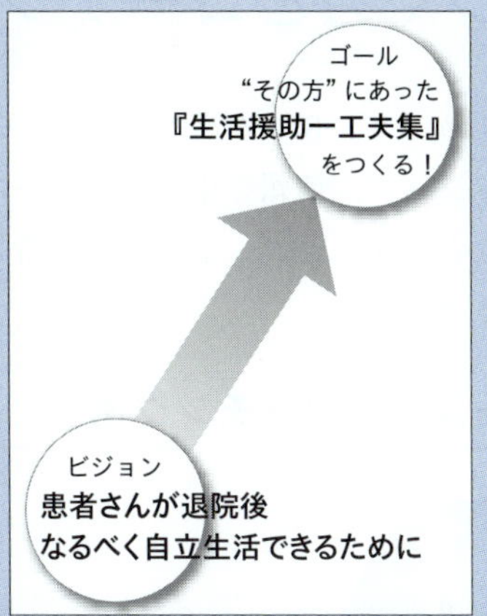

題材［臨地実習］

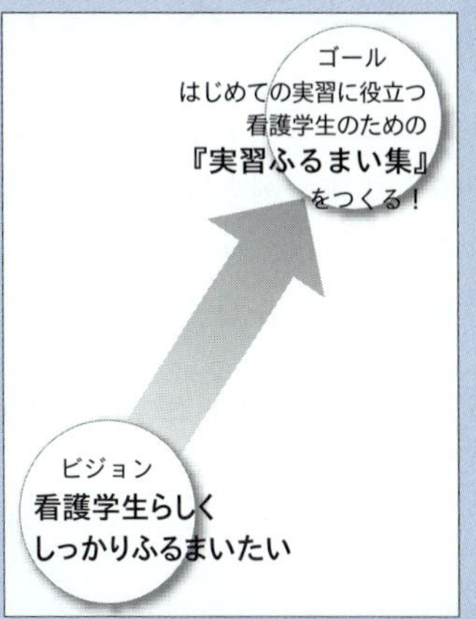

題材［小児］

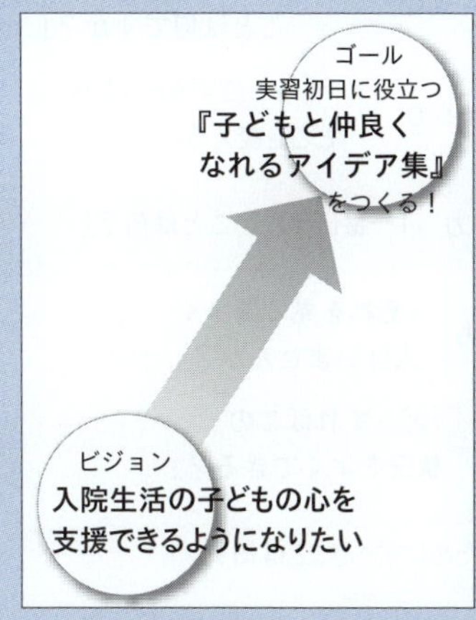

題材［施設］

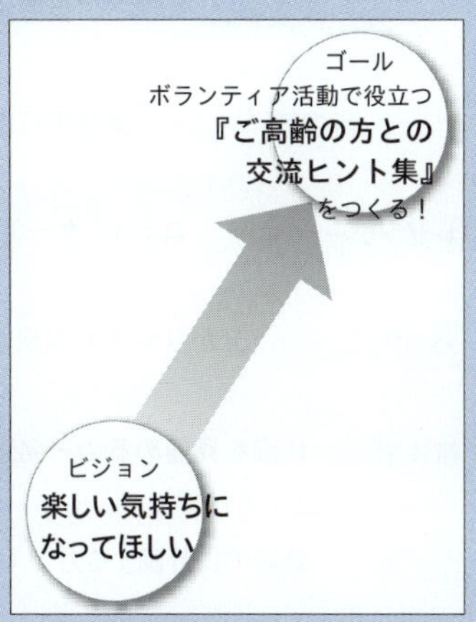

題材［国家試験］

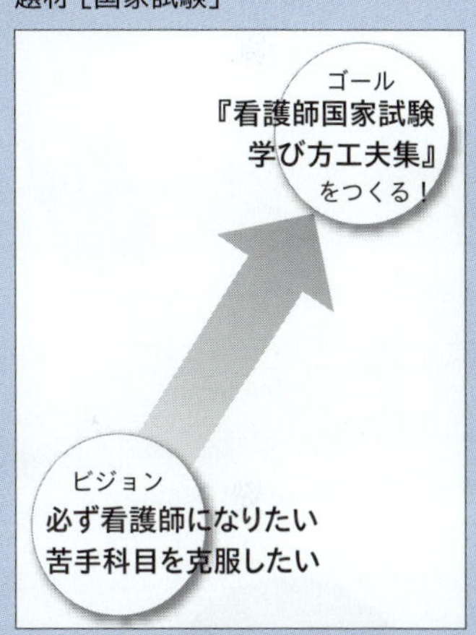

題材［精神］

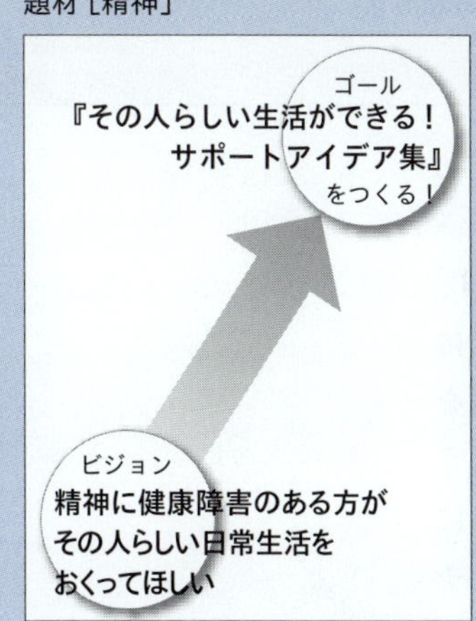

題材［精神］

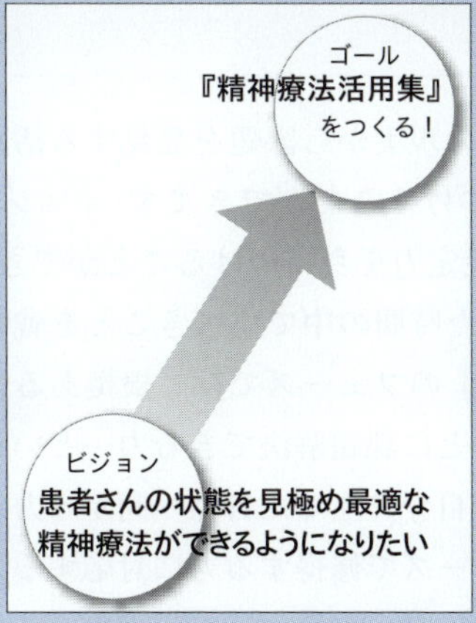

ゴールシート

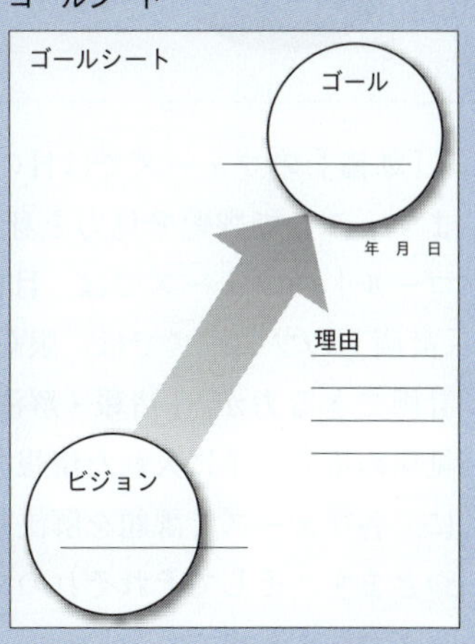

フェーズで身につく力とコーチングの関係

プロジェクト学習はゴールへ向かって，８つの活動(フェーズ)が存在します．例えば計画を立てるフェーズ，情報を集めるフェーズ，プレゼンテーションするフェーズなどです．その一つひとつで新しい時代に必要な普遍的な力が身につきます．

プロジェクト学習のフェーズ対応コーチング例 no.8

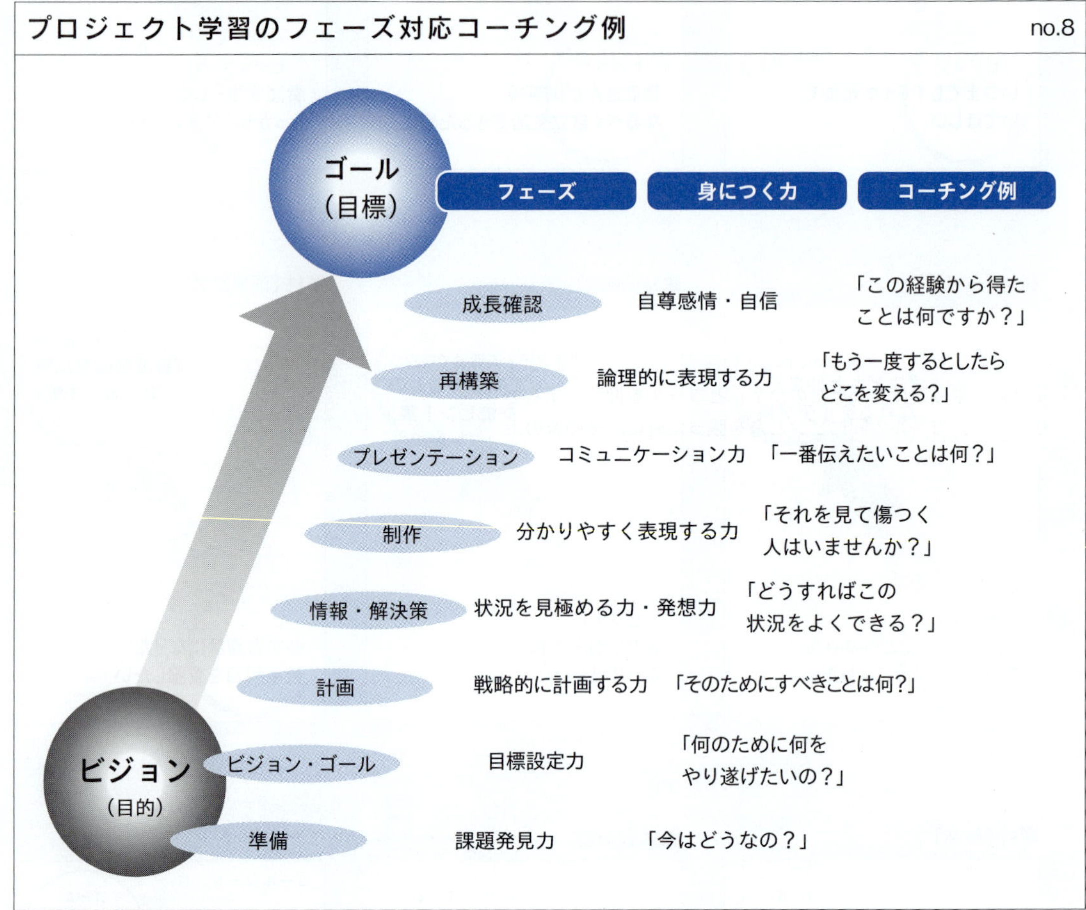

「準備」のフェーズでは目の前の現実から課題を発見する活動をします．ここで課題発見力を身につけることができます．「ビジョン・ゴール」のフェーズでは，目標設定力を身につけることができます．「計画」のフェーズでは，限られた時間の中ですべきことを戦略的に計画できる力が，「情報・解決策」のフェーズでは，根拠ある情報を見極める力，手に入れた情報をもとに課題解決できる力…というように，各フェーズで課題を解決し，自分の立てた目標へ向かう力が身につきます．そしてそれぞれのフェーズで修得する力に対応するコーチングが存在します．

プロジェクト学習のフィードバック

がむしゃらにゴール達成することをねらいとするのではなく，プロセスでしっかり自ら成長するようにします．そのためにマイルストーンを設け，そこで立ち止まり自らフィードバックすることが必要です．プロジェクト学習の基本フェーズがここに応えます．

フェーズの区切りを「思考の時間」ととらえ，そこで静かに立ち止まりフィードバックするようにします．その時のセルフコーチングでは「何のために(目的)，何をやり遂げたいのか(具体的な目標)」と進むべき方向を確かめ，本来目指す方向とずれていないかを確かめます．

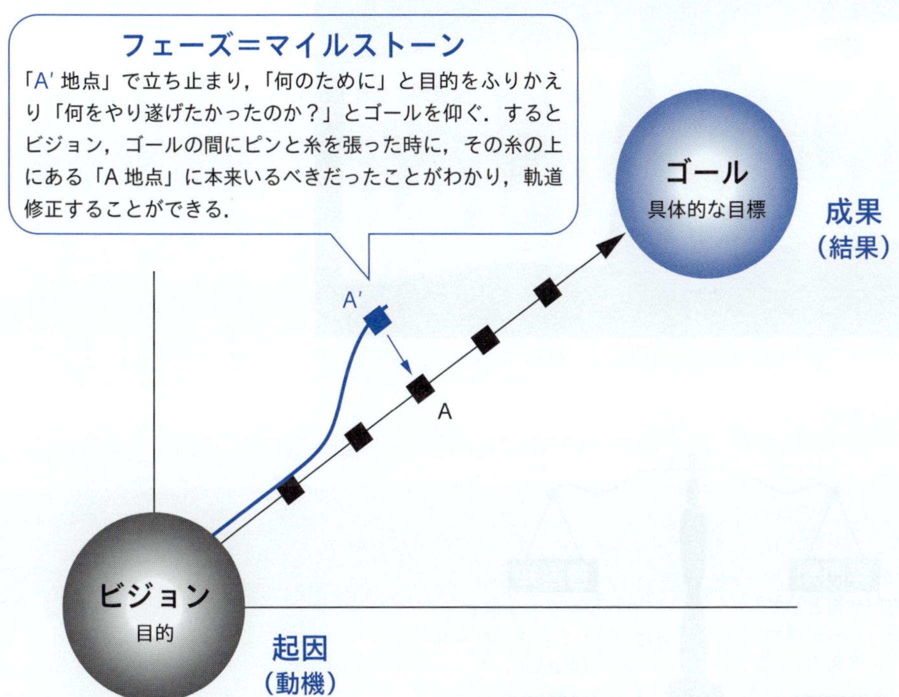

2つの成長…普遍知と専門知

あらゆる題材をプロジェクト学習で行うことができ，その題材ならではのものを身につけられます．例えば，生活，キャリア，食事，健康，褥瘡，安全，実習，在宅など．題材により独自に身につく力(専門知)が存在します．例えば「食事」を題材にすれば食関係の様々な知識を獲得できます．プロジェクト学習では共通して以下のような普遍的な力(以後，普遍知)を身につけることができます．カリキュラム全体を構想するときには，一つひとつの授業計画における，ねらいとも言える専門知と普遍知を明確にするといいでしょう．

専門知
この題材について探究することで得ることができる専門的な知識やスキルなど

普遍知
題材に関わらず，プロジェクト学習を経験することで修得できる，どんなシーンでもオールマイティーに使える能力や思考，特筆すべきもの

専門知の例(教科書) no.9

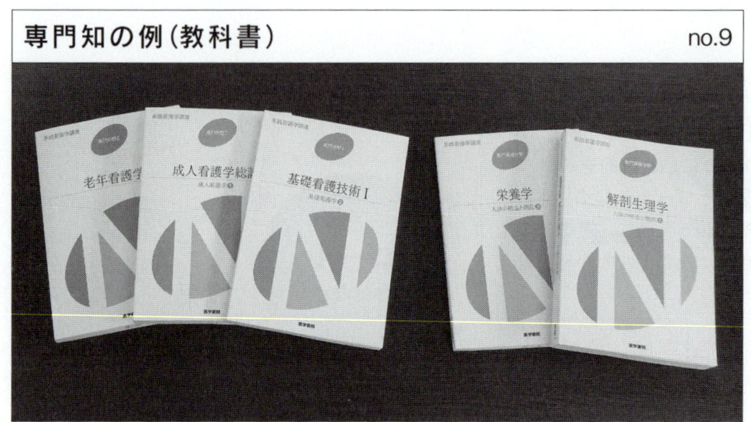

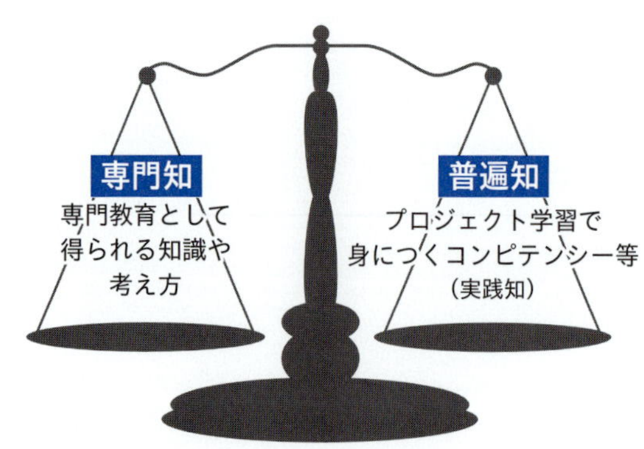

■プロジェクト学習で身につく普遍知

プロジェクト学習によって，フェーズごとにいつどんな時でも普遍的に役立つ知性や，コンピテンシーが身につき，一人の人間として成長できます．

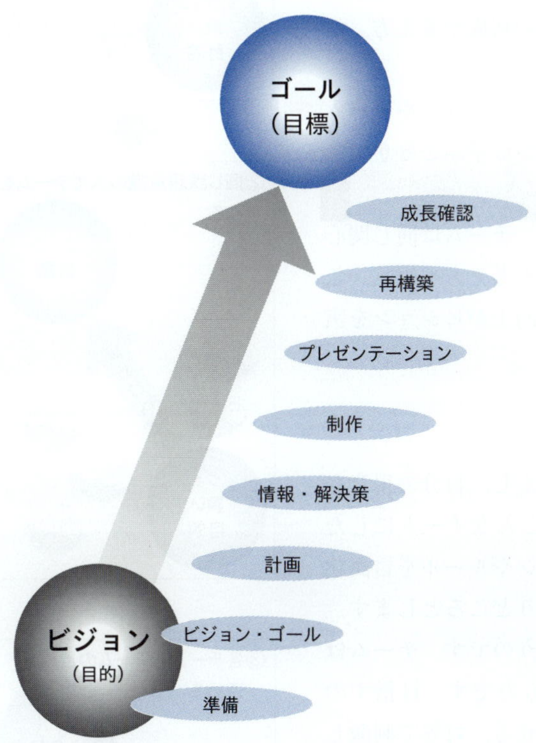

普遍知	no.10
準備	□課題発見力 □気づく力 □観察する力 □状況をつかむ力 □現実から問題を見いだす力 □社会意識 □俯瞰する力
ビジョン・ゴール	□目標を設定する力 □ありたい状態/ビジョンを描く力 □現実に主体的にかかわる力 □やりとげる意志 □前向きな姿勢
計画	□すべきことをイメージする力 □優先順位を決める力 □時間を的確に配分する力 □戦略的に計画する力
情報・解決策	□根拠ある情報を獲得する力 □情報を見極める力 □分析する力 □比較する力 □分類する力 □礼儀・礼節 □多面的にものを見る力 □目の前の事態に対応する力
制作	□わかりやすく表現する力 □情報を取捨選択する力 □図，表，グラフを適切に使う力 □概念図などを使い端的，簡潔に表現する力
プレゼンテーション	□コミュニケーション力 □ノンバーバルな表現力 □比喩などでわかりやすく表現する力 □根拠をもとに説明する力 □聞き手の思いや理解を推察して話す力 □他者のプレゼンを評価する力 □他者のプレゼンから学びとる力
再構築	□論理的に表現する力 □根拠に基づいて結論を導く力 □適切に項目立てし，見出しを立てる力 □的確で簡潔な文章を書く力 □試行錯誤しつつ，よりよいものを生み出そうとする姿勢
成長確認	□成長や成果を評価する力 □自己有用感 □自尊感情 □より成長しようとする意欲

赤本 p.44 参照

プロジェクト学習でチームを学ぶ

■チームとは“共通するビジョン”の集まり

どんな夢も一人では叶いません．同じ願いや共通する課題意識をもつ人でチームを作りゴールへ向かいます．一人ひとり，自分の資質や能力を活かしつつ，チームワークで向かいます．様々な障害や課題に対し，情報を集めてアイディアや工夫を出し，課題解決してゴール達成へ向かいます．

患者は一人では守れません．看護師同士はもちろん，メディカルスタッフ，患者の家族をも含め様々な役割を担う仲間と患者を守るという共通する願いのチームととらえることができます．今後，地域をステージとする医療の時代，チームについて一層その結成や考え方，活かし方を看護教育でも習得する必要があります．

プロジェクト学習を経験することで，よいチームのあり方やチームワークで仕事の成果をあげる方法を実際に経験しつつ学ぶことができます．

プロジェクト学習は基本的にチームで行います．チームは同じ関心や願いをもつ人同士で結成します．関心は同じでも考え方や視点，これまで蓄えた知識は一人ひとり違います．違う者同士がビジョンを実現するために集まることに価値があります．

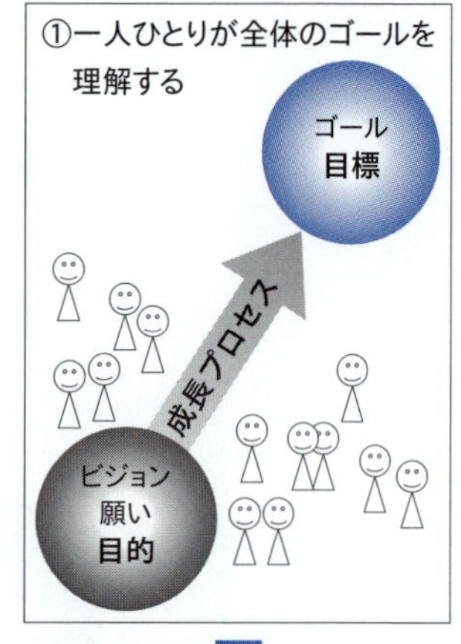

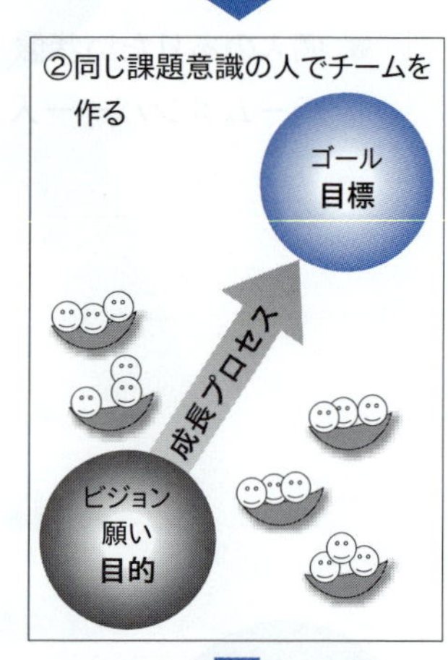

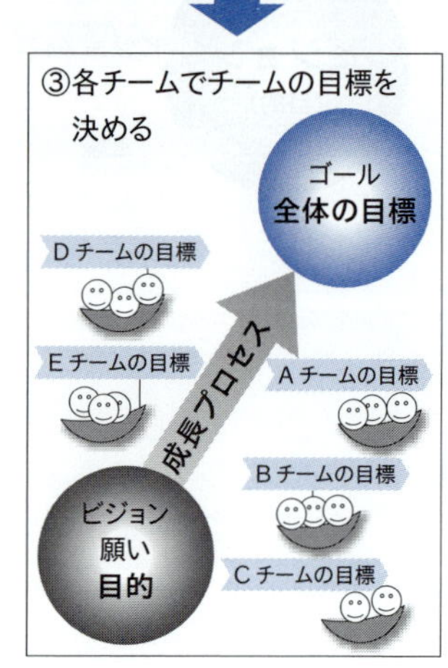

■どんなチームにしたいのか

結成してすぐにパーソナルポートフォリオを活かし，自分の得意なことや持ち味などについて自己紹介をします．「どんなチームにしたいのか」を話し合って決めます．チームのビジョンやルールを言語化しポートフォリオに入れ，以後のチーム活動のよりどころとします．

夢はひとりじゃ叶わない，だからチームで向かうのです．チームははじめから成立するものではなく，作り上げるものです．目指すのは，一人ひとりが自分のもてるものを最大限活かせる，対等で刺激しあえる関係です．

プロジェクト学習においてチームを組むねらいは，一人ひとりの知識やスキルを発揮，合体することを超え，互いの存在や考え方を共有しさらに豊かな発想で高いクオリティの成果でゴール達成が叶うことです．そのためには，基地のような場所や時間や仕組みが必要です．

チームの機能としてメンバーで話し合い，目指すゴールを決定する．すべき仕事，所要時間，人数を考え「工程表」を作成し，力を合わせてゴールへ向かいます．チーム活動を推進させるために，一人ひとりが貢献します．互いのポートフォリオを共有しいつでも考えや作業などを伝えあうようにします．

チームワークの成長評価の観点 no.11

■ **チームのありたい状態**

□ あえてリーダーをつくらない

□ チームの目標など全員の考えを出した上で決定する

□ チームの目標に対し，一人ひとりがミッションを胸に役割を果たそうとしている

□ メンバーの違いを活かしつつも常に対等な立場で尊重しあっている

□ 他のチームから学ぼうとしているか

□ 他のチームへの貢献…必要があれば情報や人的サポートを提供しようとしたか

■ **個人のありたい状態**

□ チームメンバー一人ひとりの資質や能力に対し敬意を払っている

□ チームの目標を意識している，目標達成を意識して自分のふるまいを選択している

□ 自分と違う意見に対しても，積極的に対話しようとしている

□ チームの中で自分の意見や考えを言いつつ協調性をもって参加している

□ チームで自分の役割を明確に意識している

□ その役割のために，自分を高めようとする

□ 自分の役割以外の作業や活動に対しても積極的に貢献しようとする

□ チームの活動などが停滞状態のとき，打開策を自ら考え発言，行動できる

プロジェクト学習と看護過程

看護過程とプロジェクト学習は以下のような多くの共通点をもっています．

看護は，目の前の患者を観察し課題を見いだします．そして「これをもっとよくしたい」とありたい像を描き，目標を設定し計画をつくり向かいます．看護の目標を達成するために一連の行為を展開します．正解なき課題に向かい，情報を集め解決していく…展開されるアルゴリズム(問題を解くための手順)は基本的にはみな共通しています．

看護過程とプロジェクト学習の共通性 no.12

- ○「目の前の現実(患者・疾患)と対座する」からスタート
- ○「未来へありたい像をイメージする，ビジョン」を描く
- ○「具体的な目標」を設定をする
- ○理想と現実の妥当性のせめぎ合いがある
- ○現実に基づいた計画を立て，関係者で共有する
- ○突発的なことが発生する可能性が高い
- ○「チームワーク」で課題を解決していく
- ○常に俯瞰することが重要
- ○「危険な事態」を予想して常に集中を要する
- ○目標へ向かうプロセスで人を成長させる
- ○世の中への貢献性や他者のシアワセをゴールとする

プロジェクト学習は，看護教育における様々な分野，領域，活動に導入できるだけでなく，科目としての「看護過程・計画」とはほぼ同様の思考プロセスを辿ります．看護教育の初年度前半にプロジェクト学習を経験することは学習者にとって，その後の様々な教科や知的活動への応用，発展の基礎となります．

［設計思想 パネル 3］

アクティブな看護教育を実現するプロジェクト学習の 7 条件

プロジェクト学習を導入する際，以下の 7 つの条件を満たしているか確認します．

プロジェクト学習の 7 条件(要素)

1 「ビジョンとゴール」の明確さ
2 「身につく力」の自覚
3 リアリティとオープン化
4 知の共有と他者に役立つ「知の成果」
5 一人思考から思考共有へ
6 未来へのリフレクション
7 「時間・空間・方法」の最適性

1 「ビジョン(目的)とゴール(目標)」の明確さ

ビジョンとゴールが明確であること．与えられた課題を解く課題思考ではなく，ビジョン＝ありたい未来像を描きそこへ向かう未来志向を大事にする．何のために何をやり遂げたいのかを軸とする．

○「問題志向」から「未来志向」
○学習のゴール＝社会のニーズ

2 「身につく力」の自覚

学習でも経験でも，ここで自分が何を得たか，身についた力を自覚する，その自覚が再現性のある力として自信とさらなる成長に向かわせる．

○自覚，再現，恒常性

3 リアリティとオープン化

リアリティとは，現実，実物，本質，迫真性．看護教育の中に現実のリアルデータを使う．現実社会の動向や情報を授業に活かす．学習のプロセスも成果も現実社会へオープンにする．現実への還元．

○患者でなく一人の人間として見る
○社会の現状/リアルデータ
○公開プレゼンテーションなど教育のオープン化

4 知の共有と他者に役立つ「知の成果」

プロジェクト学習のゴールを「他者に役立つ知の成果物」を生み上げることにする．知識創造．

○ビジュアライザで瞬時にリアル映像を共有する
○元ポートフォリオを再構築して凝縮ポートフォリオ

5 一人思考から思考共有へ

まず一人で考え，その上で他者と思考を共有するということを大事にする．

○アクティブラーニングよりアクティブシンキング
○知の共有/知識創造

6 未来へのリフレクション

ポートフォリオでリフレクションをする．どのような状況でどのような感情や気づきがあったのか．フィードバックしてセルフコーチングをする．
フェーズごとにゴール(目標)，ビジョン(目標)の再確認をする．

○プロセス評価
○コンピテンシー評価

7 「時間・空間・方法」の最適性

活動の変化に対応する空間．アクティブな活動を果たせる学習環境．使える時間はどれくらいあるのか，どこでどんな活動をするか．どんな方法でするのかなどを学習者が把握していること．

○タイムスケジュール
○可変的な空間活用

p.220, 221 参照

2 高機能ポートフォリオ —学び続ける看護師になるために

ポートフォリオとは

自分のやってきたことや自分が見えるものを一つに綴じたもの，それがポートフォリオです．ポートフォリオは，ある目的のもとに，バラバラの情報を一元化したものです．建築家，デザイナー，カメラマンなど個性で仕事をする人は，自分の作品を綴じたポートフォリオをもっています．そこには，これまでの成果や実績，やってきたことが写真や資料，途中でかいた素描などの形で入っています．ポートフォリオをめくるとその人ならではの能力や感性が見えるばかりでなく，どんなふうにその仕事をやり遂げたかが見えます．

■思考，判断，行動が見える

ポートフォリオは，その人の経験したこと，考えたこと，作ったもの，行動したことなどの記憶も含む記録(ログ)といえます．入れるものに日付や出典などを必ず添え「根拠ある情報」とします．プロセスがわかるよう「時系列」に入れていきます．思考が見えるようメモや下書きも入れます．

この容易でシンプルな存在が，たかがファイルされどファイルという強い存在感を放つのはなぜか…そこに意図をもち戦略的に対座することで，その人の思考，判断，行動などの関連を顕在化させるからです．

ポートフォリオはめくりながら見るもの
ポートフォリオは一枚の紙に履歴を記入したものや研修歴を記入して終えるものではありません．ポートフォリオは「書くもの」ではなく「自分がやったこと」を入れていくものです．そしてページをめくりつつプロセスを見るものです．

■アクティブラーニングはポートフォリオ評価

これまでの教育であれば，ペーパーテストで評価することができましたが，課題解決力を身につけるような正解や正答のない学びの評価では課題発見から解決に至る一連の思考や情報，行動をプロセスで見ることができるポートフォリオがその機能を発揮します．

ポートフォリオを活かすことで，創造的な思考で課題解決するプロジェクト学習などアクティブな学びへ対応する評価ができます．

どうやって課題を発見したのか，具体的な目標を設定するために必要な思考プロセスは踏んでいるのか，課題解決の根拠とした情報に根拠があるのか，目標達成するために，誰に会い，そこでどんなやりとりをしたのか．自分と考えの違う人からの情報も手に入れていたのか…．何をやって，まだ何をしていないのか……どんなふうにやったのか．

その学習者と対話しながらポートフォリオをめくることで評価することができます．評価とは，価値を見いだすこと．“その力が身についたかどうか”“どのようにできたのか”丁寧に注意深くその思考プロセスを追うように見ます．

思考プロセスが見えるポートフォリオにする

透明なポケットで構成されたA4サイズクリアポケットファイルを手にいれます．入れるものには必ず日付を入れます．前から順番に入れていきます．貴重品などはコピーや写真をとってそれを活用するといいでしょう．中身はプリント資料，データ，写真，など多種多様です．ちょっとしたメモや下書き，打合せをしながらなにげなく書いたものなど，思考の片鱗が見えるものを捨てずにポートフォリオに入れるのがポイントです．

■自分を客観的に見る

自分で自分を成長させる人，これが教育の究極のゴールです．成長のためには客観的に自分を見ることが欠かせません．

ポートフォリオをつくることで，自分の考えや自分の思考や行動を意識し，自分自身を客観的に俯瞰することを叶えます．これは「メタ認知」と呼ばれる心理的行為です．プロジェクト学習を行う上でも，キャリアビジョンを描き，そこへ向かう時も，自分を客観的に見る意識をもつことは大事です．そのためにポートフォリオをつくるだけでなく，ポートフォリオをめくりフィードバックの機会を設けることが肝心です．

ポートフォリオ活用チェック　no.13

- □ 価値ある学びができているかどうか
- □ ビジョンやゴールに向かい必要な情報を集められているか
- □「何」を獲得して「何」を創造(行動)したかの関係がみえるか
- □ 次につながるフィードバックができているか
- □ 現状での改善案が入っているかどうか
- □ ワクワクするようなこれからの自己成長のプランやビジョンが入っているか

高機能にポートフォリオを活かす

ポートフォリオはただ資料を入れるファイルではありません．しかし現実には“入れっぱなしポートフォリオ”“スカスカポートフォリオ”が目立ちます．ポートフォリオの８つの機能を理解し，戦略的に活かしアクティブな成長を実現させましょう．

ポートフォリオ　8 つの機能　no.14

1．意識化
ビジョンとゴールを明確にする
課題発見のセンサーを研ぎ澄ます

2．一元化
バラバラの情報を一元化
思考をたどるよりどころとなる

3．俯　瞰
全体と部分の関係がみえる
プロセス全体が客観的にみえる

4．顕在化
暗黙知，潜在知，可能性がみえる
人間的な要素・感性・能力

5．価値化
経験に潜む意味・解釈
比較，相違，関係，関連がみえる

6．行動化
アウトカム
トライアンドエラー

7．フィードバック
成果，成長の数値化できない評価

8．ストーリー化
過去，現在，未来を文脈でつなぐ
「理論展開」から「ストーリー展開」へ進化

ポートフォリオ

ポートフォリオで「思考」を見る

学習者を理解することなしに成長へと導くことはできません．いつ何をしたか，履歴だけでは，その人を理解することはできません．何を考え，どう感じ，どんな情報を手に入れ，課題解決へ向かっていったのか…ポートフォリオから思考プロセスを見ることができます．

成長のためにポートフォリオを活かす

no.15

1．指導者がポートフォリオを見ながらコーチング

p.91, 102, 200

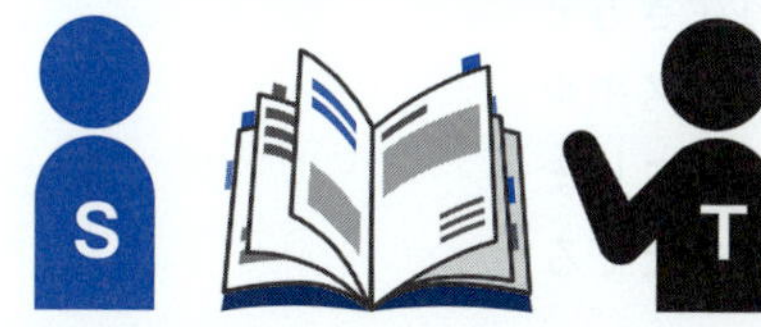

教師はポートフォリオを見ながらコーチングします．学習者もポートフォリオと自分の脳裏を一致させつつ，思考プロセスをたどるように根拠を元に話すことができます．

2．ポートフォリオを俯瞰してセルフコーチング

p.60

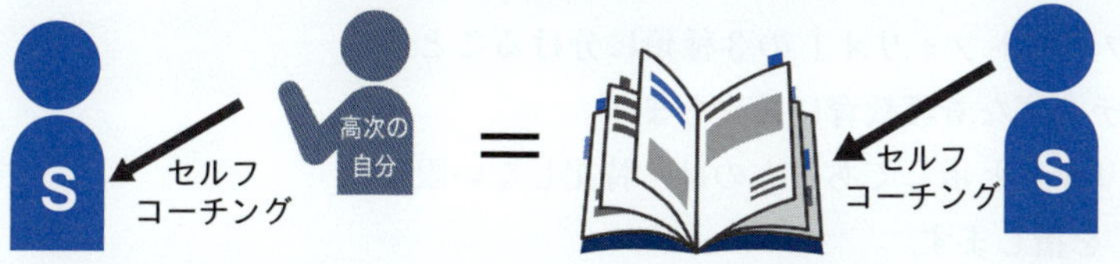

ポートフォリオをめくる行為は，メタ認知そのものです．
自分で自分の思考・判断・行動を見てセルフコーチングします．

3．ポートフォリオでリフレクション（内観）

p.71

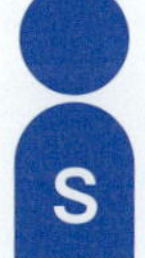

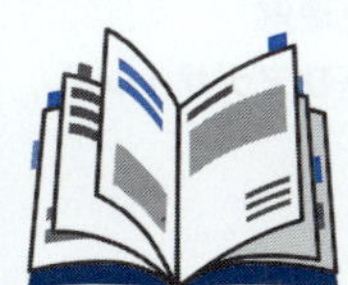

ポートフォリオがあることで，より正確で根拠を元にした客観的なリフレクションができます．

4．ポートフォリオでリフレーミング（違った見方）

p.76

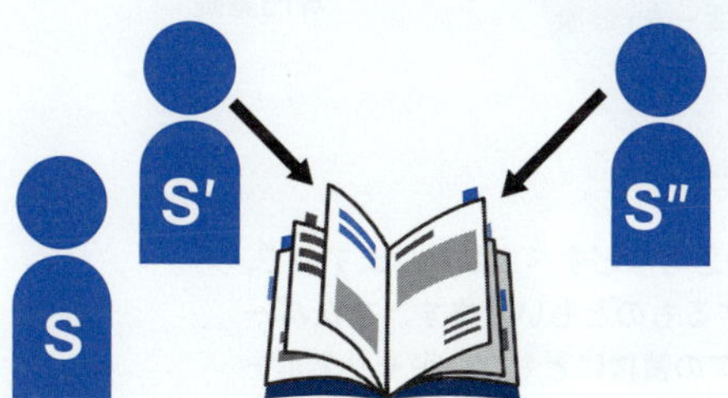

ポートフォリオを俯瞰してリフレーミング（違う枠組みで見てみる）より多元的に考えることができます．

看護教育に対応するポートフォリオ

■ポートフォリオで『学び続ける人』になる

看護師になることを望み，学ぶ日々．学習者は授業，演習，臨地実習や模擬試験を経て国家試験に合格します．看護師になったのちも学びは続きます．新人研修や職場での教育，その後，クリニカルラダーの階段を一段ずつ登っていきます．ラダーを習得した後も医療や社会状況の進化に追いつくために学び続けます．看護師として生きていくということは，患者さんのために生涯学び続けていくという生き方を選択とすることとも言えます．看護教育では，専門的な知識やスキルの修得だけでなく，この「学び続ける意志」が身につくようにします．ここに学びのプロセスや成果がみえ成長への意志をかきたてるポートフォリオが有効です．

■看護教育へのポートフォリオ３種の活用

ポートフォリオは大きく「テーマポートフォリオ」「パーソナルポートフォリオ」「ライフポートフォリオ」の３種類に分けることができます．それぞれアクティブな看護教育に役立ちます．

この本で「ポートフォリオ」と示してあるものは，特記しない限り「テーマポートフォリオ」を指します．

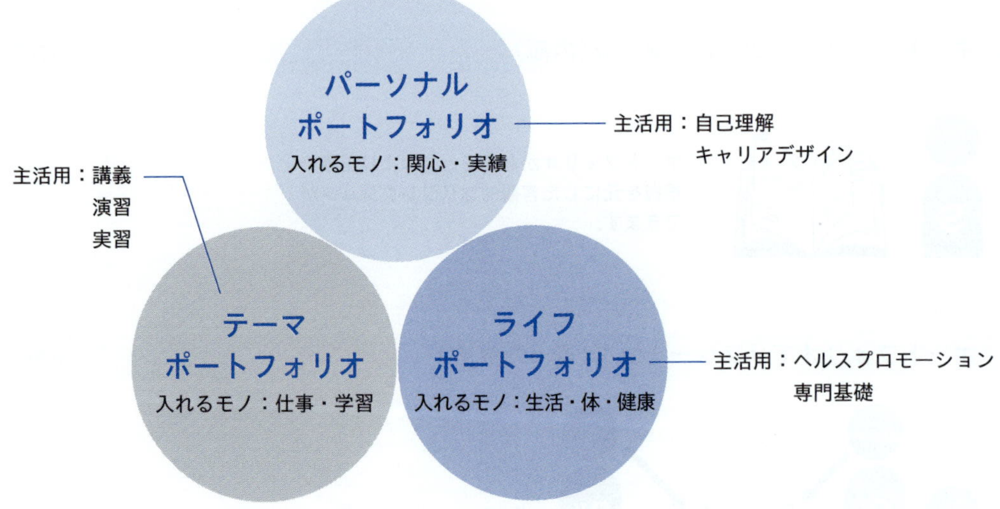

パーソナルポートフォリオは，その人の行動や取組みや思考などすべてが入りますので，テーマポートフォリオやライフポートフォリオを包括するものともいえます．またパーソナルポートフォリオ（p.47 参照）は，学びやキャリアの蓄積にともないキャリアポートフォリオとしての機能を発揮します．

看護教育に対応するポートフォリオ導入			no.16
	テーマポートフォリオ	パーソナルポートフォリオ（キャリアポートフォリオ）	ライフ ポートフォリオ
活用	学習・実習・研究	キャリアデザイン	ヘルスプロモーション
目的	□教育・研究・評価 □コンピテンシー修得 □目標到達/戦略	□自己理解/自尊感情 □キャリアマネージメント □資質発見/自己プレゼンテーション	□自立/患者理解 □セルフマネージメント □生活・健康維持
中身の例	□ゴールシート □工程表 □打ち合わせメモなど □基本情報 □これまでの事例 □現場から得た情報 □試行錯誤メモ □課題解決のメモ □プレゼン下書き □プレゼン評価，自己評価 □凝縮ポートフォリオ控え □成長報告書の控え…etc.	□特技・得意なこと □好きなもの，関心があるもの □大切なもの □心に残るやったこと □学習歴・仕事歴 □ボランティアの記録 etc. □読書歴 □習い事の記録 □研修の領収書 □つくったもの(作品，料理) □表彰状，寄せ書き，手紙 □学んだこと □工夫，創意，アイディアメモ □写真やプリント… etc.	□飲食内容(摂取カロリー) □食事バランス/写真 □栄養成分 □血圧測定 □運動実施状況 □生活シート □嗜好品(タバコ，酒など) □健康目標 □健康情報 □健康診断の結果データ □サプリメント □身体シート □生活シート… etc.
カリキュラム対応	□看護過程 □専門基礎 □講義 □演習 □臨地実習 □看護研究 □目標管理 □連続研修	□リフレクション □キャリアデザイン □進路・採用 □自己紹介 □資質発見 □採用面接	□ヘルスプロモーション □生活習慣病 □慢性疾患 □健康管理 □医療者との情報共有 □与薬と効果

テーマポートフォリオ

■ポートフォリオは教育者の願いを叶える

ポートフォリオは，成長したい，自分を活かしたいという学生や社会人に役立ちます．また教師や指導者など，目の前の人を育てたい，成長させたい，その潜在力や可能性を引き出し，伸ばしてあげたいという立場の人や組織に役立ちます．

教育者の願いは，学習者の成長です．そのためにいろいろな知識や技術を教えたり，多様な経験を提供し，そしてその評価をします．ここに「その人の状況が見える」ポートフォリオが効果を発揮します．

学びや活動の場面でテーマポートフォリオを活かすことで次のような効果を発揮します．

「学びのセルフマネージメント」ができる

学習者自身が自分の学習歴や研修歴などをポートフォリオで一元化することで，自分の学びを自分自身でマネージメントすることができます．たとえば，ポートフォリオを見て「いま何かできて，何ができないのか」「これまで，このような学びをしてきたので，これから○○を集中して学習しよう」という具合です．ここで身につけたセルフマネージメントの意識と習慣はキャリアデザインにも役立つこととなります．

多面的な評価ができる

看護は実践的な学びなので最適な成長支援をするためには，あらゆる角度からの評価が有効といえます．ポートフォリオがあることで，自己評価，相互評価はもちろん関わったいろいろな人が様々な局面から多面的にみることができます．

成果と成長が見えモチベーションアップする

ポートフォリオを始めのページからめくることで日々の成果や徐々にできるようになっている自分の成長がみえ，継続的な学習意欲をもちゴールへモチベーション高く向かえます．

自尊感情が高まる・自分に自信がもてる

自分のやったことを客観的に見ることができるので，自分自身の存在を前向きに受け止め肯定する気持ちが湧き上がり，自分を大切に思う気持ちになります．自分で自分を成長させるために自尊感情は不可欠です．

テストで見えない「コンピテンシー評価」ができる

知識や技術などの獲得であれば，ペーパーテストやOSCE(Objective Structured Clinical Examination/客観的臨床能力試験)などで見ることができますが，知識やスキルを使って，日々どう現場で実践できているかなど具体的な行動(コンピテンシー)を理解，評価するためにポートフォリオが有効です．

「正確なフィードバック」ができる

ポートフォリオの最初のページに入れた「ゴールシート」を確認しつつ学習活動をすすめることができるので，その方向へしっかり向かっているか，目標からぶれていないかなど有効な軌道修正(フィードバック)することができます．

「適切なコーチング」で成長支援ができる

ポートフォリオを活かし対話をすることで，相手を理解した上でサポートすることができます．時間がない時は，「コーチングやアドバイス」を書いた付箋を該当箇所に貼ることで，一人ひとりのやる気が高まる学習支援を行うことができます．

「思考プロセス」を追うことができる

ポートフォリオには，学習行動が時系列で入っていますので，学習者が何を見てどんな情報を得て，どう考え，行動したのか…を追うことができます．思考手順が見えるためぬけている行動や情報が判明するので，最適なコーチングやアドバイスをすることができます(p.89参照)．

ポートフォリオ活用
上手くいかないのはなぜか？

◇一人ひとりと話す時間がない
◇どう声かけをしたらいいかわからない
◇ポートフォリオの中身が入っていない

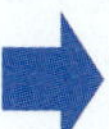

ポートフォリオ活用
こうすれば上手くいく！

◇ポートフォリオを預かりゆっくり見せてもらう．言葉をかけてあげたいところに「付箋」にメッセージやアドバイスを書いて貼る
◇ポートフォリオの中身を指差しコーチング的な言葉をかける
◇ポートフォリオに入るべき中身を学習のスタート時に考える

パーソナルポートフォリオ

自分の資質や能力を知るために自分がやってきたことや関心のあること，好きなことなどをファイルに入れ，パーソナルポートフォリオ(以後ポートフォリオ)の中身を充実させます．パーソナルポートフォリオをつくること自体に自分自身を意識するというねらいがあります．

自分の資質や能力を知るということは自分を知るということでもあります．知るためには，「見る」必要があります．鏡の前に立ち，そこに映った自分を見ても，自分を知ることはできません．知ろうと思うなら，その人のこれまでしてきたことと，いまの心や頭の中を見たいはずです．これまでどんなことをしてきたのか，どんなことが好きなのか，物事をどう考えるのか，何に魅力を感じ飽きずに向かう人なのか，そしてどんなことを大切にしてきたのか…このようなことを知りたく思うものでしょう．

■資質・能力・可能性が見えるポートフォリオ

その人の資質や何ができそうか可能性を知ろうと思ったら，その人がこれまでしてきたことの話を聞かせてもらう，あるいはしてきたことの成果や生みだしたものを見せてもらう，などして事実を克明に知ることが一番です．

だからある人に仕事を依頼しようという時には，その人のポートフォリオを求め見せてもらいます．ポートフォリオを見せてもらいながら話を聞くことで，その人の魅力も込みで，能力やセンスや可能性を知ることができるからです．

ルーチンワークやロボットではできない仕事，人間にしかできない仕事には，その人の全体がふわりと伝わるポートフォリオが有効であることがわかります．

■ポートフォリオから見える「その人」

ポートフォリオを見ることで，行動や思考，課題解決プロセスなどをたどることができます．目標へ向かって何をどうしてきたのか，表現するためにどんな苦労や苦心をしたのか，成果を生み出すためにどう行動して，どのような情報を手に入れ，それをもとに何を考えたのかが，そこにはためらいさえも見えます．知識習得の状況を知るだけに終えず，その知識をどう情熱をもって活用や応用したか…行動，経験，スキル，使った手法やツールなども推測的に見ることができるのです．

■自分を知るために客観的に自分を見る

パーソナルポートフォリオは，その人がしてきたことを一元化するファ

「e ポートフォリオ」に入らないもの

一般社会では，すでに多くの学びや仕事にスマホやタブレットが用いられているばかりでなく，個人の知的活動，コミュニケーション，そのすべてにインターネットが使われています．デジタル化されたそのデータは「e ポートフォリオ」や「Tin Can」というような表現で『コンセプト製品』として提供されている現状があります．eラーニングなどを提供する会社では，「ネットに統合されていく教室」という表現を使います．しかし看護教育においては，データ化できない臨床知や，患者さんやその家族のゆれうごく感情を察したふるまいこそが大きな価値をもつものです．だからこそ，対話やまなざしを教師や指導者は大切にする必要があるのです．最も価値あるものは，デジタル化できません….

イルですから，日々増えていくもので「完成」というものはありません．

はじめてパーソナルポートフォリオをつくろうとする時，何を入れようか，大概の人はまず考えます．自分はどんな経験をしてきたのか，自分がしてきた行動には何があるんだろう，自分が関心のあることは何か…ポートフォリオのファイルに入れるためにはここを意識し，考えざるを得ないのです．

■パーソナルポートフォリオから キャリアポートフォリオへ

パーソナルポートフォリオは，経験を重ねていくと，キャリアポートフォリオとなります．「自分・個人」からそのファイルを見ればパーソナルポートフォリオ，「組織・社会」から見ればキャリアポートフォリオ，と受け止めることもできます．

ポートフォリオへ2つの視点 no.17

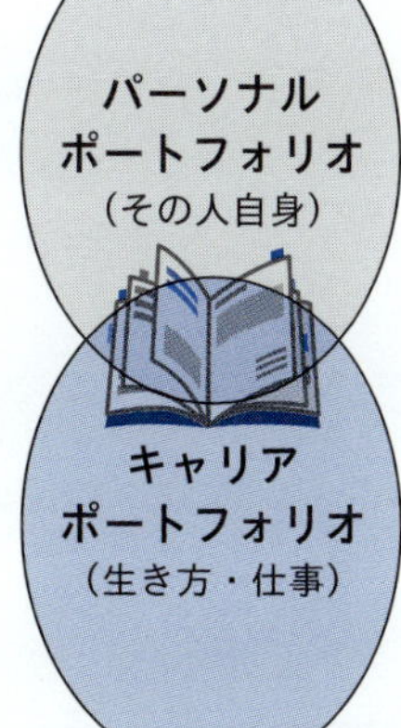
パーソナル
ポートフォリオ
（その人自身）
キャリア
ポートフォリオ
（生き方・仕事）

○パーソナルポートフォリオは，基軸を「個人」とする．自分の資質や生き方などの理解のために活きる．
効果：自己肯定感・資質発見

○キャリアポートフォリオは，基軸を「社会」とする．
効果：自分のやってきたこと，仕事や経験を活かして社会や他者へ可能性を示せるキャリアビジョンを描く．キャリアデザインをするときに役立つ．

キャリアポートフォリオに入るもの no.18

A「専門・スキル・研究・経験」がわかるもの
… 学習・研修，取得資格，資格やスキルを発揮したシーン，成果に結びついた経験

B「人間性・社会性・挑戦心，自らを変化させる力」がわかるもの
… 社会貢献，信頼されまかされた実績，継続性，新しいことへのトライがわかるものなど

C「資質・才能・感性・得意」がわかるもの
… 自分の作品，企画書，成果など

ライフポートフォリオ

主体的に自分の生活や身体，健康や生命に関する情報を一元化したものがライフポートフォリオです．健康や生命，生活ポートフォリオは，健康や身体に関する情報を綴じたファイルに過ぎないのですが，看護を学ぶ者として健康や生きるということを意識する上で，また自己管理という効果は大きいものがあります．生活習慣病の改善や医療関係者との正解で有効な情報共有の手段となります．

■ヘルスプロモーション

ライフポートフォリオをつくり，それを日々見つめることをすると自尊感情や自己肯定感に通じます．自分を大事にしようという気持ちが自然に湧いてくるのです．自己肯定や自尊感情は，よりよく生活を改善しよう，よりよく生きようとする前向きな「意志」に通じます．ポートフォリオは自分の健康の継持・増進に関心をもち冷静に向かうことを叶えます．これらは有効な医療費の使い方や医療の質を高めることにも通じ，外来患者や在宅看護などに非常に有効なツールとなりえます．現在，市民一人ひとりが自分の健康を自己管理するために所持し活かすことが望まれます．いま健康な私たち一人ひとりが，自分の健康ポートフォリオをつくりたいものです．看護学生は入学してすぐに健康ポートフォリオをつくり，自分の健康目標を考えてみるといいでしょう．

ライフポートフォリオの中身例 no.19

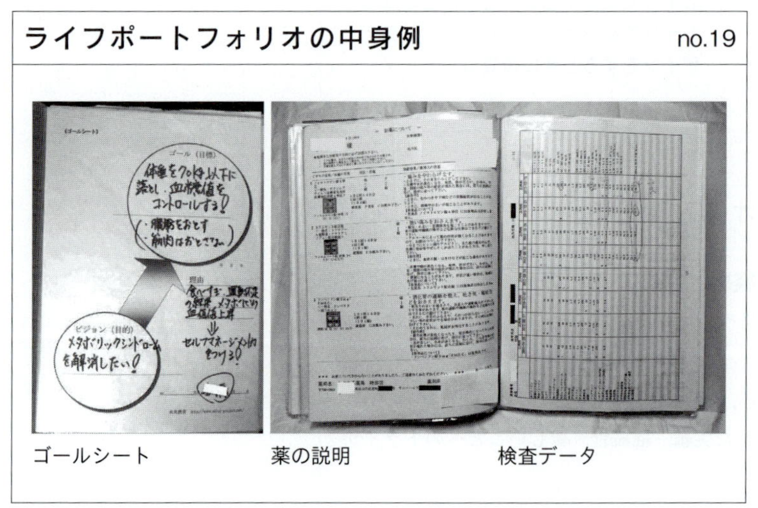

ゴールシート　薬の説明　検査データ

■ライフポートフォリオに入れる情報

ライフポートフォリオへ入れるもののヒントとなるよう健康や生活に関する情報を一覧にしました(右表).検査結果,自分の身体の変化,自分の意志で行っている運動や食事の内容などや健康への知識や学習などです.

■セルフマネージメント

人は誰でも自分自身の健康管理に責任をもつ必要があります.自分の身体や健康の情報を客観的に俯瞰することで,課題発見や必要な栄養や運動を工夫するなど自分の健康をマネージメントすることができます.

病院へ行く時に健康ポートフォリオを持っていけば,自分のより正確な情報を医師に伝えることができます.なにより自分の身体や健康の情報を客観的に俯瞰することで,課題発見や必要な栄養や運動を工夫するなど自分の健康生活をかしこく考えることができます.自分の健康管理をしっかりできるということは,メタ認知ができるということです.それは人間としての精神の自立にも関係するでしょう.生活習慣病防止,在宅療養などにも役立ちます.

■ライフポートフォリオとQOL

健康であることはもちろん望ましいのですが,完璧な健康はあり得ませんし,“これがよい生活”という正解もありません.ですから健康生活のあり方や在宅看護のビジョンを描く時,「健康を目指す」という表現ではなく,一人ひとりの「QOLがよりよいものであるように」というような言い方がされます.では,どんなふうにQOLを求めたらいいのでしょうか.それを知りたいと思ってもQOLは勉強したり,インターネットを調べたりしてわかるようなものではありません.なぜなら100人いれば100通りのQOL:Life(生活や暮らし)があるからです.ここにその人ならではの健康意識が見えるライフポートフォリオが役立ちます.

ライフポートフォリオの中身例

●内情報
- □血液型・身長・体重・血圧・体温
- □排便
- □睡眠
- □視力
- □生理周期・身体の変化
- □既往歴
- □アレルギーの有無,症状(発疹,吐き気,めまいなど)
- □運動
- □入院や手術の記録
- □入院や手術の経験からの気づきメモ
- □健康診断などの結果・データ
- □健康目標を書いたゴールシート
- □ライフイベント・出来事メモ
- □現状の身体能力・睡眠状態

●外情報
- □健康資料(診療所などにあるもの)
- □新聞の切り抜き(「喫煙の害」など)
- □食事の目安表(栄養士から)
- □ホームドクター・薬局の連絡票
- □モデル生活習慣など
- □診察券・健康保険被保険者証
- □医療関係領収書

●その他
- □緊急時連絡先
- □氏名・所属
- □ドナーカード
- □延命措置への意思など

(このコピーをライフポートフォリオの前のほうに入れておきましょう)

［設計思想パネル 4］

自己成長を実現する――ポートフォリオ８機能

自分で自分を成長させるためには客観的に自分を見ることが不可欠です．それは，教育が目指すゴールでもあります．ポートフォリオの８つの機能を理解し積極的に活用します．

ポートフォリオ８機能
1　意識化
2　一元化
3　俯瞰
4　顕在化
5　価値化
6　行動化
7　フィードバック
8　ストーリー化

1　意識化
ポートフォリオの最初のページに「ゴールシート」があることで，常にビジョンとゴールを明確に意識することができるので，課題発見などの知的センサーを敏活に研ぎ澄ませることができる．

2　一元化
バラバラの情報が時系列に一元化されているので，その全体を俯瞰することができ，思考プロセスをたどることができる．

3　俯瞰
ゴールシートに書かれた目標（全体）と各ページを（部分）を照らし合わせるようにその関係が見える．前のページからめくることで課題解決プロセスを俯瞰できる．俯瞰することで本質からずれていないかを見る，また普遍性に気づくことができる．

4　顕在化
ポートフォリオは，基本的に（実習記録のような）定型化されたものがなく自由なのでオリジナルの工夫ができ，“その人ならでは”の暗黙知，潜在知，可能性や人間的な要素，感性，能力も顕在化しやすい．

5　価値化
価値とは目には見えない意味あること，大切なこと．日々のリフレクションや再構築のフェーズで「大切なことは何なのか」を自問自答して使うことで，その経験に潜む価値や意味を考えることができる．

6　行動化
インターネットから情報を手に入れる，机上で考える，に終えず，社会に出て人に会うという行動をして初めて手に入る生きた知識や情報をポートフォリオへ入れていく．その「元ポートフォリオ」を再構築して「凝縮ポートフォリオ」を生みあげる．それは具体的な行動を提案するものである．提案する前に自分で行動してみる．

7　フィードバック
ポートフォリオがあることで根拠あるフィードバックができ，クオリティの高い成果と成長を叶える．数値化できないコンピテンシー評価ができ，成長に繋がる．

8　ストーリー化
ポートフォリオがあることで，一つひとつの場面，例えば，患者さんのためにした事前学習，心に湧くご家族への共感，患者さんご本人から頂いたお手紙に感激し，看護師への未来が広がる，など過去，現在，未来を文脈でつなぐストーリーとして，とらえ，語ることができる．

p.220, 221 参照

3 対話コーチング—「知識を与えない」看護教育へ

しっかり教えているのにできないのはなぜ?

しっかり教えているのにできるようにならない，細かく一つひとつ指示し，相手も「はいわかりました」と言っている，なのに…ということはないでしょうか? 教えるばかりや指示，指導ばかりでは，アクティブ思考，自ら考える力は育ちません.

目指すのは言われたことに「ハイ」といい「従順に動く人」ではなく，自分の目で見て自分で考え，判断，行動できる人です. この実現のためには，コマンド(指示)やティーチング(教える)から，自分で考え行動できるコーチングによる教育が求められます.

コーチング【coaching】
コーチングとは，人が本来もっている，能力や性能(パフォーマンス)を高める力を促す対話手法. それは，知識やスキルを教え込むことでも，考えを押しつけたりするものでもなく，すべての人が本来もっている，考える力や気づく力を引き出す手法. その人の目標へ到達するために有効な方法や気づきを引き出す促し. そのための対話や問いかけの手法.

鈴木敏恵：目標管理はポートフォリオで成功する—看護管理・学校運営のためのモチベーションマネジメント. メヂカルフレンド社, 2007. 参照

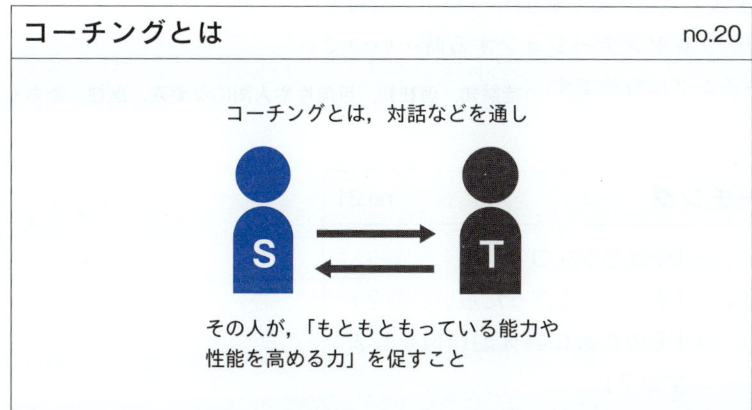

コーチングとは
no.20
コーチングとは，対話などを通し
S
T
その人が，「もともともっている能力や性能を高める力」を促すこと

■自ら考える力を促すコーチング

コーチングは，その人がもともともっている“考える力”を促します. 考えるとは，「これはどうなっているのだろう，どうしたらいいのだろう，ああかな，こうかな…」という具合に頭の中でいろいろ思考を巡らし知識や方法を組み合わせたり関連づけたりすることとも言えます. 考えるとは「自分との対話」とも言えます. コーチングは自ら考え向かう課題解決型の学習に有効に機能します.

課題解決コーチング

課題は「現状」と「ありたい状態」とのギャップにありますから，まず現状とありたい状態を明確にするコーチングをします．

「現状や状況」を問うために「今はどうなの？」と問います．ここに答えられるためには，現状を知っている必要があります．

「それ，どうだったらいいの？」とコーチングすることでその人の中にある願いや課題が顕在化します．

「そのために具体的に何をするか？」ということをコーチングしてすぐに答えられる人は，すでに自分の中で，その実行に必要な課題解決策をもっている可能性があります．そこを語ってもらうといいでしょう．

それを実行する時に，大事な判断や押さえができるかについては，「一番，大事なことは何？」と問うことで確認することができます．

「何のために？」というコーチングは，トランプゲームのジョーカーのような言葉です．目標を決める時，そこに向かう最中，情報を集める時，解決策を考える時，プレゼンテーションする時…いつでも，「何のために」というコーチングは有効です．

シンプルな課題解決コーチング	no.21
「現状や状況」を問う	…「今はどうなの？」
「ありたい状態・願い」を聞く	…「それ，どうだったらいいの？」
「行動を促す」	…「そのために具体的に何をしますか？」
「焦点化」	…「一番，大事なことは何？」
「目的」確認	…「何のために？」

■課題解決コーチングの意図

「現状」をつかんでいる必要がある，その状況を見る洞察力がいる
「願い」があるから現状の課題が見える，課題発見にはビジョンがいる
「行動」できるためにはその前に，思考力，判断力が必要
「焦点」を絞る必要がある，そのためには自分なりの価値基準がいる
「目的」何のためにしたいのかは，何のために生きているのかに通じる

価値基準
価値を決める基となるもの．これが一番大切だという，よりどころ

■コーチングのコツ

先回りして言わない

一問一答にこだわりそうな時があります．また学生がしばらく何も言わないと，教師が先回りして言ってしまうことがあります．しかし教師が先に言ってしまうと学生は「はい」としか言えずその場でそれ以上考えることをやめてしまいます．これはもったいないことです．ではどうしたらいいのか．ここに「思考プロセス」を追うことが成長へと導くために有効です．

『思考プロセス』を追う

学生が一問一答ハキハキと答えることをどこかで期待しますが，その場でピンポンのようにやりとりできることはそう重要なこととはいえないでしょう．大事なことは「態度」ではなく「深く考えること（複雑な思考プロセスをもてる）」なのですから．

誘導でなく誘発

誘発が大事です，誘導してはいけません．誘導は教師が落としどころをもっていてそこに導いてしまっている感じです．教師がなんとなくでも方向性を示せば，相手は「はい」というしかない心理になります．誘導はこちらの意図の無言のおしきせ，誘発はその人の内側から湧くように促すことです．

あせらなくていい，あなたが言えるのはわかっているからという感じがゆったり伝わることで，相手はあせらず自己をみつめ言葉を発します．

「はい！」は求めない

「はい」と返事をすることは，よいことだと私たちは教わってきました．しかし教育は様々なものに意味を見いだすことが本質ですから，学生からの返事に，「はい」を期待するのではなく「なぜ？」「その意図は○○ですか？」と返ってきたらうれしいと思います．

コーチングで自ら成長する教育へ

■コマンド

教師(T)が学生(S)へコマンド(指示・指導)するだけでは学生は成長しません.

Tが「この林檎を食べなさい」と口にもっていけば,「ハイ」とSは言われた通りにします. このようなことが繰り返されたときSの身につくのは, 自ら考える力ではなく「従順性」です. とくに立場の上下関係がある場合, Tの指導や指示は, ときに命令：コマンドにも似た受け止めとなります. コマンドは即効性をもちSは即座に動きます. しかし, 言われてすぐ動く時, 概ね人の頭は働いていません. 思考, 判断がない行動ですから, そこに再現性はありません.

■ティーチング

ティーチング＝教えて“あげる”は教えて“もらう”と対語です. もらうという行為は受動的な姿勢ですから. Tに「赤い林檎は陽をたくさん浴びているからだよ, ビタミンもたくさんなのよ」と教えてもらったSは「そうなんだ, では赤い林檎を食べよう」と理解します.「知った, 理解した」という状態で終えてしまいます. 仕事は知った知識を活かすことが求められますから, ティーチングだけで済ませません.

■コーチング

コーチングで自ら行動できる人へ. その人の考える力や自主性や行動力を大切にしたい, 伸ばしたいと思うならば, コーチング的に声を掛けることが有効です. SがTへ「どんな林檎をとったらいいでしょう？」と質問してきたら, Tは「何のために？」「何をやり遂げたいのか」と目的や目標を問います. するとSは, 自らの目的や目標のために必要な(林檎)に手を伸ばします. このようなことを繰り返すことでSは自分でクオリティの高い知識や情報を見極め獲得し, 自分の頭で考え, 判断し, 行動できる力を身につけていきます.

コーチングのポイント	no.22
□ まずは, 相手が話すようにする □ イメージを誘いながら問う □ イエス, ノーで答えられるような質問はしない □ 1回にひとつの内容, 短いことばで.	

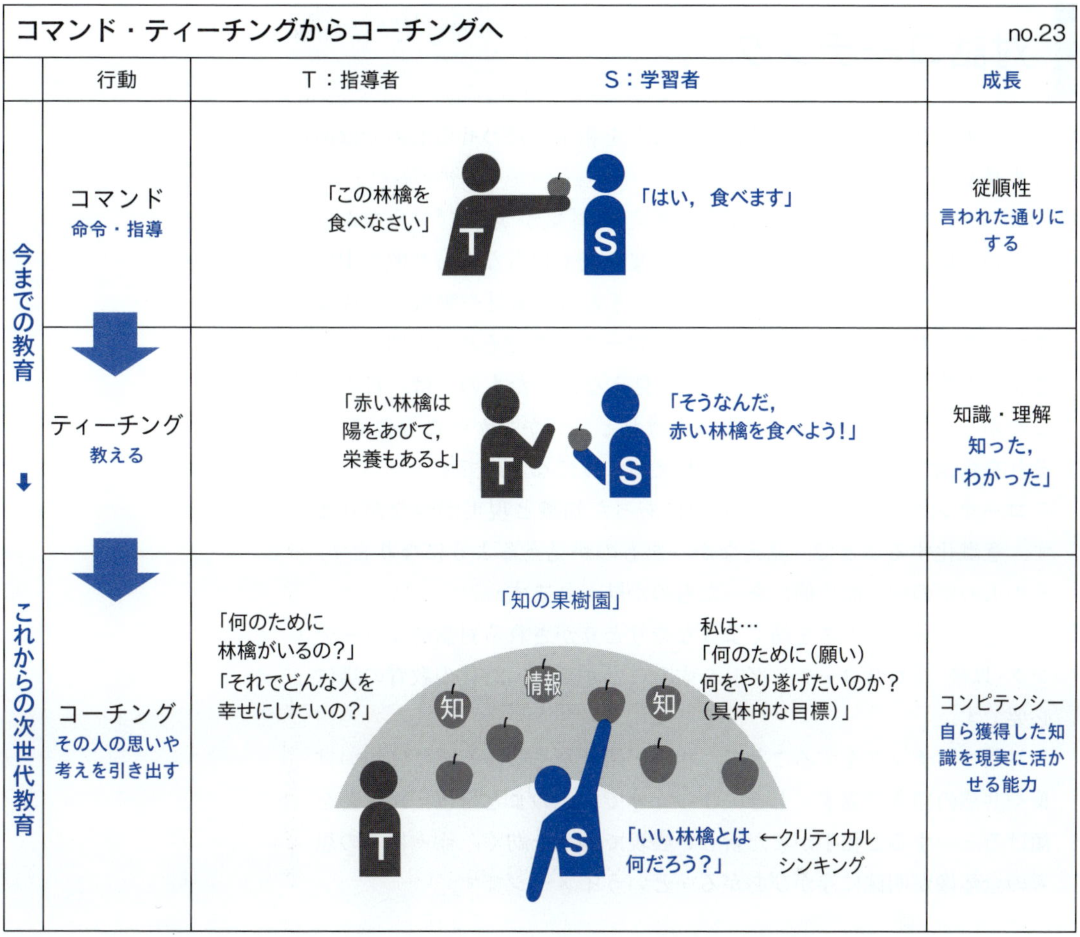

コマンド・ティーチングからコーチングへ				no.23
	行動	T：指導者	S：学習者	成長
今までの教育	コマンド 命令・指導	「この林檎を食べなさい」	「はい，食べます」	従順性 言われた通りにする
↓	ティーチング 教える	「赤い林檎は陽をあびて，栄養もあるよ」	「そうなんだ，赤い林檎を食べよう！」	知識・理解 知った，「わかった」
これからの次世代教育	コーチング その人の思いや考えを引き出す	「何のために林檎がいるの？」「それでどんな人を幸せにしたいの？」 「知の果樹園」 知 情報 知	私は…「何のために（願い）何をやり遂げたいのか？（具体的な目標）」 「いい林檎とは何だろう？」←クリティカルシンキング	コンピテンシー 自ら獲得した知識を現実に活かせる能力

■相手を信じて待つ大切さ

言葉が交わされない沈黙の間で，ゆったりと相手の何かを「待つ」というシーンも必要です．

忙しいので，そんなことはできない．コーチングしているよりコマンド(指示)したほうが早いと考える時もあるかもしれません．しかしずっと指示しつづけることができないこともまた事実です．コーチングにより，自分の頭で考える人にするということが結局は効率的ともいえます．

コーチングは，「どこに向かっていくか」「そのためにどうしたらいいか」などは，その人の内にある，という姿勢がベースです．それらはまだぼんやりとしていたり，混乱状態で存在していて明確な形をもっていません．コーチングによる言葉の投げかけで糸がすーっと整理され１本になり浮かび上がります．

対話コーチング

コーチングは，こちらが期待することを相手に言わせるものではありません．

コーチングすることで，相手が「考える」「気がつく」「見えなかったものが見えるようになる」…それはまったく何もなかった頭の中に突然，湧き上がるのではありません．「考える」素材や動機の断片はすでにその人の中にあるのです．対話コーチングでそれらを関連づけるような促しや，関わりをします．「見えなかったもの」は，目の前になかったものではなくて，あったけれど気づかなかったものです．それを意識するようにする促しで見えるようになるのです．

コーチングすることで，頭の中にあった知識と現実がつながります．意識化することで，見えなかったものが見えるようになります．その人の頭の中に断片的にあったものが紡がれます．

相手の思考プロセスを紡ぐようなやりとりがされる対話的なコーチング(以後，「対話コーチング」)をすることが新しい時代の教育の場に必要です．

対話コーチングをすることで，相手が語りたくなる．そこに短い言葉や共感の頷きで返す．ときにゆっくりでいいのよとほほえんで首を傾ける．…すると相手がまた新しい表現で言葉を紡ぐ．徐々にその思考の全体像が明確に浮かびあがる…というイメージです．

成長に必要な「対話」

患者さんとの対話，自己との対話はもちろん，チームで課題解決，新しい発想や思いがけない視点，アイディア創発…ここに対話が求められます．地域の施設，院内のメディカルスタッフなど異なる専門，キャリア，視点をもつ他者との対話で価値ある知識創造がかないます．教育の目的が人間としての成長にあるとすれば，そこに「対話」のシーンをもつことは不可欠です．

人と対話することで
人間として成長する
＊チーム医療
＊メディカルスタッフ
＊地域包括医療

「対話」の目的

対話と雑談はちがいます．学習者が何のための対話かを認識していることが求められます．何に向かって言葉や考えを交換しあっているのか，対話には目的があるはずです．

その対話は何のために？	no.24

□ 知識創造のための対話

知が生まれる対話となっているか．発展的か．相互にワクワク感はあるのか

□ 明確にするための対話

何を明確にするための対話なのか．胸におく

□ 決断するための対話

重要なことをおさえつつの対話なのか

□ 合意するための対話

互いの考えや大切にしているものを言葉にして確認しているか

□ 共感・共鳴・沈黙の対話

考えや思いに心をこめて耳を傾けているか．どんな言葉もまず受け入れようという気持ちのととのえはあるか

「この対話で何を生み出したいのか？」
「私は，対話する相手に敬意をはらっているか？」

■指導から対話へ

対話コーチングはその人の内にある真摯な思いや考えを表出させるものともいえます．そこに威圧感や強制感を感じると心がビクビクして，内にある思いやひらめきは望むことはできません．対話は対等な関係にあります．そこに指導する人，される人という関係はありません．無意識のうちに「なぜそれをしたのですか？」と指導的な言い方になっていないか注意が必要かもしれません．

成長へと導く「対話コーチング」

臨地実習で気づいたことをあまり記録できない学生がいます．たずねてもあまり話してくれない学生の思考を知りたい，そのときに「何でもいいから，書いてごらん」といっても，「何でも」と言われても逆に何を書いたらいいかうーんとなってしまいます．

ここでコーチングを駆使します．「現状」と「目標」を明確にするところから，気づき(課題発見)は，スタートします．しかし，学生へ「今はどうなの？」というだけでは，キョトンと反応がないときがあります．

C：「今はどうなの？」
S：「……」

あるいは

C：「今はどうなの？」
S：「昨日よりいいです」
C：「そうですか」

もちろん，これで終えてはいけません．自分の考えを言いそうになってくれた時が肝心な時です．目的は学生が患者さんの様子を見て気づいたこと，つかんだことを言ってほしい，さらには学生がもともともっている「気づく力」を促すことです．その目的を果たすまで教師はこのシーンで最善を尽くします．「そうですか」というセリフは単なる言葉です．教師の言葉は，常に学生にとってなんらかの意味や効果をもつようにします．例えば…

S：「昨日よりいいです」
C：「そう！　よかったね．あなたが丁寧に足浴してさしあげて，患者さんも家族の方もよろこんでいらしたよ」

と事実を具体的に伝えながらほめてあげてもいいですし，また患者さんから何を気づいたのを意欲的にどんどん話してほしいと思っているので．

S：「昨日よりいいです」
C：「そう！　具体的に聞かせて」

と言ってもいいでしょう．

C：「昨日と今日，何が変化した？」

この表現は，答えやすい状況を生み出します．これだと「変わった」ことだけを，頭の中に左から右へサーチライトをあてるように探そうとすることができるからです．しかし，ときにこちらが聞きたかった「看護」についてではなく，そこか？　という言葉が返ってくる時もあるかもしれません．たとえば

S：「今日は雨が降りました」

など．その時

C：「そこではないでしょう，もっと気づくべきことあったんじゃない？」

とついつい言ってしまいそうなこともありますが…ここはよりゆったりと急かさずに平常な表情でふつうに続けます．

C：「うん．ほかには？」「患者さんはどうだった？」

と気持ちをまっすぐ出して相手を信じて，余裕ある感じで(決して言わせよう！と構えないで)言います．

S：「今日は昨日より，食事を自分からどんどん食べてくれたんです！」
C：「そう！　すごい！　ほかに昨日と変わったところは？」
S：「あと患者さんから私へ昨日よりずっと大きな声をかけてくれたんです！」
C：「そう！　よくその変化に気づいたね．」

と学生とほめながら一緒に患者さんのよき変化をよろこんでもいいでしょう．もっともっと学生から気づいたことを出し，自分の内にある気づきへ考えを巡らせてほしいので，ここで止めません．成長へと導くために，この学生が「何を見て，何を考え，どう行動したのか」思考プロセスをたどるように続けます．

創造的な思考へのコーチング	no.25

これまでの教育

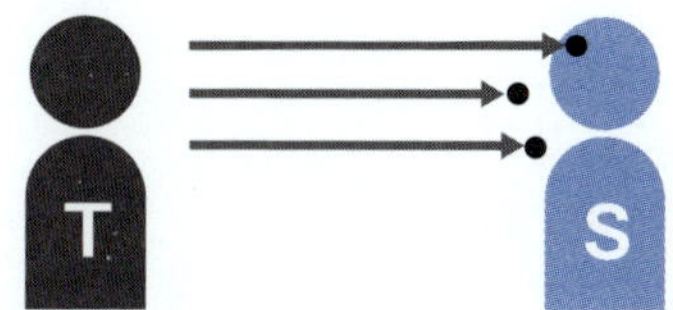

知識を一方的に
与える

これからの教育

コーチングで引き出す

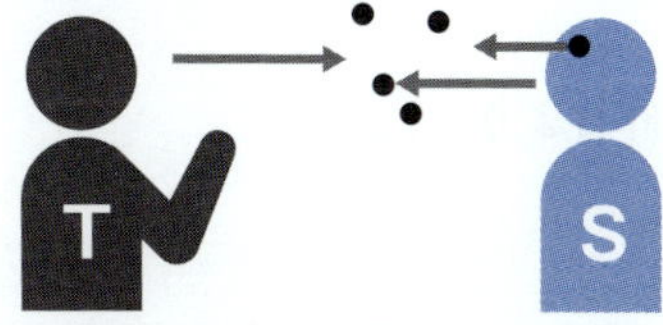

単発的なコーチング

対話コーチング

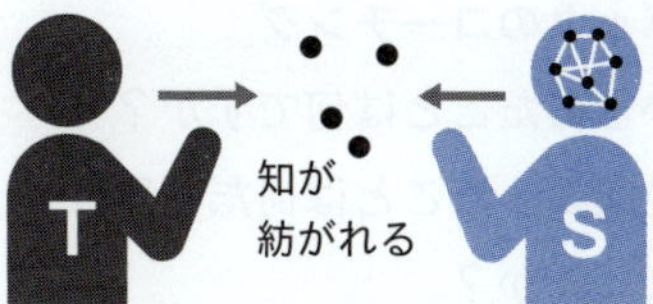

対話コーチングで
「思考プロセス」を追う

■対話とは

対話とは，思索や価値観を互いに交わすもの，互いに気づきや世界観を広げてくれるものともいえるでしょう．そこには互いに与えるものがある，対話には互いへの敬意が必要です．教師と学生の間であっても一人の人間対人間として相手を尊重する態度が大切です．

対話のあり方	no.26

敬意…対等，どちらも相手の存在や精神に敬意を感じている
提供…対話により，相手へ役立つ考え方，見方など惜しみなく提供する
共有…対話により，思考や情報や方法，知識などを互いにもてる
価値…対話により，大切なこと，価値あることを見いだす
希求…人間は完璧ではないゆえに謙虚に知を求める姿勢をもつ
理念…対話により，人間はどう生きるべきかを求める

自己成長へのセルフコーチング

■自己との対話

深く考えるためには，真摯な自己対話が欠かせません．ここにリフレクションの時にセルフコーチングをすることが効果をもちます．自分の中に，高い次元の自分(高次の自分)をもちます．自分の考えていることやふるまいを客観的にみて，よりよいものになるよう，自らのパフォーマンスやアウトカムがよくなるためのコーチングをします．

■自ら成長しつづける人

学びつづける人になる，これが教育のめざすところです．昨日より今日，静かに成長するために「内在する自分」と対話します．

成長のための自己対話モデル no.27

内在する高次の自分がセルフコーチングする

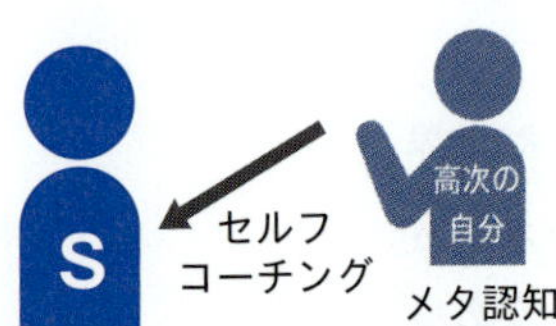

■ **フィードバックのコーチング**
- □ この経験から得たことは何ですか？
- □ この時間で成長したことは何だと思う？
- □ 何を学びましたか？
- □ うまくいったことは何？
- □ なんでうまくいったんだろう？
- □ もう一回するとしたら？
- □ 前より変わったところは？
- □ この経験で身についた力は？
- □ その力は何に使えますか？

■ **判断した時のコーチング**
- □ その判断をさせた要因は？
- □ 何と比べた？
- □ 何を基準にしたの？
- □ その決め手となった根拠は？

■コーチングに心を…

コーチング講座を受けてきたが，定番のコーチングセリフになってしまって，学習者の成長意欲を高めるような成果をあげていないということはないでしょうか．また「これを言わせよう」と誘導になっている…というようなことはないでしょうか．相手の心を推察しないコーチングは逆効果です．

意欲を高めるために「いいね，素晴らしいです．がんばりましたね！」と努めて言ってあげましょう．どんどん褒めましょう…で本当にいいのか？　という思案もときにあるのではないでしょうか？

褒められれば，承認欲求も満たされます，しかし，教師もいつも学習者のそばにいて，承認欲求を満たすことはできません，またそのための存在ではありません．学習者が「自分で自分を成長させる人」になることが究極のゴールであるはずです．学習者の自立や成長やモチベーションの継続となる関わりを考える必要があります．

情緒的な支援から，キャリアに生きる支援へ

教師や指導者と呼ばれる人であれば目の前の学生やスタッフを応援したくて声をかけます．その時「すごい！」「がんばっていますね！」というような情緒的な支援の表現もモチベーションアップには有効です．しかしほめられる，認められてうれしい，という気持ちだけでは，自らの成長を望む者にとってはいつか足りないと感じるものです．

成長したい，伸びたいと願う状況であれば，情緒的な言葉かけばかりではなくその人が「実際にしていること（キャリア）」を言葉で伝えられることが大事といえます．それは，その人のやっていることへの具体的な言葉かけです．「○○のところの親指の使いかたがよかったよ！」という感じです．

プロの目をもっている達人（指導者）が，具体的に見て言ってくれたことにより，これから自分自身で正確なふりかえりをする時に，自分の中に，プロや達人の本質や普遍性を見抜く勘所が宿ります．

その一言一言の言葉に自分の行為や患者のピンポイントの部位を意識することになり，一層，行動やふるまいの一つひとつの意味を考え，意識しながらやろうとするのが人間です．それがクオリティの高い修得と成長につながるのです．

「いいね！」だけでなく，一つひとつ成長につながる具体的な言葉をかけられるようになりたいものです．

学生のポートフォリオから…

今まで結果のみが重視される教育を受けてきた私にとって
学習プロセスや思考プロセスを視覚化することができるポートフォリオは
目から鱗でした。自分の学びを俯瞰し更に友だちから助言を
もらうことで物事を多面的に見れると思いました。

グループで団結することによって、仲も深まって良かったと思います。
人の幸せには正しい答えがないので、色々な人の目線・角度から
考え・共有し、ゴールに向かって進む過程が他の学習にはなく、
自分達の考える力になったと思います。

プロジェクト学習を通して1番役に立ったことは、
何のために何をやり遂げたいのか、ビジョン（願い）
があるから具体的な目標（ゴール）があるという
ことです。

目的を明確にし、具体的な目標に向かって学習するのは
非常に有意義で学習するに当たり最も重要なことだと思います。
常に根拠に基づいての行動が求められる看護師を目指す
私たちは特に日頃からなぜそうするのか、どうなりたいのか、
どのようにすればそうなるのか、など課題を見つけそれを
解決する力を養う必要があると思いました。

日常生活からでも看護のことを学べるんだ！と思ったし、この学校が
いっているように『生涯学びつづける力』をのばしていきたいと思った。
今回の授業で私が確得したものは"日常生活の中での学び"です。
今日の帰りの電車の中、バスの中、歩いている時でも観察を忘れずに
少しずつ学びたいです。

他の人のプレゼンが自分の知らない事ばかり
だったので、勉強になり、色んな人と関わる大事さを
学べて良かったです。

・発表する力だけでなし、人間性も培われた！

臨床に出て働くとき、今やってるプロジェクト学習がつながると思う。
一人の対象者のために多角的な視点でどれだけその人のために
できるかを患者さんにしていかないといけないから　この学びをやってるやってないで
大きく変わってくると思う。

今日、鈴木敏恵さんの話を聞いていて気づかされたことは、
私たちは「未来」の看護師を目指していて、「未来」の看護をしなければ
ならないということです。普段の看護の授業でも、「昔は～だったけれど、
今は～するようになった」という話をよく耳にします。時代の変化と
共に、前へ前へ進んでいくのがプロジェクト学習なんだと分かりました。

患者さんに対しての考え方が変わった！
自分がしてあげたいではなく
患者さんがどうしてほしいか。

Ⅲ章

■思考リテラシーの修得

1　4つの思考リテラシー

考える力の前提条件

看護教育では専門的な学びを身につけるだけでなく，それを現実のさまざまな事態の中で自ら考え駆使できることが求められます．教育のねらいは「自分の頭で考え，判断，行動できる人」の育成です．この「考える力」を身につけ伸ばすことこそ教育の日々とも言えるでしょう．しかし「考えなさい」と言って考えられるようになるものではありません．考えるとはどういうことか，考えるためには何が必要なのか，それはどうしたら身につくのか…など「考える力」を発揮できるために修得しておくことがあります．

Ⅲ章では次世代のカリキュラムの冒頭に入れるべき新しいリテラシーと評価の考え方をお伝えします．

4つの「思考リテラシー」

考えるということは，判断する，予測する，どうするか決めることとも言えます．そこには当然，判断する材料となる情報や知識などが必要です．自分がすでにもっている知識，情報だけでなく，外部から新しく手に入れる必要があります．ここに自らアクティブに情報を手に入れる「能動性」が不可欠です．クリティカルシンキング(情報を見極める力)を身につける必要があります．また自分がしたことがほんとうに最善であったのか，やりっぱなしにせず，内観(リフレクション)する姿勢も必要です．

自分自身の見方，考えが偏っていないか，先入観や何かに拘泥することはないか，固まった一つのとらえ方だけでなく，違う見方(リフレーミング)ができる自分をもち，課題発見やその解決へ向かうことも看護という仕事には不可欠です．「考える力」を発揮するために，その前提として身につけておくべきこれら，4つの思考リテラシーについてここからお伝えします．

考える力の前提 4つの『思考リテラシー』 no.28
1)「考える」とはどういうことかの理解
2)クリティカルシンキングの理解と駆使
3)成長につながるリフレクション(内省・内観)
4)発想を広げるリフレーミング(違った見方)

1)「考える」とはどういうことかの理解

看護師の仕事はルーチンワークでできることは一つもありません．現実の中で人と直接関わる仕事ですから，そこに定型パターンはなく，いつも，いつも考えることが求められます．学生へ「さあ，考えましょう」「よーく考えて！」と一日中，考えることを促します．スタッフへも「よく考えてやってください」，医療者は患者さんへ「どちらの方法を選択するかよくお考えになってください」という具合です．

しかしここで素朴なことに気づきます…実は「考えてみてください」ということは何万回も言われていても，「考えるとはどういうことか？」を一度もきちんと教えてもらったことも考えたこともないということです．

考えるとは，情報と情報を関連づけること

考えるとは何かを決定したり，結果を出したりするために，頭の中の知識と情報とを比較したり，データと知識を組み合わせたり，関係づけたり，何らかの因果関係や法則性を見いだそうとする能動的な活動と言えます．

考えるためには，その素材ともいえるデータや情報がいるのです．より多くの情報や正しい認識が必要です．それらは頭の中にすでにありますが，最適解を考え出すためには，情報を外部から手に入れることが必須です．

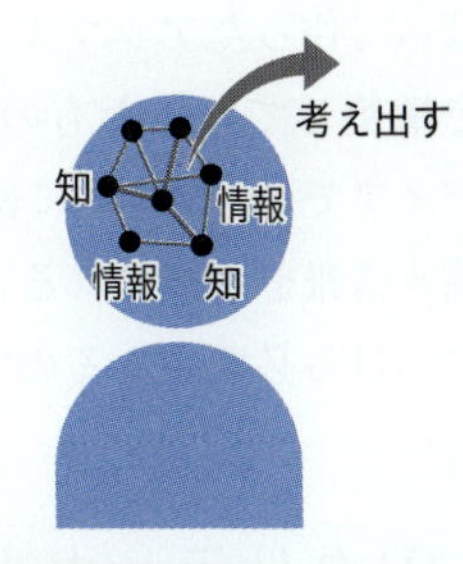

考えるとは
- 何かを判断する
- 結論を導き出す
- 予測する
- 予想する
- 想像する
- 決意する
- 工夫する
- 工夫してつくり出すこと

etc...

原因と結果，その関係を考える

「考える」とは，予測する，予想する，想像する，推測するという知的行為でもあります．しかし結論や方向性を考えるための素材が全部目の前に揃っているとは限りません．考えるためには，情報を獲得する必要があります，結果だけを得るのではなく，その原因や要因を

想像するイメージ力も必要です．考えるということは自動販売機のようにお金を入れたら即，商品が出てくる，というようなものではありません．自ら情報を手に入れ，あらゆる可能性を組み合わせるかのように試行錯誤する…そこにはなんらかのよりどころや深淵なる気づきも潜んでいます．まだ見ぬ解を探し求める行為とも言えます．

「考える」には情報がいる

最適な解決策を生み出すためには，すでにもっている情報だけではなく，最新で良質の情報を手に入れる必要があります．自ら手を伸ばし，林檎(情報やデータ，知識など)を手に入れることがいるのです．林檎は，教科書や講義の中だけでなく，ありとあらゆるところにあります．患者さんのベッドまわり，廊下ですれ違う患者さんの痛みを抱えた歩き方，自分や家族の生活，食事，新聞，実習先の待ち合いロビー，そこでの患者さんの家族のおしゃべり….

思考・判断・行動
人間は無意識に何かしらを見て，情報を得て，思考し，行動している．
人は常に先を予測しながら行動している，だからその瞬間に対応できる．

目や耳を澄ませば，自分が成長できる情報や知識が満ちている，この世は知の果樹園のよう，と学習者が気づくことが大事です．

同じ果樹園を歩いていても，林檎をしっかりとれる人と，そうでない人がいます．学生たちがここを理解し，「林檎をとれる人になりたい」と自ら思うことが大切といえます．

> 何かを求めている時，目の前の風景が知の果樹園となる
> 考えながら見ている人に，事物や現象は意味をもち「情報」となる

自ら手を伸ばし林檎を手に入れます．しかしその林檎がたとえひとつでも間違えていたり，古いものであったりすれば，どんなにがんばって作ったアップルパイでも捨てるしかありません，誤ったデータで構築して考えたものであれば，どんなに工夫して生み出したアイディアでも，根本的に使いものになりません．腐食や偏りのないよい林檎＝情報を手に入れることができる力，クリティカルシンキングを身につける必要があるのです．

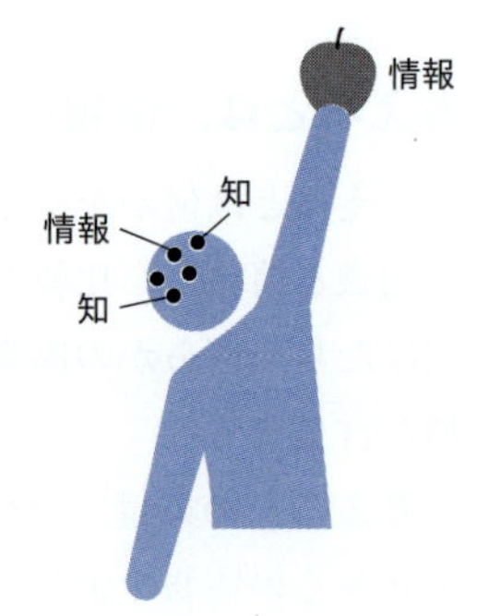

2)クリティカルシンキングの理解と駆使

クリティカルシンキングをどう理解するか

クリティカルシンキングは「批判的な見方」というような訳がされます．しかし「批判」という語感には感情的なイメージや対立的に見る目線や態度を感じます．私は真実や普遍性を希求する姿勢をもってものごとを見たり，とらえたりすることと，「見極める力」というような受けとめ方がよいと考えています．

クリティカルシンキングは「知識」でなく「思考・姿勢」です．

獲得すべきは，「クリティカルシンキングとは何か」の知識ではなく，情報を見極める力，真理を求め続ける姿勢，よく考える習慣，状況を俯瞰し表層に流されない冷静な意識，意志です．教育者はここを考える必要があります．どうしたら学生が，受動的に情報を受け取るのではなく，能動的に情報や知識を獲得する姿勢となるのか．物事の本質を見ようとし，情報に翻弄されない自分をもちたいと願い，普遍性や真実を尊重し，生き方として自ら探求する姿勢を身につけることが大事だと深く理解することができるのか．これを叶える教育を目指します．

例えばゼネラルリスクマネージャーは病棟の危険箇所を一瞬で見いだします．その瞬間，大量の情報から，ここ！ と価値化されたポイントに絞って切り出すことが本能的にできるのは，常にリスク発生に関係するものは何かが焦点化され，そこに意識がロックオンされているからです．

考えるためには「俯瞰」がいる

考えるためには“俯瞰”が必要です．考えるとは，知識やデータを組み合わせたり，関連づけたりすることです．頭の中で試行錯誤します．「これかな，いやこういうことも考えられるぞ」「あ！ これとこれは似ているから一つにまとめよう」…という具合です．このような知的アクションを正確に起こすためには，その素材のすべてが見えるところに自分をおく必要があります．俯瞰する必要があるのです．もし一部の情報やデータだけが目に入れば，比較すべき他の情報やデータを見逃してしまうかもしれないからです．

“集める”と“獲得する”の違い

情報を“集める”という言葉を私たちはよく使います．しかし「情報を集める」は，どこまで集めたらいいのかきりがなく，曖昧な活動になりがちです．

情報を“獲得する”は，はじめからねらいがあって，的確に情報に手を伸ばすイメージです．ここには目的や目標が明確に存在します．

プロジェクト学習においては常に「情報を獲得する」という表現を使います．使う言葉ひとつでその活動がアクティブなものになり，学習者の行動が変わります．状況をよく考えて言葉を使えることも教育力の大事な要素です．

考えるとは，何かと何かを照らしあわせること

看護師が患者の状態を見る，この行為には無意識のうちに，異常はないかな？ 昨日に比べて上腕は上がっているかな？ この徴候は…？と何かを考えている行為とも言えます．そこでは頭の中で，基準値と比較している，昨日の動きとの差異を見いだそうとしている，○○の徴候と類似点はないか…などの視点で，情報と情報を照らしあわせて見ていることになります．

「考える」という活動とは
考えるとは頭の中の情報と情報を比較すること．知識と知識を関係づけること．
- 比較
- 差異
- 相違
- 共通
- 類似
- 関連
- 関係
- 規則性
- 因果…

“より多く”の“よりフレッシュな情報”を手に入れる決意

考えるということが，単体の知識でなく，知識と知識，知識とデータ，データと情報などを関係づけたり，照らしあわせたりすることとすれば，最適解を考え出すためには，より多くの，よりフレッシュな情報を手に入れることが欠かせません．フレッシュな情報とは，鮮度が高いこと，生に近いことです．文字通り最新の情報は欠かせません，ものすごいスピードで躍動しているこの時代，生ビックデータの即時の活用をも可能とする時代です．加工されたものでなく，ときに生データを手に入れる，論文も統計も最新版をチェックするなどの必要があります．生情報も大事なのです．生情報とは，その場所，その人，その現場，という一次情報のことです．当事者，関係者，専門家など「人間」に会い，その人の表情，ふるまい，掌，目の前に広げてくれた資料，その思いをこめた説明とともに一緒に案内してくれた「その現場」…ここから得られたことが「フレッシュな情報」です．プロジェクト学習のスタートにそのことを胸に刻むようにします．

もしその情報がいい加減なものであれば，それが全体の一片であろうとも，その思考の構造は崩れます．有象無象世の中に溢れる情報の中からただ一つの最適な根拠ある情報を見極める力がいる…ということに学習者が気づき覚悟するようにします．

クリティカルシンキング意識への評価

考えるとは，頭の中の「情報」と「情報」とを比較したり，組み合わせたり，関係づけたり，そこに何らかの因果関係を見いだそうとするなどの能動的な活動…このことを教師が理解していれば，たとえば学生が「○○がいいと思います」といったら，「なぜ？」と聞くだけでなく，「何と比較してそう考えたの？」「何をよりどころに予測したの？」というような相手の思考プロセスを追い，確認できるコーチングをすることができます．

考える力のコーチング
「何と比較してそう考えたの？」
「その知識とあなたのやりたいこととの関係は？」

クリティカルシンキング評価の観点	no.29

- □ これは確かな情報か？　と情報を見極めようとしているか
- □ 情報を見極めるための「判断基準」をもっているか
- □ 必ず複数のサイト（複数メディア）で多面的に情報を得ようとしているか
- □ 最新の情報を手に入れようとしているか
- □ 最新の情報か確認する術を知っているか
- □ 自分のとらえ方が偏向していないか、とセルフコーチングしているか

より真実に近い確かな情報，もっとも新鮮な情報をより多く手に入れることができる．これが思考力，判断力…課題解決力の前に必要です．

クリティカルシンキング育成コーチング	no.30

- ■「情報」の手に入れ方
- □「いい情報」って何？
- □ 何のために情報がいるの？
- □ 必要な情報はどこにあるの？
- □ 何を求めているの？
- □ いまわかっていることは何？
- □ それをするにあたってどんな情報がいるの？
- □ 何が知りたくて情報がいるの？
- □ その情報はどうしたら手に入るの？
- □ どうしたらもっと詳しいことがわかる？
- □ 他に方法はない？
- □ あなたが使える手段は何？
- □ 何を一番先にする必要がある？
- □ それにはどのくらい時間がいるの？
- □ いい事例は？
- □ あなたの考えと異なる情報を探そう
- □ 似たプロジェクトのいろいろな事例も見なさい
- □ 他の場所にいる学生とディスカッションもしましょう

3)成長につながるリフレクション

考える力を高めるためには，成長につながる「リフレクション」の習慣を身につける必要があります．自ら成長していくためには，学習や経験をやりっぱなしにせず，リフレクションすることが必須です．なにごともやりっぱなしにせず，やったことを俯瞰して考えることが成長には欠かせませんから．

リフレクションとは

リフレクションとは，光が反射，反映するという意味をもちます．自分がやったことを静かに見る，鏡に映した自分を見るかのようにです．自分の行動，ふるまい，考えたこと，湧いた感情――思考や判断などを見つめることは，意味あることです．

リフレクションはただ「思い出す」ことや「思い出を振り返る」ことと何が違うのでしょうか？　そこには自己を高めたい，成長したいという思いで自分自身をふりかえることにあります．

リフレクションの目的

ある仕事や学びにおいて，自らをもっと成長させたいと願う．そのために自分がした行動や判断などを客観的に見る．そこで見えるものから，その奥にある見えないものを見るかのように熟考します．そしてそこから学んだり気づいたりして，よりよき成長へつなげます．

サーチライトをあてるように観る　no.31

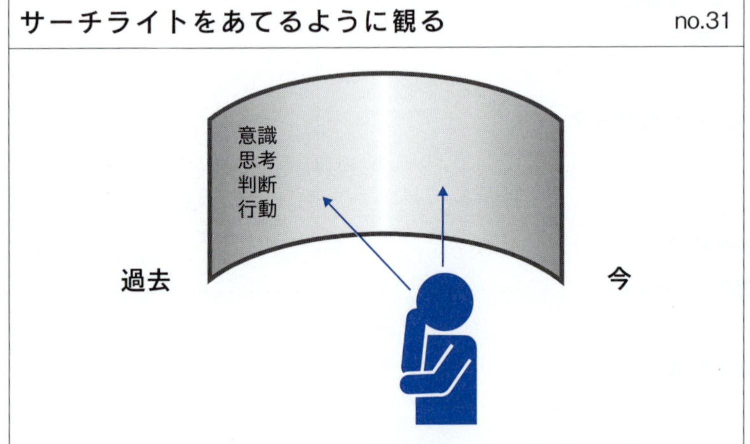

成長するためのリフレクションであれば，ワンシーンだけをみて考えるのではなくその直前，前の日など遡って焦点をあてながら観ること，サーチライトを左から右へ移動させるかのように「何を見て，どう判断して，行動したのか」というその“一連”のプロセスをリフレクションすることが，必要といえます．人は動く前に，その瞬間瞬間で次のシーンに動けるために情報を得て，考えているからです．

ポートフォリオをリフレクションに活かす

リフレクションは鏡に映った自分を見るかのような行為です．鏡の代わりにポートフォリオを使います．ポートフォリオには自分がやったことや手に入れた情報，学びの資料などが入っていますから．しかもすべてに日付が入り，前から時系列で入っていますので，冷静にふりかえり，その時の自分の内面をじっくり考えることを果たします．

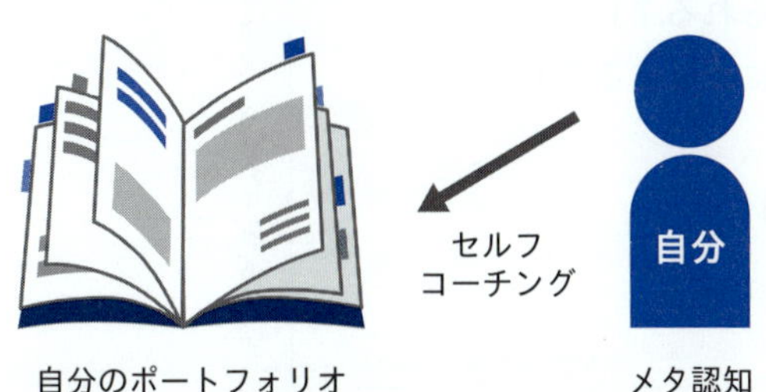

> ポートフォリオがあることで，教師は，学生の思考プロセスを根拠をもって追いやすくなります．また学生が考えて行った判断のもととなった知識や情報をたどることもできますので，より適切なアドバイスをすることができます．

ポートフォリオへ自分でメッセージ付箋を貼る

実習後に自分のポートフォリオを見て，リフレクションします．自分の行動やインパクトのあったシーンへ「ことばをかけてみる」つもりでセルフコーチングを付箋に書いて貼ることも有効です．その時のコツは，実習当時とは違った考えや見方で見る(リフレーミング)ことができる自分をもち，自分がより成長するための気づきや深さを重ねるようなメッセージやコーチング的な表現を「付箋に書いて貼る」ことです．この行為はメタ認知の行動です．自分で自分を成長させるための時間を設けます．

リフレクション(内省/内観)のコーチング	no.32
□「そのときどんな心の状態だった？」	
□「その前は何を考えていたんだっけ？」	
□「その後はどんな感情だった？」	
□「どうしてだろう？」	
□「その状況でどんな対応が他に考えられる？」	
□「同じような状況になったら，最初にどうする？」	
□「それができるために何が必要？」	
□「その行動のもとになった考えは？」	
□「何を見てそう感じたの？」	
□「今のあなたならどうする？」	

感情 100%のリフレクションにしない

学生が，感じたことや悔しかったことなど感情をノートいっぱいに書いていた，それに対し先生が「そう，そう感じたんだ．具体的にその時の気持ちを聞かせて」と返す，というような感情が芯になるような展開に終始しては成長につながるリフレクションにはなりにくいものです．

リフレクションは，自分の心を見るものですが，けっして過去の感情や感傷に浸るものではありません．リフレクションは，明日の行動をよりよくするためのものです．そのためにどんな思考や感情だったかだけではなく，その行動，状況とあわせてふりかえることがいります．

何を見るか，どこを見るか，どう見るか

その渦中には見えないことがあります，いまだから見えることや気づくことがあります．だからこそ授業や研修，実習などのあと静かな気持ちでふりかえりリフレクションします．その目的がこれからの成長のためであれば，感情だけでなくその時どんな行動や判断をしたかをあわせて考えます．自分がした患者さんへのふるまい，カンファレンスで発言できず下を見ていた自分，やったら思いがけずスムーズにできたこと．リフレクションすべきなのは，このような目に見える行動の奥にある思考や感情です．そのとき何を考えていたのか，どう感じていたのか…行動は，思考のあらわれですから．

何を見てどう動いたのか

その行動がよいものであっても，そうでないときでも，なぜ，その行動をしたのか，する以前へ時間を遡って「何を見て，どう判断して…行動したのか」を考えることが有効です．この「何を見て」はイコー

ル「何を得て(＝どんな情報を得て)」と同じ解釈をもちます．ゆえに，リフレクションしてその行動を自分で評価するときは，その前にどんな情報獲得をして判断したのかを遡る必要があります．ここにポートフォリオの存在が活きます．

成長につながるリフレクションとは

「実習ポートフォリオ」をめくりリフレクションをする…先輩看護師と一緒にいる時に患者さんの元を訪れた自分がそこにいた．

看護師が患者さんにふいに「お着替えはありますか？」と言っていた…その場をリフレクションする．いまふりかえって考えてみれば，その時患者さんの額を見てわずかだが汗をかいていることを見逃さなかった先輩看護師…そのときの自分はそれにまったく気づいていなかった．と今だからわかります．一歩でも病棟に入ったら，微小な現象をも見逃さない観察力，敏感な情報獲得力を先輩看護師は発揮していたのです．その時，先輩看護師が何を見ていたのかを見ていなかった自分に気づきます．そして明日，先輩看護師と一緒に病棟に行く時には，その視線を追うようにしよう！　と胸に刻みます…これが成長へつながるリフレクションです．

ズームアップ

1日の終わりや週末に静かにリフレクションすることは，あわただしい日々に翻弄されず，自分自身を失わずに生きるために，とても有効なことといえるでしょう．

リフレクションする時，頭の中で思いめぐらせるだけでなく口頭であれ，ノートに書くのであれ，何らかのアウトカムをします．そのリフレクションは，ありとあらゆる行動やできごとがあった中のどこにフォーカスをあてているのでしょうか？　学生がどんなシーンを選択するのか？　指導者にとっては，リフレクションの内容だけでなくそのシーン選択に注目することも学生の成長を支援する際に意味深いところです．

経験を価値化する

「リフレクションしましょう」と伝えるだけでなく，「どこのシーンをズームアップするの？」「何をふりかえるの？」ここを意識的に「選択する」という段階を踏むことが必要です．リフレクションの時，今日1日の実習の全体をふりかえりつつも，「どこに自分なりの学びや気づきを強く感じたか」というコーチングも考えられます．この時，経験は価値化され学びへ昇華します．

成長するために「自分との対話」

うまくできたこと，とても困ったこと等々にはその要因が必ずあります．ここを求める意識でリフレクションの時をもちます．自分の感情や思考の傾向を見る．それは次に同じような状況や場面に直面した時に，過去と同じ自分ではなく，よりよく受けとめふるまうことができる自分になるためです．

この目的を果たすためには，自己対話が欠かせません．自己成長力を望むなら「内在する自分との対話」を無視することはできないでしょう．ここにリフレクションやその発展的なセルフコーチングが効果をもちます．

どんなカタチであれ，自己の行為や感情を振り返り，考えることは役立ちますが，書くというカタチでリフレクションを行い，自分の成長を支えるというねらいが明確であるならば，その伝え方に工夫が考えられます．

インパクトのあったシーン

たとえば，「心に残っているところを書きましょう」と伝えれば，「心」ということば(だけ)が，まっすぐ学生の耳に入りますから，その表出は，自分の感情や気持ちなどが優先して立ちあがることとなります．

感情だけでなく，自分のふるまいの効果，あるいはひき起こしたこと，あるいは，なにか足りなかったこと…など全体を俯瞰した上で，あるシーンにフォーカスを絞り，そこで納得して学んだことや自らの工夫で獲得できたコツなど，ここが重要だったと，価値化するようなことを意図的にリフレクションすることで，自分の成長を効果的に叶えることができるかもしれません．

何に対してのインパクト？

「インパクトを感じたところを書きましょう」という表現も使えますが，何に対してのインパクトなのかという方向性がそこにあってもいいと思います．「看護師としてもっともインパクトのあったシーンをリフレクションしましょう」と表現すれば，振り返ってみる映像は，アタマにいろいろ浮かんでも，「看護師として」とあるので看護師の仕事，活動，動きの中にあるインパクトをまず描けることになります．事実と思考や感情は，密接に関係していますから，その関係がわかるような書き方であれば望ましいでしょう．

「看護師としてもっともインパクトのあったシーンをリフレクションする」と認識すれば，まずはふりかえりその全体を俯瞰して，その上でインパクトを感じた箇所にズームアップしてその微小なところまで，ディテールで表現できることになります．あっ！　私ここでたいへんだったな，でも○○について決定的に学んだ，だから2回目には…というように自分の思考プロセスを客観的に追えることにもなります．

「事実」とそのときの思考

リフレクションすること自体がうまくできない学生へのケースでは，「いちばん」という表現を使うことも，思いめぐらす思考を起動させることにつながります．たとえば，「いちばん困ったことは？」という表現もありです．〔しかし学生によっては，ここで自分自身の遅刻や生活のことがでてくる可能性がありますから，「看護師(看護師になったとイメージして)として，いちばんうれしかったことは？」とここで使ってもいいでしょう.〕「ご飯をよく食べてくれたんですよ！」「えっ，どうだったの？」「前はどうだったの？　それがどう変わったの？」とシーンを比較させる――ここで学生の思考力，判断力，行動力などが顕在化されます．自分が何を考えて，どう判断して，行動したか…」それはとても価値あるリフレクションと言えるでしょう．

4)発想を広げるリフレーミング

情報と情報を組み合わせたり，関連づけたり，よい考えを生み出すために，頭の中で，“こうかな，ああかな”“いや違う，こういう見方もできるかもしれない”と試行錯誤します．よい考えを生むためには，一つだけの固定したものの見方ではなく，リフレーミング：違ったものの見方ができる必要があります．

リフレーミングとは

リフレーミングとは，枠組みを変える，ということ．同じ絵でも違う枠(フレーム)で見ると違って見えます．この同じもの(こと)でも，見方によって違うように見えるということは，考えたり，課題を発見したり，さまざまな視点から分析を試みたり，課題解決のアイディアが様々なシーンにおいて必要と言えます．

リフレーミング：見方によって違って見える no.33

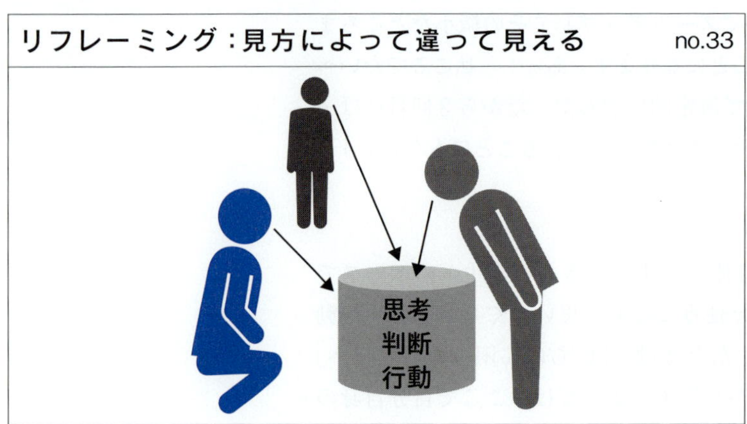

未来志向でリフレーミング

「実習ポートフォリオ」をしばらく経ってめくります．苦いページがあります．患者さんへ挨拶に行った．「あんたは嫌だ，代えてくれ，あっち行ってくれ！」と言われ気持ちがへこんだ自分が2週間前のポートフォリオに入っている．しかしあれから時間が経った．自分で自分にコーチングします．「今の私だったらこの事態をどう見る？」と違う見方ができます．

熟考：リフレクションします，そして，ちょっと大人になったいまの私から，そのときの患者さんを見ます．「あのとき患者さんは手術を控え不安で一杯の状態だったんだ．学生ということがわかり，よけい不安で一杯になってしまわれたんだろう」といまなら当時と違う見方ができる私がこうしている．成長している私がある．いまの私だからこそ，その時の事例やケースを新しい目で見ることができるということです．

1週間前の自分を見る no.34

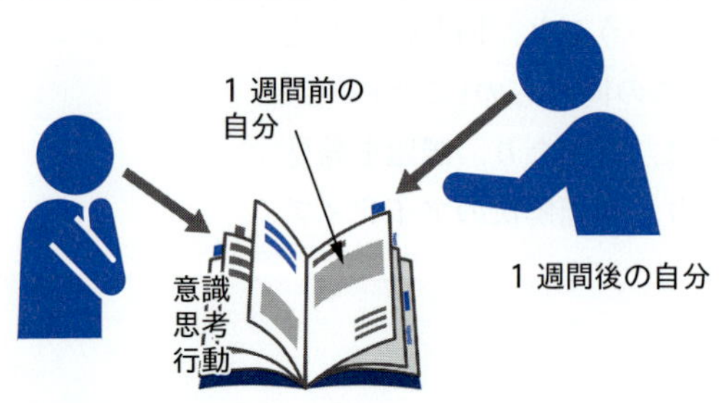

自らの成長を望む人は，日々ものの見方考え方が成長します．1週間前の自分はもういません．いま成長した自分がいます．ポートフォリオをめくりかえし，1週間前の自分の気持ちや行動をみたら，そのときには気がつかなかったものが見えてきます．

成長した自分が，以前の自分のポートフォリオのページを見ればまた違った受けとめ方ができることでしょう．一日一日いろいろな学びや経験，人と話すことを積み重ね自分の固定していた考え方が変わり，新しい豊かな見方ができるように変わるということがあるものです．

違う見方…何が違う？

違った枠組みで見る，「見方を変える」とはいうもののそれは意外に簡単なことではありません．変わるということは，何かから何かへ変わるということです，始めの「何か」は，「今の自分の見方」です．ということは「今の自分の見方」を認識していないと，「見方を変える」ことはできないということになります．今はどういう見方をしているのか？　という自分を見る目もいるでしょう．

一つのことを熱心に長期間取り組んでいると視野狭窄になりがちです．そのようなときに，さあ，「見方を変えてみましょう」と教師が言います．しかし唐突にそう言われても，「？」となりがちです．そこで次のようなコーチングも有効です．

違う見方で違う解釈ができる

「違う見方ができる」ということは，「違う解釈ができる」にも発展します．

「学生としての自分」でなく，「看護師としての自分」で自分をみてみる．今日，私が患者さんにシャンプーした時の会話はどうだったんだろう．リフレーミングで違った見方で見ると自分の傾向を見ることができます．「初めての人と会う時には緊張する自分がいるから，深呼吸して笑顔でいこう！」というように，自分を違う目で見ることで自分の傾向を知ることができるというようなことにも通じます．

リフレーミングへのコーチング

「あなたと逆の立場の人から見たら？」　→「　　　　　　」

「今のあなたから見たらどう見える？」　→「　　　　　　」

実践者の声

自分で考え，判断し，行動する看護師を目指して ポートフォリオとプロジェクト手法の導入

順天堂大学医学部附属練馬病院
看護部長　岡田　綾

看護師は人生経験を通して成熟していく職業と考えている．いったん仕事から離れても職場が変わっても，どこかで看護師の仕事を続けてこそ成長がある．その成長の足跡を残す方法はないかと探していた時，ポートフォリオに出会った．自分の実践を俯瞰し価値を見出すツールとして「これはイケル！」という直感から取り入れることにした．「楽しくやる！」ことをコンセプトに「Enjoy ポートフォリオプロジェクト」を立ち上げた．教育担当者を中心に各部署，持ち回りで2〜3か月に1回程度，「うちの部署ではこう工夫してポートフォリオを活かしています！」というアイディアや知恵をニュースレターにして発行し，看護部のみんなが互いの工夫やセンスを感心しあっている．他にもポートフォリオを開きながら，スタッフに頑張っていることを聞かせてもらう試みをしている．いきいきと実践を俯瞰しながら，自分のガンバリを語ることは達成感や自信につながっている．プレゼンテーション後の自然な笑顔にそれを感じることができる．

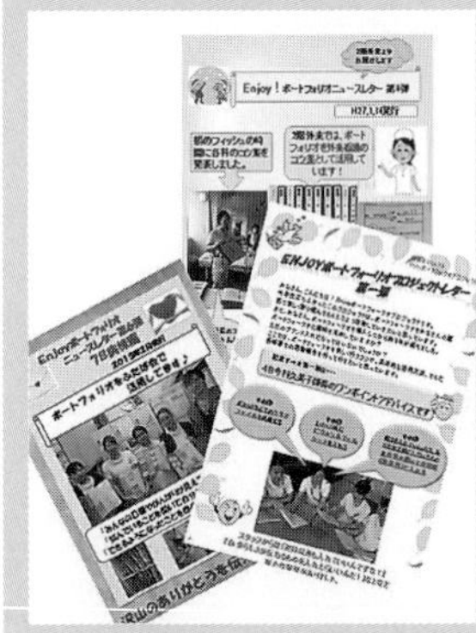
各部署のポートフォリオ活用の工夫を伝える手づくりのニュースレター

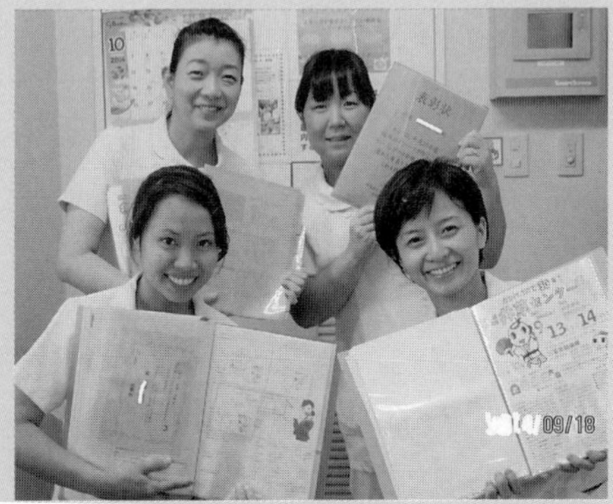
一人ひとりのスタッフのがんばりやミドルの臨床知や暗黙知をポートフォリオで共有できる！

☆　☆　☆

当院看護部教育理念のひとつに「自分で考え，判断し，行動する看護師を育成する」がある．鈴木敏恵氏をアドバイザーとしポートフォリオ・次世代プロジェクト学習の手法を導入したことで，課題発見から解決・具体的提案までの思考プロセスを学んだ．これが理念を具現化する基盤となっている．現実を詳細に多角的に見る態度の重要性を再認識し，「何のために何を成しとげるのか？」の問いが現場の共通言語になりつつあることが，大きな変化である．新人研修に加え，リーダートレーニングやマネジメントコース等の中堅教育でテーマポートフォリオを作成する，中期的な視点で目標管理にキャリアプラットフォームを使うなど，スタッフたちが提案してくれたアイディアを試みている．これらの取り組みを評価しながら組織文化として発展するように，さらに創造的に活動していきたい．

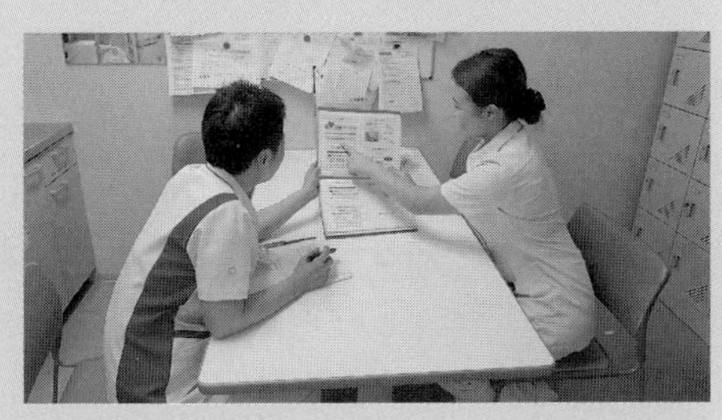

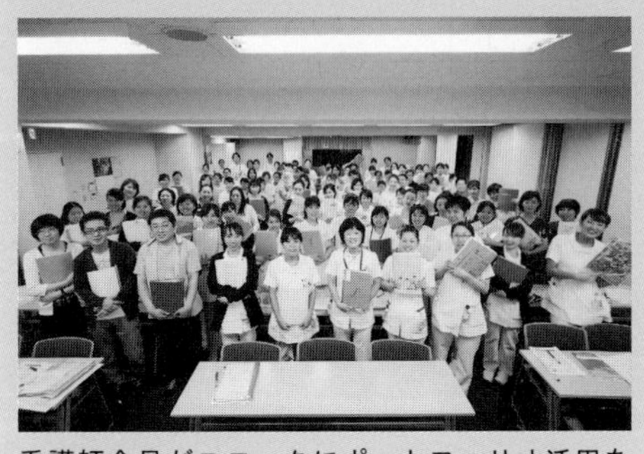
看護師全員がユニークにポートフォリオ活用をしている

2 課題発見から解決までの思考プロセス

求められる「自ら課題を見いだす力」

看護の仕事は「課題発見」なしにあり得ません．医療界でも社会でも，目の前の現実から自ら課題を見いだせる，課題解決力のある人が求められています．看護教育においても「課題解決力」「課題探究」ということが重視されます．しかし，例えば実習の時「あの患者さんの課題は？」と指導者が言っても学生は，一瞬何を答えていいのか戸惑います．それは答えがわからないからではなく，ふだんから「課題」を意識したり考えた行動をとっていない．そもそも「課題」とは何かがわかっていないせいかもしれません．あらためてこの「課題」という言葉について，意味するものが何なのかを考えてみたいと思います．

課題ということばのとらえ方が学校と社会では違います．学校では課題＝学生が解くべく与える「問題」や「テーマ」というニュアンスではないでしょうか．一方，現実社会で使う時は，課題＝「なんとかしたい」と立ち向かうもの＝課題解決と一体の概念のもとにあると言えるでしょう．いま時代が求めているのは，間違いなく後者，課題とは，これをなんとか解決したいんだ！　という立ち向かう対象を指すことは言うまでもありません．ここを学習者が認識する必要があります．

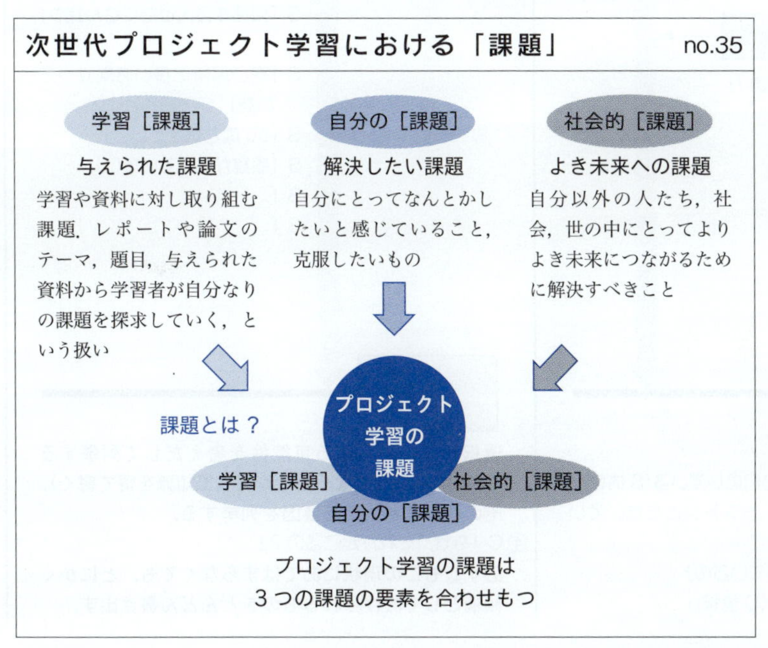

課題解決の思考プロセス

課題発見から課題解決へは一連の思考プロセスがあります．

現状を把握し，ありたい状態(＝めざす目標)と照らしあわせ「課題」を見いだします(図 1)．その課題を解決するためには，「なぜその課題が発生するのか」という要因を見いだすことなしにはできません．課題の要因をどんどん書き出します(図 2)．ここが課題解決能力のすべてとも言える肝心なところです．ゼロベースで本気で考えないと，ありがちなことをあげて終えがちなのです．まずはどんどん書き出します(④)．そしてその一つひとつに対し基本的な知識や情報を手に入れ(ポートフォリオを活かします)，主要因を絞り込みます(図 2')．その上で，課題解決のアイディアや工夫を考え出します(図 3)．

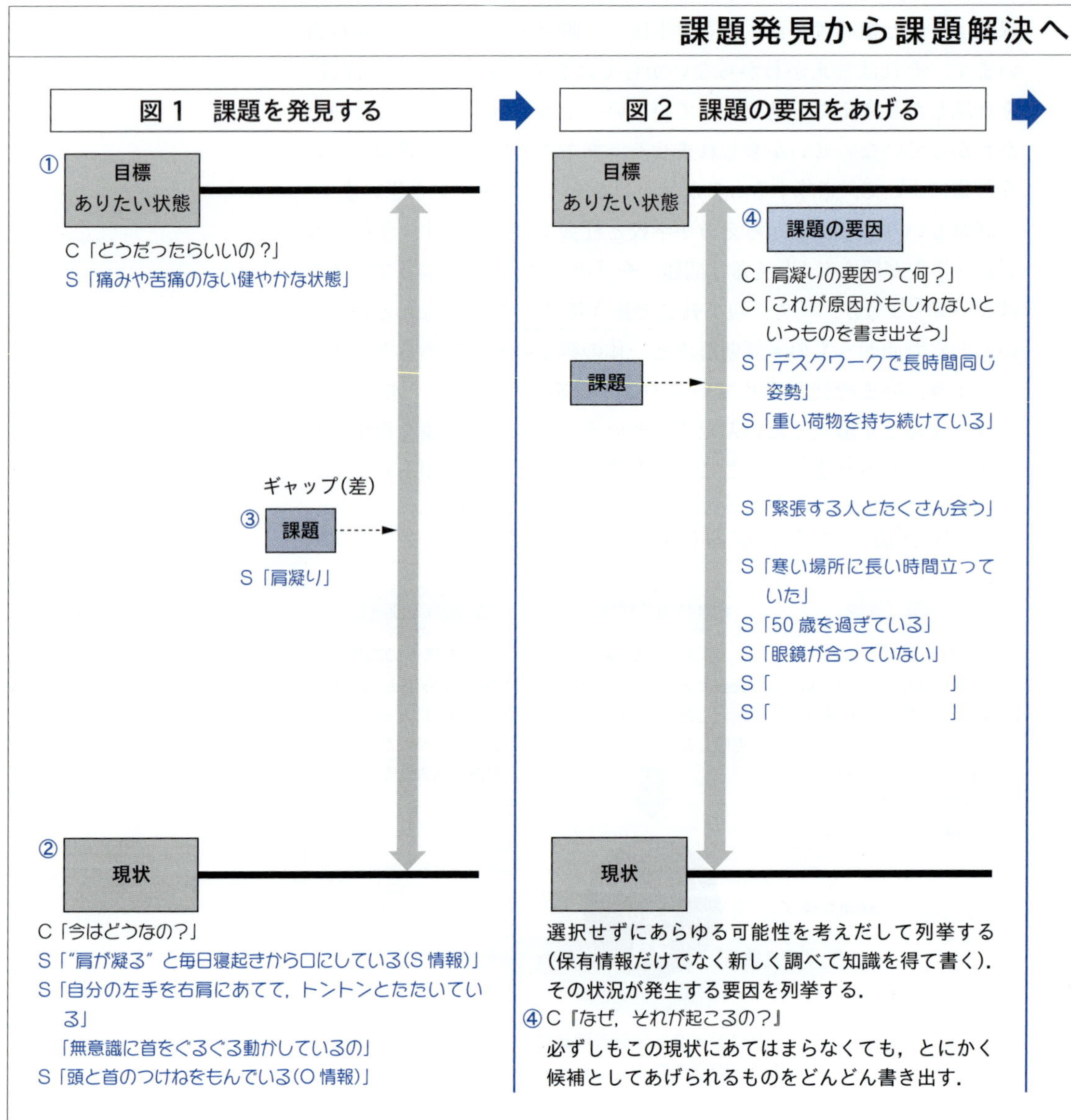

思考手順

①「ありたい状態」を明確に描く
②「現状」から情報を獲得する
③「課題」を明確にするために
④「課題の要因」を考え箇条書きで書きだす
⑤「課題の要因」の一つひとつ根拠を手に入れ
　分析，検証して主要因を絞り込む
⑥要因を取り除く「解決策」を考える
⑦現実にできる「具体的な行動提案」を考えだす

元ポートフォリオ

思考プロセスとコーチング

no.36

図 2’　主要因を絞り込む

④’ **エビデンス**

C「どうしたら確認できる?」

- 観察する
- バッグの重さを測ってみる
- インタビューしてみる
- 立ってみる，時間を計ってみる
- 聞いてみる
- 視力を調べてもらう

④” **検証**

C「わかったことは?」

- 会社で，9時から17時までパソコンにずっと向かっていた．
- 緊張することはないと言っていた．
- 視力とレンズは合っている．問題なしとのこと．

⑤ **主要因**

- S「デスクワークで長時間同じ姿勢」
- S「~~重い荷物を持ち続けている~~」
- S「~~緊張する人とたくさん会う~~」
- S「~~寒い場所に長い時間立っていた~~」
- S「~~50 歳を過ぎている~~」
- S「~~眼鏡が合っていない~~」

根拠

C「ところで，なぜそれが起こるの?」
S「肩こりは，血流の滞りで，筋肉が緊張すると酸素，栄養を運べない…悪循環と教科書にありました」

図 3　課題解決へ

目標
ありたい状態

⑥ **アイディア**

C「その要因を取り除くにはどうしたらいい?」
「そのアイディアを聞かせて」
S「ストレッチをする!」

根拠

C「その解決策の根拠は?」
S「ストレッチをすることで筋肉がほぐれ血流が…」

⑦ **具体的な提案**

C「具体的にいつするの?」
S「朝起きた時と昼休みと休憩時間とか，できる時にストレッチをしてもらう」
C「どこで?」
S「会社の机のところで」
C「そこの具体的な広さは?」
S「1.2 m あいてます」
C「何分間くらい?」
S「15 分休憩なので 10 分程度で」
C「どんなふうに?」

現状

課題を発見する（図1）

■課題とはなにか

課題とは「目標（ありたい状態）」と「現状」との差，ギャップにあります．課題発見できるためには，そのまえに「目標（ありたい状態）」を描けている．そして「現状」を明確に自分のものにしている必要があります．

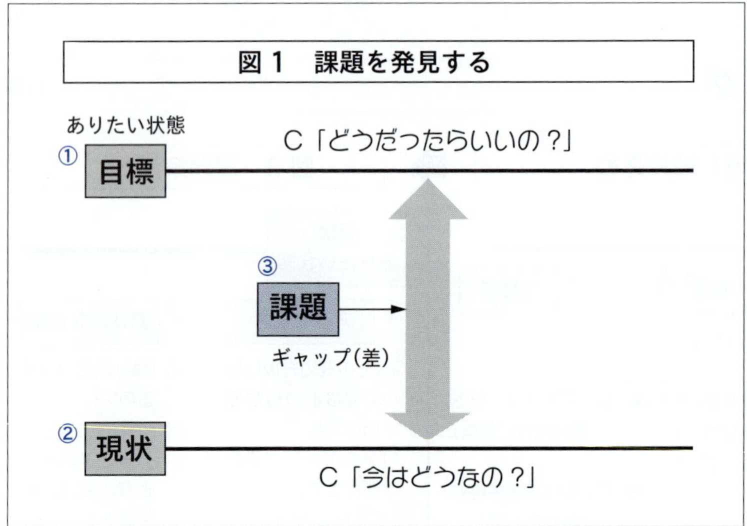

ケース……実習で嚥下障害のある方と関わる場合

学生Sが「患者さん，何とか食べられるようにしたいんです…」と相談してきたら

〈ありたい状態〉

C：「どうだったらいいの？」

S：「喉に詰まらずに，以前みたいにスムーズにご飯が食べられればいいな」

〈現状〉

C：「今はどうなの？」

S：「今，お味噌汁でも飲む時ゴボってむせってしまうんです」

C：「ほかには？」

S：「朝が特に食事がつまってうまく飲み込めません」

S：「小粒の納豆みたいなものなら大丈夫なのですが，水菜など茎もあるようなものはだめです」

S：「食後のお薬を飲む時のお水でさえグフッとなり吹き出してしまうこともあります」

あたりまえのことでも，きちんと言葉にして「ありたい状態」を声に出していうことが大事です，なぜならば，次の「現状」と照らしあわせる必要があるからです．

■「現状」から情報を獲得する(図 1-②)

課題を見いだすためには何より「現状」を把握している必要があるのですが,「現状」から,的確な情報を獲得することはそうたやすいことではありません.

鋭い観察力と感性,洞察力などをともなう「情報獲得力」が必要です.

S 情報…患者さんが自分で,声に出して「喉につまって,食べにくいんです」と主訴があれば,だれでも,嚥下に支障ありという情報を得ることはできます.しかしよく観察しないと気づかないことや,平素の状態を知っていないとわからないようなこと(O 情報)であれば,誰もがそう容易に必要な情報を獲得できるとは限りません.また「現実」は,たったワンシーンでも無限に近い多種多様な情報や意味などをそこに潜めているものです.当然,ここから獲得すべきことも一つということはなく,あらゆる観点から必要な情報(だけ)を獲得するためには,ただ漠然と見ているだけではダメで,現実から主体的に情報獲得できる力を身につける,いわば「知のセンシング能力」をもつ必要があります.

センシングとは
センサーを利用して物理量,音・圧力・温度・光などを計測・判別すること.
ここで使う「知のセンシング能力」とは人間の「気づく,発見する」という能力を活かし対象から,その意味,意図,要因,関連などを考えることができる感覚的能力.知的感覚を活かして,価値ある情報獲得ができる力.

現状から必要な情報を獲得するためのコーチング no.37

C「その情報はどこにあるの?」
C「どうしてそれが最新のデータとわかるの?」
C「あなたと違う立場から見たらどうだろう?」
C「そのインタビューの前に,どんな準備がいる?」
C「どうしてその人がキーパーソンって思うの?」
C「その状況はなぜ起きたと思う?」
C「具体的には?」
C「どうしてその状況が起きなかったんだろう?」
C「それと関連した情報を手に入れるにはどうしたらいいだろう?」

■情報獲得力を高める

なんでもかんでも適当に情報収集するのは簡単ですが,それでは,時間も手間もかかります.どこまで集めたらいいの? とエンドレスになったり,また正しくない情報をつかんでしまうかもしれません.的確な情報や知識,データを獲得するためには,膨大な情報の中から効率的に獲得できる能力やスキルが必要と言えます.把握すべき情報はどこにあるのか考えてみたいと思います.

情報がどこにあるかわかれば，もらさず素早く必要な情報を手に入れることがしやすくなります．また，最適なコーチングをすることができます．

情報がある3つの場所 no.38

現状を把握するためにはまず全体を俯瞰できる視座に立ちます．そうすると，現状を把握する情報のありか全体が見えます．情報は自分の中，目の前の現実，ネットなど様々なメディアの中に存在します．現状の情報やデータを把握し目の前に俯瞰できるよう並べようとするならば，この3つの中から情報やデータを取り出す必要があります．

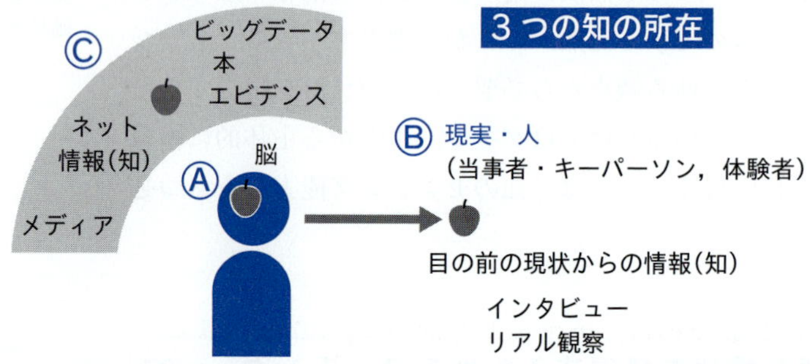

Ⓐ情報は「自分」の中にある

「今それを自分はどのように思っているのか，どれほどそのことについて知っているのか」「その題材について何を知っていて何を知らないのか」自分の思考，頭の中にある題材に関することを紙に箇条書きでどんどん出します．書き出した紙をポートフォリオに入れます．意外に知らない自分に気づきます．

Ⓑ情報は「現実・人」に潜んでいる

題材を意識して現実を見ます．意味を考えたり書き出したりすることで無意識から意識化します．意識するとこれまで見えなかったものが見えてきます．見るだけでなくインタビューなどで当事者から聞き出し情報を得ます．

Ⓒ情報は「web・メディア」にある

基本的な知識や正常値，事例など教科書やネットで情報を得ます．

その情報が，①確かであること，②より的確であること，③最新であること，④より早く効率的に手に入れられること，が必要です．

「目標(ありたい状態)」を明確にできる(図 1-③)

「目標(ありたい状態)」を明確にもてないと「課題」を見いだすことはできません.

たとえば糖尿病が題材であるときは「血糖値 80〜110 mg/dL」というように基準値として数字などを明確にあげることができる必要があります. これらの「ありたい状態」D：Data(基礎的な事実)は, 教科書や公的サイトなどにありますので, 学生自ら手に入れることができます.

■ありたい状態＝ビジョンを描ける

「ありたい状態(目標)」には, 必ずしも数値で表現できないものがあります.

たとえば, 終末期にどんな医療を望むか(あるいは一切, 望まないか)などは, これが正解, 標準, という考え方そのものがなく, どう生きたいのか, それが叶う環境はあるのか…など熟考の上, 決めることになります.

そして, そこに必要なのは, テキストではなく, 「よき未来をイメージできる力」を信念のもと描けるビジョン力といえます.

「ありたい状態」を言えるためには「ビジョンを描ける感性」が必要です. 感性は誰にでもあります, それを肯定し磨くのが教師の仕事です.

たとえば, 「在宅の暮らし方」などに関するものであれば, 患者のQOL や看護の倫理観や生命観がものをいいます. たとえば病院で延命措置を受けたいのか, 自然に家で妻と日常のまま死を迎えたいのか…など具体的にイメージできる感性が必要になります.

「課題の要因」を考え出す(図2)

課題について考えます．なぜそれは起きるのか…．物事には，必ず要因があります，課題解決をするためには，この要因となるものを，これも考えられる，あれも考えられると，④の箇所に箇条書きで一つひとつ選択しないで書き出します．書き出して顕在化することで，モレはないか，ダブりはないかを確認することができるからです．書き出すことで，考えられる限りの選択肢を考え出したということがわかります．

C：「考えられる要因は？」「それなんで起きちゃうんだろう？」というような問いかけをします．ここで知識も必要となりますし，類推することも必要です．頭の中で選択することなく，思いついたらどんどん書きます．

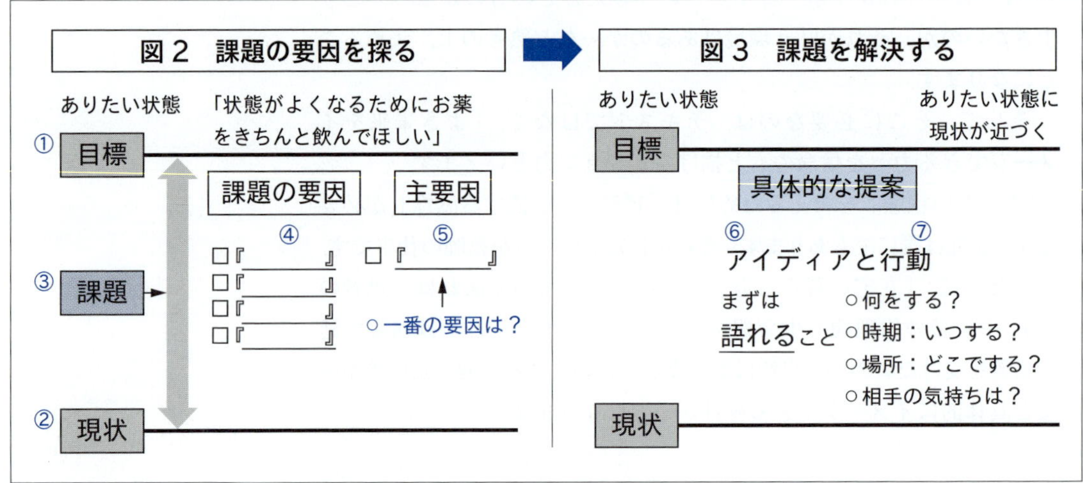

「主要因」を絞り込む(図2')

書き出した要因の一つひとつに対し，根拠を手に入れ検証し主たる要因を絞り込みます．

C：「一番の要因は？」とコーチングします．選択されたものを⑤に書きます．

「課題解決」——具体的な提案をする(図 3)

主要因をみて，これを何とかするという，課題解決策を考え出します(図 3-⑥)

課題解決のアイディア(着想)を語ってもらいます．そのイメージ全体を対話的にまずは伸びやかに話してもらうことで，学習者の頭の中に明確な映像が細部にわたりうかびあがるからです．

C：「要因を取り除くにはどうしたらいいだろう？　聞かせて…」

具体的な行動を考える(図 3-⑦)

課題解決策を考えて終わりではなく，“現実にできる”ことが大事です．具体的にどうすればいいのか，その行動を現実にどういう手順でどんなふうに実行するのかを手順や方法，する際のポイントなどをごくリアルに表現することを促します．現実に実行可能なもののうちベストなものを提案します．

C：「具体的にどう実行したらいいの？」
C：「何からする？」
C：「いつするの？」
C：「どんなことに気をつけてする？」
C：「どのために必要な準備は？」… etc

などのコーチングが有効です．図 3 の⑦を参考にしてください．

3 アクティブな看護教育へ 新しい評価

評価は成長のためにある

正解や雛形のある知識やスキルの習得であれば，これまでのテストで評価できます．しかし正解のない課題解決型の学習，プロジェクト学習などアクティブな学びの評価はどうしたらいいのでしょうか．ここをお伝えする前に改めて「評価」とは何か，その目的は何なのか，何をどう評価するのか理解しておく必要があるでしょう．

・　・　・

教育における評価は成長のためにあります．学習でも経験でも何かをすれば何かを得て成長することができます．しかしやりっぱなしではその成果や成長を自分のものにすることはできませんので，しっかり評価をしてから次へ向かうようにします．

看護教育には，その教科ごとに求められる知識や考え方を習得するというねらいがあります．それをしっかり身につけたか評価します．またねらいとしたことだけでなく学習者は価値あることを身につけます．それも見逃さず評価します．

■評価とは価値を見いだすこと

できた，できないという判定をすることや点数をつけることが評価ではありません．大切なことがしっかり身についたかを確認すること．評価とは価値を見出すことと言えます．

看護教育は知識の習得でなく「現実の中でできる」というコンピテンシーの修得を目的としていますから，その評価すべき対象は，部分だけでとらえるのではなく，一連を見る必要があります．結果ではなくプロセスを評価する，というとらえ方が必要です．

ポートフォリオを最初のページからめくりながら俯瞰すると思考，判断，行動一連を見ることができ，そのプロセスで価値ある修得が果たせているかが見えます．知識やスキルを現実に使える「再現性」ある形で身につけたかを評価できます．

■誰が評価するか

アクティブラーニングでは，評価は教師や指導者がするものという考えを変えます，成長のための評価ですから，自己評価が基本です．自分で自分を成長させる人，自己教育力が目指すところです．教育と評価は一体なので，当然，評価も自分たちでするということは必然です．学習者同士，互いに学びあい，評価しあい，役に立ちあうシーンを戦略的に設けます．教師や指導者ももちろん評価の目を注ぎ価値を見いだそうとします．それは，学習者が修得しようとしているコンピテンシーや課題解決力のプロセスを理解しているからこそできることです．

アクティブラーニングの評価

アクティブラーニングの評価は，「アクティブ(能動的)なラーニング(学習)であったか？」を評価するものではありません．アクティブラーニングは成長するための手段であり，それ自体が目標ではないからです．

目に見える活動やふるまい＝アクティブさを見て評価をするのではなく，その行動の元となった情報や思考や判断をたどり，その一連のプロセスを見ます．

■行動でなく思考を見る

行動の前には思考があります，そして思考するためには，情報や知識の獲得があります．情報→思考→判断→行動…この一連を見ます．目の前の現実から獲得すべき情報は，S情報，O情報ともつかんでいるのか，手に入れた情報は正確なのか，そこからの課題発見は妥当か，課題の要因をあらゆる角度から考えようとしているか，集めた情報やデータの分析や検証は偏っていないか…等々全体を一連のものとして評価します．

ポートフォリオを活かした対話で学習者の思考プロセスを追い，その緻密さ，独自性，創造的な思考か，そのクオリティの詰めなどを見ます．

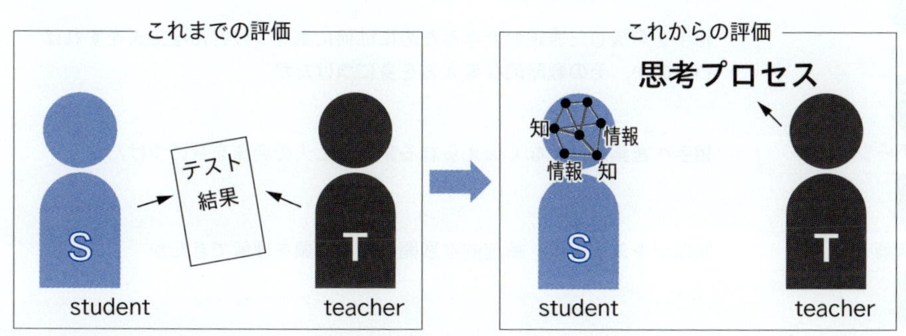

プロジェクト学習における成長評価

プロジェクト学習はフェーズごとに活動と身につく力が明確に存在します．例えば，「準備」のフェーズでは，目の前の現実から課題を見いだせる課題発見力を身につけ，「ビジョン・ゴール」のフェーズでは，課題を具体的な目標にする思考手順を理解し，自分で目標を設定できるようになることをねらっています．「情報・解決策」のフェーズでは，課題解決のために必要な根拠ある情報を獲得することができ，それを元に現実に可能な課題解決のアイディアを出せる力などを身につけます．

課題発見にも目標設定にも，現実に有効な解決策を生み出すにも，それぞれ思考プロセスがあります．その思考手順を再現性ある形で修得できているか，フェーズの区切りでポートフォリオを活かし評価します．ポートフォリオにはその証となる事実の記録やメモなど考えたことのカケラが入っています．それらを見落とさないように課題解決の思考プロセスの全体や，そのフェーズや場面における思考判断，行動をその時その時の進行に合わせてポートフォリオで追うように評価します．

アクティブラーニングの評価

no.39

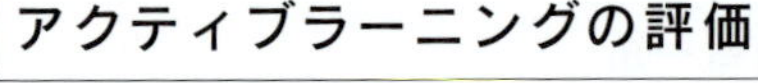

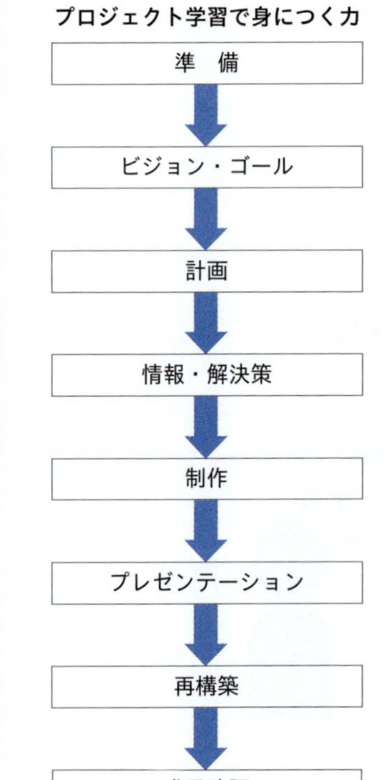

プロジェクト学習で身につく力	評価の観点
準　備	課題を発見する思考プロセスを身につけたか？
ビジョン・ゴール	ビジョンを「具体的な目標(ゴール)」にする思考プロセスを身につけたか？
計画	目標を達成するために必要な情報や活動を考え出せ，限られた時間に，効率的に活動できる戦略的な計画を立てる手順を身につけたか
情報・解決策	根拠ある情報を獲得する価値に気づき，その手段を身につけたか 課題を解決する思考プロセスとそのためのセルフコーチングを修得したか(3章-2，p.79)
制作	相手を意識した表現ができるためには何に気をつけどんな工夫をすればいいのか，その戦略的な考え方を身につけたか
プレゼンテーション	相手へ言葉だけでなく伝えられる創意や工夫の発揮を身につけたか
再構築	簡潔テキスト表現，論理的な展開の思考手順を理解できたか
成長確認	自分が行ったことを正当に，社会的に，評価する客観性を身につけたか

「したこと」を評価する

何かをすればその成果として何かが生まれたり手に入ったりします．例えば「計画」のフェーズであれば，〈計画表〉が生まれます．「情報・解決策」のフェーズであれば，情報を集めるために〈アンケート用紙〉を作ります．それを活かして〈生の情報〉が手に入ります…これらをやりっぱなしにせず，立ち止まりそれが本当に有効なものだったか評価します．自己評価やチームメンバーなど仲間と互いに評価しあい，よりよい成果へとつなげます．

ポートフォリオで課題解決プロセスを評価する

ポートフォリオの一枚目にゴールシートが入っていますので，そこに書かれた目標とポートフォリオの中身を照らしあわせて，ぶれていないか，たどるべき思考プロセスをふんでいるか評価しつつ進めます．

ポートフォリオをめくりながら対話コーチングで，その思考の断片を紡ぐように関わり，学習者が向かう先までの１本の筋道が現れるようにします．その学生が，何を見て，どう考え行動したのか…見るべきものを飛ばしていないのか等々…思考プロセスを追います．

３章-2「課題発見から解決までの思考プロセス」(p.79)参照

課題発見からその解決に至るフェーズの「思考プロセスとコーチング」を身につけ，その課題解決のプロセスを顕在化させ，本人がそれを客観的に見ることができるようにします…学生が自らの思考プロセスを自分で追うことができれば，自分が何をやっていいかわからない，という思考の迷子，放浪というようなことがなくなり，自ら次へ進めるようになるからです．

■ポートフォリオで思考を見る

ポートフォリオで思考プロセスを見るということは，学生の頭の中をみるという行為と同じです．課題解決のプロセスにおいてどんなふうに現実から課題を見いだし，目標設定をしたのか，計画はどう立てたのか，集めた情報は偏っていないか，それを活かしているか，などポートフォリオをめくればわかりますから，最適な進行と並行してフィードバックや評価やアドバイスをタイミングよくしつつ，学習者の思考力，判断力，行動力などの成長へとつなげます．

ポートフォリオは，パフォーマンス評価を包括する

それは単発的なパフォーマンスの中にあるのではなく，一連のストーリーのもとにあります．ここに目の前の現実を俯瞰し，自ら課題を見いだし解決し生み出す．プロジェクト学習のフェーズとそのプロセスが入ったポートフォリオの存在が活きます．

ポートフォリオがあることで，既成の評価基準によるパフォーマン

ス評価を超え，過去，現在，未来を文脈でつなぐストーリーとして，その成長を丸ごと知ることができ，一人の人間としての成長をふんわりと丸ごと受け止め大局的な評価ができます．

総括的評価は「凝縮ポートフォリオ」でする

ゴールへの課題解決プロセスが見える「元ポートフォリオ」で形成的な評価をします．ゴール＝知の成果物「凝縮ポートフォリオ」で総括的評価をします．凝縮ポートフォリオから「課題解決力」「論理的思考」「コンピテンシー」を評価することができます．

3章-2「課題発見から解決までの思考プロセス」(p.79)参照

総括的な評価の対象としては主に「凝縮ポートフォリオ」と「ポートフォリオ軌跡シート」「成長報告書」の3点を主対象とします．

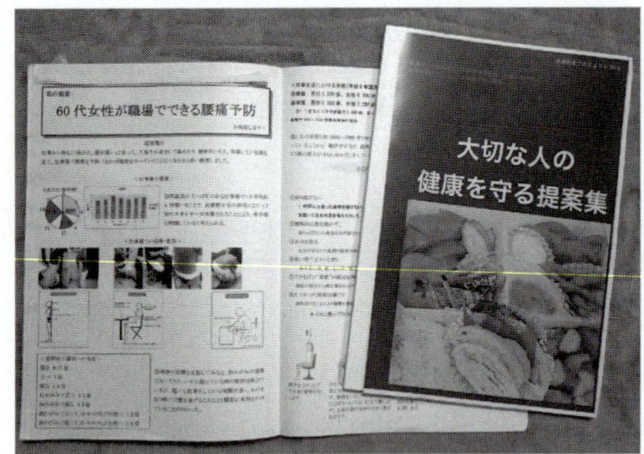

凝縮ポートフォリオ
元ポートフォリオを再構築して凝縮ポートフォリオをつくります。凝縮ポートフォリオについては，赤本 p.109 参照

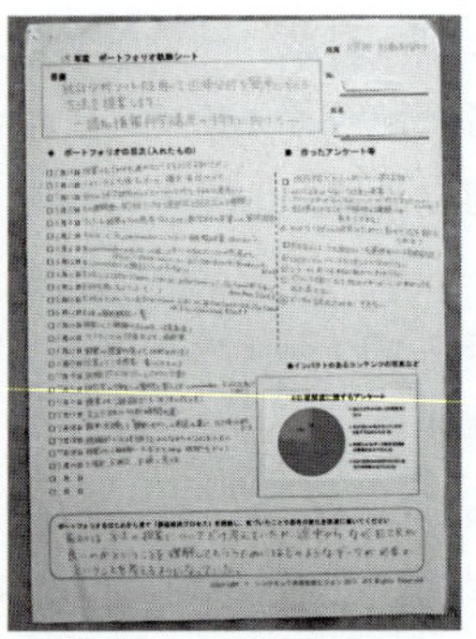

ポートフォリオ軌跡シート
元ポートフォリオに入れたものを日付順に書き出したもの。

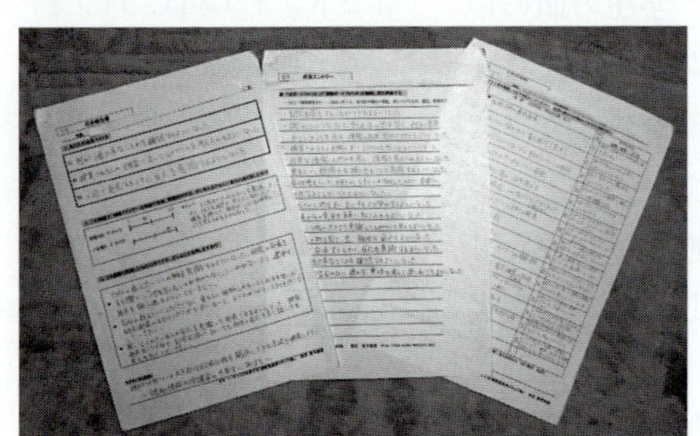

成長報告書
成長報告書については，赤本 p.115, 287-289 参照

いろいろな評価の特徴と課題

■何のために評価するのか

様々な「評価」の方法があります．それぞれに特徴をもち，それぞれによさや課題もあります．この方法が絶対にいいと決めつけることはできません．実際には目的に合わせ種々組み合わせたり工夫したりしつつ現場では活用されています．しかしその選択や考え方のよりどころが，評価は「成長」のためにあるという一点であることは普遍と言えるでしょう．

成長には目に見える成長と目に見えない成長があります．目に見える成長であれば，ペーパーテストやオスキー（OSCE：Objective Structured Clinical Examination）など実施試験や，ルーブリックの表によるパフォーマンス評価で，評価の観点（＝規準）ごとにレベル（＝基準）を評価するなどその方法はいろいろです．概ね，知識であれば従来からあるテストペーパーで評価し，コンピテンシーはポートフォリオで評価することになります．

パフォーマンス評価においてルーブリックの縦軸，横軸に描かれている評価の観点ごとに基準を評価する方法は，看護教育における能力やスキルの習得度合いの評価に有効とされ広まっています．とくに，学習者自身がいま自分は何ができて何ができてないのかの自己評価，あるいは学習者同士による相互評価で力を発揮します．

■「規準と基準」のマトリックス評価への課題

しかし膨大な習得を要する教育現場においてそのすべてを細分化して評価することは事実上できません．また細かな眼差しは必要ですが，実際のところ指導者は規準と基準のマトリックスがなくとも学生の成長や到達度合いについては理解しているものです．

何よりルーブリックの表にある評価の観点とだけ照らしあわせて評価してしまわないか，一人ひとりの創造的な思考を見いだそうとしているか．一番大事なのは評価ではないということを忘れそうになるかもしれない…細分化する評価は一番大事なものを見えなくさせることもある．こうした懸念についても覚えておく必要があるでしょう．

■ルーブリックの達成度が低かった時…

ルーブリック評価で一定レベルまで到達できなかった学習者に対してはどう対応すればいいでしょうか．必要とされる到達をしていないままでは次の段階へ向かうことができません．

■評価を教育者の進化につなげよう

学生の到達レベルが最下位であるとき，その評価に印をつけることで終えるのではなく，教師はなぜできない状態にあるのか，その学生の思考プロセスを考えます．学生は何が起因となり，うまく習得できないのか，そこが知りたい…教師はきっとそう思うでしょう．この時，学生のここに至る全体を見ることが必要です．

その学生のふるまい，何を見て，何を考え，どう行動しているのか……その全体をとらえ，そこに至る動きや思考の変容をゼロベースで俯瞰するところからはじめます．その思考プロセスを追うような気持ちでたぐる．抜けていたり，間違えたままの認識はどこかと丁寧に学生の思考を追うことが必要です．何のために何をやり遂げたいのか，そのプロセスはどうだったか…ここにプロジェクト学習やポートフォリオの存在が不可欠なのです．

自己評価で自己成長する

学生が自己評価にルーブリックを使う時，「科学的根拠や原理原則に基づいて，○○ができる」という評価の観点を照らしあわせてみれば，自分はそこまでできていないな，ということはわかるのですが，「科学的根拠や原理原則に基づいて，○○ができる」という基準に至るためには何をどうしたらいいのかがわからないのです．そのシーンにおいてどんなことをすればいいのか，高い目標まで到達できるのかイメージができない学生，ここが課題です．

何らかの手をうつ必要があります．ここに役立つのがセルフコーチングです．

できない時…

何をどうしたらいいのかがわからないから，わからない，できない，になってしまっているという現状も少なくありません．まずここをセルフコーチングによって，一つひとつ明らかにしていきます．

■リフレクション・セルフコーチング

自分で自分に問いながら一つひとつ答えてみることを試みます．

まず，シラバスに書かれたその学習の到達目標を確認します．学習者はシラバスなどに書かれた，この学習で修得すべき目標，例えば「○○の手順を把握し実施できる」というような目標をあらためて見ます．そしてその学習の軌跡をポートフォリオをめくり見つつ，自分に問います．「私，何(どこが)ができて何(どこが)ができないの？」

「何が足りて，何が足りないの？」と言いつつ，一つひとつ具体的にしていきます．理解していない言葉や仕組みなど，箇条書きで紙に書き出したり，該当するテキストを再度開き，ページをめくりながら理解が十分でない箇所に色ペンで印をつけたりして，目で見てわかるようにします．ここは静かな課題発見の行為とも言えます．自分で自分の理解した箇所やそうでない箇所を探すいわゆる内観(リフレクション)の行為です．

■リフレーミング・セルフコーチング

次にアクション，能動的な行為へ移ります．「できない，できない」ではなくて「どうしたらできるのか」を考えます．「できない課題は何？」「何が原因なのだろう？」と問い，その答えを自分で紙に書いてみます．自分なりにアイディアを出してみます．例えば手順が覚えられないのが問題であれば，「どうしたら手順を覚えることができると思う？」と自分に問います．「頭の中で一連の状況を描きながら，手順を覚えてみる」「誰かにモデルになってもらい，実際に清拭の手順を行ってみる」さらに具体的，現実的に一つひとつ行い，問います．「誰にモデルになってもらう？」「まず母にモデルになってもらう，そのあとで看護計画として…」というように明らかにしていきます．「そのためにどうしたらいい？」とさらに具体的にしていき実行するところまでいきます．

ポートフォリオを活かしセルフコーチングで自己成長する　no.40

ポートフォリオを俯瞰しリフレクションしたのち，リフレーミングするセルフコーチングをして，自分で自分の課題を発見して，十分な達成へ向かいます．

ポートフォリオの中身

●学習の軌跡
① 自ら獲得した資料
② 事前学習したもの
③ プリントなどへの要点マーク・下線
④ キーワードのメモ
⑤ データや表
⑥ 概念図，イメージスケッチなど

リフレクション・コーチング（内観）

目標…あらためて！
“どう” だったらいいの？
“何” ができればいいの？
現状…自分の状態
いまはどうなの？
何ができて，何ができないの？
何がわかり，何がわからないの？

リフレーミング・コーチング（違った見方）

課題発見
目標と自分の現状を照らしあわせてごらん
そのできない課題はなんだろう
何が原因だろう？
課題解決・具体的な行動
原因を解決する方法は？
どうしたらそれができる？
具体的にどう（何を）する？

何か足りないことがあれば，そこを補填すればいいのです．補填するために教科書を前のところから見直す，あるいはその箇所について教師に意見を求めにいく．誰から，あるいはどこからその知識を得なければならないのか，などすべきことを考え紙に書いてポートフォリオに入れたり，ポートフォリオから取り出したプリントを広げ，大事な箇所一つひとつにアンダーラインをひきながらもう一度確認しなおすというように，自ら学びをフィードバックして，その軌跡や進度を見るようにします．そして客観的に自分の修得を確認します．ポートフォリオに入った学びの軌跡ともいえるいろいろなものを自分自身で見ることこそ，自分で自分を成長させる力といえます．

「補習」でなく「セカンドチャレンジ」と言おう！

例えば段階的評価が一番低い段階だったとします．問題はここからです．足りないところを集中的に教える，足す，ということは大事です．しかしここでもっと大事にしたいのは，「補習」ではなく「セカンドチャレンジ」という視点です．学習者の態度という見方をすれば，「補習」は受動的な状況，「セカンドチャレンジ」という言葉は，アクティブ，主体的な言葉の表現です．前向きな言葉は，前向きな気持ちを誘ってくれます．

「心馳せ（こころばせ）のふるまい」を評価する

■3つの“看護”の心馳せ

知識はテストペーパーで，技術はオスキーなどで評価されます．一方，ベッドサイドを通りぬける際に，患者さんに安心や希望が湧くような笑顔でそっと布団を直す，受け持ち患者ではなくとも，杖を使う患者さんの手洗いの時，立ち止まって見守り何事もなければそっと立ち去るなどは特段，評価されません．しかしその人のことを思い，眼差しを注ぎ，心情や状況を思慮深く察し動ける＝「心馳せのふるまい」は，リスクを未然に防いだり，患者さんの希望や信頼に直結します．信頼や希望がないと，患者さんにコップ１杯の水で薬を飲んでいただくこともできません．「心馳せのふるまい」は緊張や疑いなどを払拭することとなり，最適な治療や退院計画にもつながります．

3つの心馳せのふるまい	no.41
a　信頼：患者さんに安心を与え信頼に通じるふるまい	
b　希望：希望を感じさせてくれる表情，言葉，声のトーン等	
c　気づき：患者を守りたい大切にしたい．そのための眼差しや行動	

■一番大切なことを評価しよう！

「心馳せのふるまい」をしっかり評価します．もちろんここでいう評価とは点数や査定ではなく「それが大事と価値化し自覚できるようにする」ということです．ここにポートフォリオを活かします．心馳せのふるまいがあった時には，ただすれちがいざまに「よかったですよ」と声をかけて終えるのではなく，カードや付箋に「あなたが○○してさしあげたことは患者さんの信頼につながります，とてもよいふるまいでした」「患者さんの安心，信頼になりました」「あなたが患者さんの隣にだまって座っていてさしあげたことは，まさしく“看護”だったんだよ！　すばらしいです！」と具体的に書きポートフォリオの該当箇所に貼ってあげます．

心馳せとは
相手に自分の心を向けること．思慮があり，注意深いこと．心の動き

指導者が評価するだけでなく，学習者同士で実習ポートフォリオをめくり「3つの心馳せ a，b，c」に該当する箇所に付箋を貼り顕在化し，みんなで共有することで看護師として大切な成長を目指すことができます．

4 成長へと導く「思考プロセス」

なぜ「思考プロセス」が看護教育に必要か

看護教育は，知識や技術の習得に終えるものではありません．身につけた知識やスキルを自ら考えて活かせることを目的とします．看護教育はもともと現実と対座する学習ともいえます．

■状況を変えてもできる力

現実は二つと同じ状況はありませんからそのたびに目標を設定し，課題解決しながら進みます．ここにプロジェクト学習がフィットします．

必然，看護教育を展開していく中で，学習者が「私は，“こう考える”」「○○があったので，こう“考えました”．だからこうしました」，と学習者が自分の思考プロセスを説明するシーンがあります．この思考，判断，行動というアクティブな教育で大切なのは結果でなく，そこに至る――課題発見，根拠ある情報の獲得，要因分析，課題解決の一連のプロセスにこそあります．教師や指導者がこの思考プロセスを追うことで高い成長を促すことができます．それは学習者が「私は“こう考えました”」という時，その考えが作られたプロセスを逆に追う作業ともいえます．

■「これが正解！」がない看護だから

患者さんも疾患もみな違います．状況は刻々と変わります．当然看護には「これが正解！」というものがありません．だから，自分の頭で考え，判断，行動できる人を育てたい．そのためには知識を教える(ティーチング)だけであったり，指示する(コマンド)だけではかないません．一人ひとりがもともともっている考えや潜在力を促すコーチングが有効と言えます．しかしその場だけのコーチングでは，その場だけの気づきの促しで終えてしまいがちです．その人を伸ばしたいなら，その人がここまできた「思考プロセス」を追うことが必要といえます．

■成長へと導く「思考プロセス」とは

思考プロセスとは，仕事や作業を進める時の手順，結果に達するまでの道筋です．問題を見いだし，分析し，どうしたら次の段階へ向かうことができるか，アタマの中の動き．解決したい複雑な問題に対し，問題解決の段階を経て「因果関係」をときほぐし解決していく道筋ともいえます．道筋…まさしく辿った道の跡の線のようなイメージです．（このイメージを確かなものにするのがポートフォリオの存在です．）

「思考プロセス」は，目標へ向かう道筋のようなもの，その認識があれば自分自身で，この道のどこにいるのか，その全体を見通すイメージをもつことができます．道は，単純な1本道ではありません．複数の選択肢があったり，先が見えないようなシーンもあるかもしれません．思考し，選択しつつ進みます．この選択であっているのか，ズレているのか，マイルストーンで立ち止まり，考えることが大事です．

■ポートフォリオで「思考プロセス」を追う

目の前の学習者のアタマの中…「こう考えた，その前に○○をみてこう思った，このときこれを理解できたので段々に視界が広がってきた」などその思考回路を見ようとし，うっすらとした痕跡をたどり「思考プロセス」を追う．ここにポートフォリオが役立ちます．

学習行動が入っているポートフォリオから見るべきものは，「活動」や「行動」ではなく「思考」です．何を考えてそうしたか(しなかったのか)，何の要因がきっかけとなり，それをするに至ったのか(至らなかったのか？)など，ページをめくりながらその思考プロセスを追うことができます．

対話コーチングでアタマの中の「今の思考の前」を遡ってそのプロセスをたどることをします．思考プロセスを追う…その時，学生が何を見て，何を聞いて，どう思ったのか，を逆算することができます．

■何を見て，何を考えて，どう行動したのか

学生を理解することができれば，的確なアドバイスや指導をすることができます．ポートフォリオで学生が思考や行動を見ることができます．その時の学生のふるまいが見えます．見るべきところを見ているか，その時何を考えたのか，何を思ったのか，どう判断したのかなど…その時の学生の考えを追うことで，有効なアドバイスができることにもつながります．

あなたの思考をたどりたい

結果だけみて「どうしてできなかったの？」「それは違う」とこちらの考えや見解を相手のなかに入れてしまうような指導は，主体性を失わせる可能性もあります．

先生がより丁寧に対応したいと思う学生がいます．その時，慎重によい展開にと相手の様子をみながら「どうぞ座って」「その時の話を聞かせてくれる？」など言葉を選びつつ声をかけます．「どうして，あのときできなかった？」など，責める口調にならないように注意して聞きます．何を“糸口”に“どう”話をしてもらったらいいのか手探りでいると，その雰囲気は相手にも伝わり，思考より感情が先にたち気持ちが混乱しかねません．

このとき人の行動にはそこに至る「思考プロセス」があるんだ，と先生にわかっていれば，それだけで，何もない状態よりはなんとなく安心して，それを辿るかの気持ちで向かいあうことができるのではないでしょうか？

真摯な気持ちで耳を傾け文字通り思考のプロセスをたどる，一つひとつそこに至る状況の映像を追うイメージです．どんな出来事や状態にもその要因がそのプロセスにあるものです．

誰が誰の「思考プロセス」を追うのか

その人の成長を願う時，その人の考えを知り理解しようとします．たとえば，教師が学生の，看護師が患者の「思考プロセス」を追うという具合です．逆に，これがもっとできるようになりたいという時も，対象となる人の「思考プロセス」を追います．たとえば学生は指導者の，スタッフは熟練した先輩の，行動ではなく，思考プロセスを探るように追うことで，カタチだけでなく「何のために，そうしていたのか」という深い気づきを得ることができます．

教師が学生の「思考プロセス」を追う

教師が学生の「思考プロセス」を追う．頭の中の“今のまえ”の時間を遡ることをしてみます．ポートフォリオをめくり返して，学生が何を見て，何を聞いて，どう思ったのか知ることができます．学生の思考プロセスを理解することなしに，そのふるまいの改善を促すことはできません．

シャドーイングで見るべきものは…

学生が看護師さんの行動をみて，なぜそうしているんだろう？　とその思考プロセスを追います．

例えば指導者のそばに添い，シャドーをする時やラウンドについていく時には，その看護師の行動ではなくその手前にある思考の一つひとつを追うイメージで，プロ(看護師)と同行するから力になるのです．看護師さんが，何をみて，何を考え，どう行動するのか，その「動き」を見るのではなく「次から次へ」と考えがめぐっている頭の中を見るようなつもりで，その視線の先を見ようとすることが必要です．

手技——その「思考プロセス」を追う

はじめのうちは，その仕事，手技を追うだけで一杯一杯かもしれません．

しかし「何を考えて，こうしているんだろう？　今の前にどんな情報が看護師さんの頭に入り，こうしたんだろう」とか看護師さんの頭の中(思考プロセス)を無意識のうちに読もうとする，看護師さんが，何を見て，何を考え，どう行動するのかを知ろうとするだけでも学びの深さが変わります．見るということは，情報獲得ですから．

見るということは，情報獲得

その人の視線の先をみる

その人が何を見ているか，を追えば，その人が考えていることを推察することができます．何をみて，何を獲得しているのか．「患者の言葉」や「患者の仕草」などから，そう考えたのかと類推することができます．思考プロセスを追う，そのプロセスは，左から右へつづく単純な1本の長い棒ではなく，その人が〈試行錯誤〉していた軌跡です．

現象から類推する力

思考が明確になると行動が変わる

学習者が自分のすることを思考しているその頭の中にどのような回路が結ばれているのか，少しあとから伴走するかのように，教師はその思考プロセスを追います．その無言の思考の付き合いのあと，目をみて教師は「じゃあどうする？」と判断を問う，学習者はその問に答えることで自分の思考を顕在化させる…そのとき思考の断片はつながり，「うん，これでいいんだ」と確信を持って学習者は，次の行動へ向かうことができます．

思考が明確になると，“とりあえずする”はなくなり焦点の絞られた行動へ変わります．その結果，クオリティの高い成果を得られます．

思考プロセスをとらえ成長へと導く

学生の思考をとらえる(具体例)……思考プロセスの見方

学生の「思考プロセス」をとらえることで成長へと導きます．次の絵の学生の思考プロセスを踏まえ，それを顕在化して，意欲や成長につながるような具体的な言葉をイメージしてみてください．何と学生へいえば，学生の思考力を高めることができるしょうか？

図 A

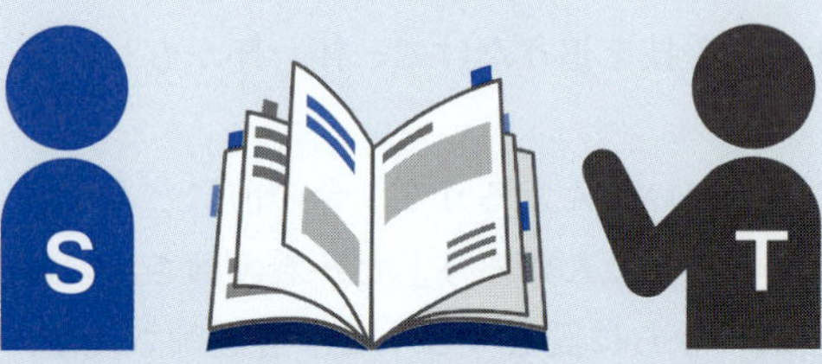
今日は患者さん，スプーン１杯“しか”食べられなかった
S
T

図 B

患者さん今日スプーン１杯食べました
S
T

図 C

本来，術後３日目だからお茶碗１杯のおかゆが食べられるはずなのに，高熱のために口内炎ができているせいか，スプーン１杯しか食べられていない．もしかしたら，義歯が合わないのかもしれない
S
T

フィードバック例

図A：学生がポートフォリオに「今日は患者さん，スプーン１杯“しか”食べられなかった」と書いていたら，この表現に目をとめます．“しか”と書いたということは，この患者さんが本来１杯以上，食べられるはずだ，ということをこの学生は知っていることを意味します．これは着目するに値しますので，そのままスルーせず，以下のようなコーチングをして，その知的ふるまいを顕在化して褒めます．

知識があるから予測できる

★T「どうして“しか”って書いたの？　聞かせてくれる？」
S「患者さん今日は，術後３日だから，本来ならお茶碗１杯くらいのおかゆを食べられるはずなんです.」

そう学生が言えるということは，きちんとその思考の中で，昨日の食事量と今日と比較し，食べられなかったその要因，なんらかの因果関係を考えようとしているかもしれません．その思考プロセスが的確であることをしっかり伝え具体的に褒めます．

情報と情報を関係づける力

図B：学生が「スプーン１杯食べた」という目の前の事実のみを日々記録してあるだけであれば，教師はそのままにせず，★「昨日はどうだったの？」とたずねることをします．学生が昨日と今日の変化から何かの兆候を見いだせるかもしれません．教師は「このささやかな変化をとらえることこそ，看護師としてすごく価値ある行為なのよ」と伝えることで成長の機会とすることができます．

変化から兆候を見いだす力

図C：学生は「本来，術後３日目だからお茶碗１杯のおかゆが食べられるはずなのに，高熱のために口内炎ができているせいか，スプーン１杯しか食べられていない．もしかしたら，義歯が合わないのかもしれない」などと，いい気づきとともにポートフォリオに書いたとすれば克明に観察している素晴らしさ，その推測の方向を褒め，かつ一歩踏み込み，★「他に原因は考えられる？」とコーチングすれば，なお伸びることができます．

複数の要因を考えることができる力

因果は変化にひそんでいる

「いつもは，どのくらい食べるの？」と教師が確認コーチングしてもいいでしょう．「なぜ，食べられなかったのだろうか？」この要因を探します．因果は変化にひそんでいる．変化に気づくということは「いつも」や「標準値」などを知っているから気づくことができるというわけです．アタマのなかで変化(何かの動き，違和感)を発見したから「気づくことができた」のです．この思考プロセスを辿り，価値化することで成長につながります．

「何と比較したの？」

「何」と比較しているのか，その思考プロセス，を追うことも有効です．何と比較しているのか，たとえばいつもの(昨日の)食事量かもしれません．

「何と比較したの？」とコーチングして学生が教科書の表を指差したら，それもコピーしてポートフォリオに入れておくことをすすめます．関連する情報をプロセスで一元化をしておくことで，思考や判断の確認に役立つからです．もちろんプレゼンテーションの時も根拠として使う可能性があります．

患者さんに関する気づきを顕在化する

コーチングすることで，学生は自分の気づきを顕在化することができます．

T：「何と比べて(ポートフォリオに)そう書いたの？」

気づかない学習者には，「昨日とどう違ったの？」とメモした付箋をポートフォリオに貼っておいてもいいでしょう．

学生が「患者さんに○○してさしあげた」としてあげたことを書いていたら

T：「この患者さんに，どうであってほしいの？」

と“ありたい像”をあらためて聞くことは，そこから「課題」が見えてくるのでとても有効です．

S：「手すりにつかまって10歩歩いた」と書いてあったら，

T：「どうだったらいいの？」という具合です．手すりなしで歩けるはずなのか，もっともっと50歩くらい歩けるはずなのか…あるいは立つだけでもその回復は素晴らしいのに，手すりをつかまって10歩“も”歩いたのか．ここを答えられない学生は把握していない自分に気づきます．把握している学生であれば，次へ発展的な話ができます．いずれにしても…“ありたい像”を描けるということはもうそれだけで看護師の教育として大きな価値をもちます．

思考力，判断力，行動力を高める

看護の特徴は，刻々と変化する現実と立ち向かうものです．だからこそ推察，類推という，先を読む力が常に求められます．状況をみて頭のなかで試行錯誤し，もっとも有効な行動を即座に選択する．自ら現実と対座し，そこからいち早く課題を見いだし，情報を手に入れ，その患者，そのケースだけの解決策を考えだします．

思考，判断，行動する，この力を育てるためには，ありたい状態や目標へ向かい課題を解決する一連のプロセスを学習という場で経験することが求められます．

プロセスで思考力を高める

教えるためにわかりやすい資料をつくる，綿密な段階的評価基準を作成する…これらは知識の獲得や到達度を把握するために有効です．しかし課題解決に求められる思考力や判断力を高めるためには，学生が思考している渦中，そのプロセス(思考プロセス)にまっすぐ関わることが欠かせません．学生の思考プロセスを理解することなしに，その思考力，判断力，行動を伸ばすことはできないからです．ここにポートフォリオ，そして自分の意志でゴールへ向かうプロジェクト学習の展開とその思考を追った対話コーチングが活きます．

Ⅳ章

■アクティブな看護教育へ―プロジェクト学習の導入と実践

プロジェクト学習を戦略的に導入する

プロジェクト学習は自ら考える力，気づく力や課題解決力，情報獲得力などの力を身につけ，学習者をアクティブにさせる効果を持ちます．入学初年度からスタートすることで一人ひとりの学びへの意欲とクオリティを高めます．

理念の理解

オリエンテーションで，意志ある学び＝自分で自分を成長させる人になる！　という理念を明確に伝えます．

プロジェクト学習の基本の修得

続いてプロジェクト学習とポートフォリオ，セルフコーチングの基本と手法を伝えます．オリエンテーションで行うといいでしょう．このスタート期にパーソナルポートフォリオをスタートさせます．

パーソナルポートフォリオ(p.46)
パーソナルポートフォリオを面接（入学・採用）に持参してもらうことをすすめます．パーソナルポートフォリオをつくることで自尊感情が高まります．そして胸にあらためて看護師になる！　と前向きな気持ちが湧きます．そして自分はこんな看護師になりたいというビジョンを描きます．

ライフポートフォリオ(p.48)
ライフポートフォリオをつくり自分自身の生活や健康を軸にしたポートフォリオをスタートさせます．

思考リテラシーを身につける

専門教育がスタートする前に，リフレクションやクリティカルシンキング，課題解決手法など「思考リテラシー」のプログラムを行います．

- 「思考リテラシー」(p.64)
  - ○考えるとはどういうことかの理解
  - ○クリティカルシンキングの理解と駆使
  - ○成長につながるリフレクションの習慣
  - ○発想を広げるリフレーミングの獲得
  - ○課題解決の思考プロセス

プロジェクト学習スタート

プロジェクト学習をスタートします．はじめにチームプロジェクト(TP)を行いプロジェクト学習の楽しさと基本展開を修得します．この後，一人ひとりが自分の目標に向けて行うマイプロジェクト(MP)を行うといいでしょう．プロジェクト学習は基本的にチームで行います．さまざまな人の個性や能力を出し合い，一つのゴールへ向かう経験は，そのままチーム医療や地域社会という自分以外の存在と共に患者さんの健やかさを守るという看護師のあり方を経験することになります．

次へのチャレンジ心
プロジェクト学習は１回行って終わり，ということではありません．次はもっとうまくできるようになりたいとチャレンジしてみたくなります．この前向きな気持ちをもつことに価値があります．

看護教育へ４つのプロジェクト学習の提案

ここから４つのプロジェクト学習をお伝えします．既存教科の看護概論（基礎・小児・成人・老年・精神・母性），生命倫理，在宅看護などカリキュラムを再編成させ網羅した身近な大切な人の健康を守る提案をする『大切な人の健康を守ろうプロジェクト』．

既存教科の基礎看護学において修得すべき内容…安全，人間，環境と看護などを網羅しカリキュラムとして再編成した，地域で健やかに生きる方法を提案する『地域の社会資源を活かそうプロジェクト』．どんな看護師を目指したいかを描くところから始まる『キャリアビジョン実現プロジェクト』．看護学生としての自律的な生活をねらいとする『生活マネージメントプロジェクト』．いずれも筆者が看護教育のために設計したものであり，教育現場で実践されているものです，中でも『大切な人の健康を守ろうプロジェクト』は，看護教育の本質をおさえたものとして，ナイチンゲールプロジェクトと呼ばれ，広く実践されています．この４つはいずれも健康，生活，看護などを芯としています．

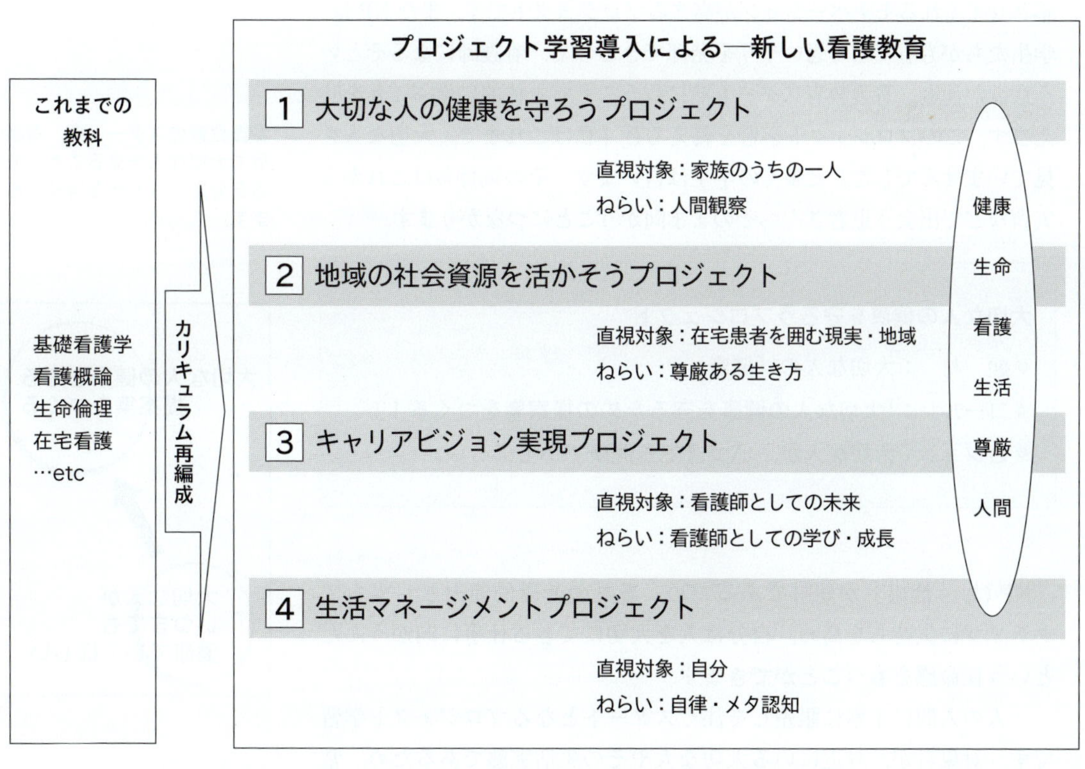

1 大切な人の健康を守ろうプロジェクト(NP)

1)大切な人の健康を守ろうプロジェクト(NP)とは

NP(大切な人の健康を守ろうプロジェクト)は，学生が自分自身の身近で大切な人(家族のうち一人)をプロジェクト学習の対象者として設定し，その人がより健康な生活をおくれる生活の工夫や改善を提案するものです．

この人の健康を守ってあげたい，このままでは健康に支障をきたすかも…という対象者をひとり決めます．その人を看護の目で観察し，この課題の解決策を考えだし，生活改善となる行動を具体的に提案します．「こうしたら健康を守れますよ！」というプレゼンテーションをして互いに学びあいます．学習の成果として「大切な人の健康を守るための提案集」をつくります．

一人ひとりが自分の目標に向けて行うマイプロジェクトです．自分が考えて動き出さない限り何も始まりません．看護が楽しい，面白いを実感させてくれるモチベーションが高まるプロジェクトです．またNPは，学生たちがもっている思いやりを発揮できるので，看護師になるぞという意欲が湧き，看護教育スタート期に行うことで主体的に学ぶことを叶えます．このプロジェクト学習を終えると「私はこれまで，大切な人を見ていませんでした」と多くの学生は言います．その気持ちはこれから実習などで出会う患者さんへそのまま向かうことにつながります．

NP

Nightingale Project

子どものころ読んだナイチンゲールの伝記．看護師は医師の補助をする存在ではなく看護師にだけしかなし得ないものがある．『看護覚え書』13の項目で大切な人をみる

Nurse Performance

大切な人の健康を守るこのプロジェクトは，ナースのパフォーマンス(機能)を立ち上げるプロジェクト学習です．

看護教育のスタート期，看護の目で大切な人を見ることのできる自分にささやかな誇りを感じます．

> **大切な人の健康を守ろうプロジェクト**
>
> ◎題　材　：大切な人の「健康」
>
> ◎ゴール　：「大切な人の健康を守るための提案集をつくる！」
>
> ◎ビジョン：大切な人が，いつまでも健康でいてほしい．

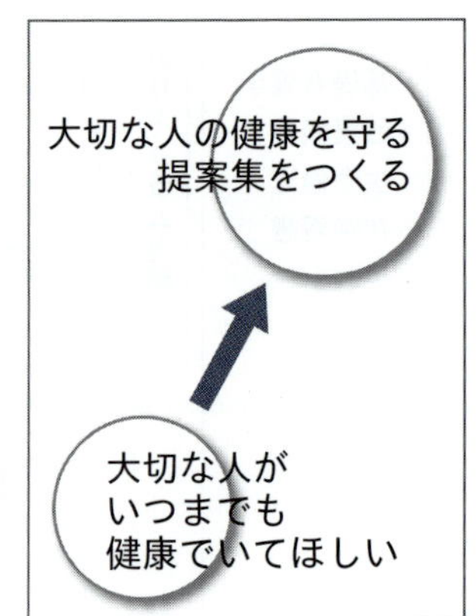

NPは，「健康」が題材であるため，看護の基礎的能力としてもアクティブに気持ちを高め，自分は人を大切にできる仕事に向かうんだという使命感をもつことができます．

一人の人間に丁寧に眼差しを注ぐスタートとなるプロジェクト学習です．対象者が，身近にいる大切な人やその生活実態であるため，常に生きた学習ができることが大きな特徴です．

あらためて身近な人を「大切な人」と認識し，健康の視点で観察することで，いつまでも健康でいてほしいという願いが湧くプロジェクト学習です．

2)コンセプト

看護の目で観察する

大切な人の健康を守るプロジェクト学習は，看護師として人をみることのスタートとなるプロジェクト学習です．看護師として人をみる，生活をみて気づく，察する…を身につけるのがねらいです．その対象とする人自身も意識していないことを見いだせるというナースとしてのパフォーマンスを立ち上げるプロジェクトです．

学生はこの学習では，はじめて看護師らしいセンスで人や環境を看ます．「見る」ではなく，「看る」とはどういうことなのかを体験的に実感し理解します．

「O 情報」の獲得こそ大切

家族一人ひとりを見ます．その生活を見ます．「食事」「睡眠」「活動」などを意識してみます．無意識から，意識化することで，これまで見えなかったものが見え，気づけるようになります．自ら察してこそ手に入る「静寂の情報」，O 情報の獲得ができる力こそ看護師の価値ある力と言えます．

無意識から意識化

3)教育目標…人を看る力

看護師として人を看る，生活をみて気づく，察する…を身につけるのがねらいです．

大切な人の健康を守ろうプロジェクトで身につく力 no.43

【専門知】

- □ 生活における健康を阻害する要因を知る
- □ 看護師として人間を看て情報を得る
- □ 体重，身長をはじめ，基本的な計測，その知識・方法を得る

【普遍知】

- □ 自分の意志で目標へ向かう力
- □ 根拠ある情報を獲得する力
- □ 応用力：知識と現実を結びつける力

4)活動内容

ここからプロジェクト学習の基本フェーズにそって説明します．

1. 準　備 のフェーズ

全体を把握する

すでにチームで行うプロジェクト学習の手法については学習者は理解していることを前提に，ここでは，「大切な人の健康を守ろうプロジェクト」としてどんなことをやるのか，を理解します．

①大切な人の健康を守ろうプロジェクトとはどういうことをするか説明します．必ずプロジェクト学習の基本フェーズの図(右図)を示しながら伝えます．まず「大切な人の健康・生活」という題材で行うものと流れをイメージし，そこで身につく力を意識することも合わせ，学習者一人ひとりが，どんなふうに進めたらいいのかを理解します．

②これはマイプロジェクト，「個人で行うプロジェクト」です．対象となる大切な人はみな違います．これが正解というものはありません．各自が進め方をつかみ「自分で」やっていきます，と伝えます．

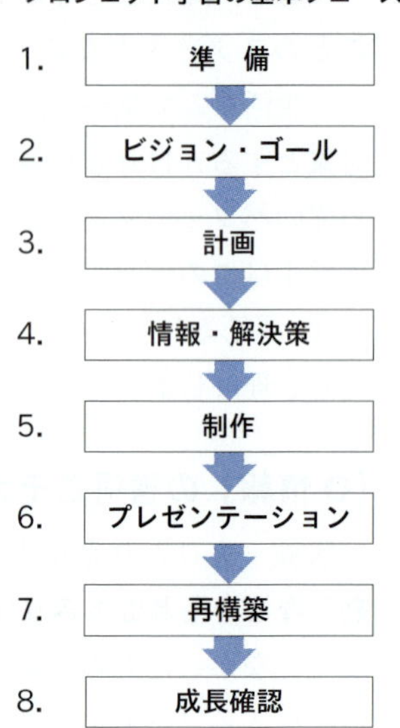

題材「健康」を意識化する

①題材である「健康」を無意識から意識化します．「意識」すると，これまで見えなかった，健康に関するいろいろなものが見えてきます．それをポートフォリオに入れていきます．

②一人思考：アクションシートに一人ひとり，今日の目標：「健康とは何かを考える」と書き，一人思考で書き出します．箇条書きでどんどん書きます．次に「思考共有」します．

アクションシートとは，目標・成果・評価を記入し意志ある学びを叶えるシート（赤本 p.279）

③思考共有：「健康ってなに？」みんなで自由に思いやイメージするものを出し合います．正解などありません．一切，否定や細かいコメント的な説明はなしで，どんどんその世界観を広げることがねらいです．ホワイトボードにどんどん共有するようメモするかのように書きます．

④多面的な視点：帰宅後や週末などを活かし，家族など身近な人たちにも「健康」についてインタビューします．「健康ってなんだと思いますか？」「何か気にかけていることはありますか？」

「一人思考から思考共有へ」p.37 参照

＊「健康とは」と調べることは検索すれば容易です．その意味はすぐにわかります．ここでねらいとしているのは，知識ではなく意識や世界観を広げることです．調べて終わり，でなくこれから先，健康やそれを阻害する要因などに関し，目や耳に入るものを見逃さない

ぞ！　という，意志を立ち上げることにもつながります．

ナースの眼差しで「大切な人」を決める

①看護の目で一人ひとりをみる

客観的に人をみて，そこから気づけるよう客観的な情報（O 情報）を獲得しようと課題発見のセンサーを研ぎ澄まします．身近な人が自ら発する「あー肩凝った」「足が冷える」などの主訴は，とくに能動的にならなくても耳で聞こえますから，誰でも獲得することができる情報です．もっとも大事なのは，その人のふるまいなどに潜んでいる健康に関係するような O 情報を得ることです．客観的な情報をいかに獲得できるのか，まさしく察する力がここで身につきます．

②S 情報と O 情報について理解する

見る–視る（観る），S 情報と O 情報についてはっきり理解します．

S 情報はだれでも獲得できる，しかし O 情報は看護師だからこそ見える，静寂な情報といえます．相手が言わないこと，本人も気づいていないことを，観察してわかる，これが看護師の特筆すべき力です．このプロジェクト学習で O 情報を獲得できる力を身につけそれを発揮しようとはっきり伝えます．

＊ナイチンゲールの覚え書の 13 の項目で大切な人を見ることも概論とあわせて有効です．

ナイチンゲール看護覚え書 健康に影響を与えている因子

- 換気と加湿
- 家屋の健康
- 小管理
- 物音
- 変化
- 食事
- 食物の選択
- ベッドと寝具類
- 陽光
- 部屋と壁の清潔
- からだの清潔
- 励まし・アドバイス
- 病人の観察

看護学概論との融合

身体シート

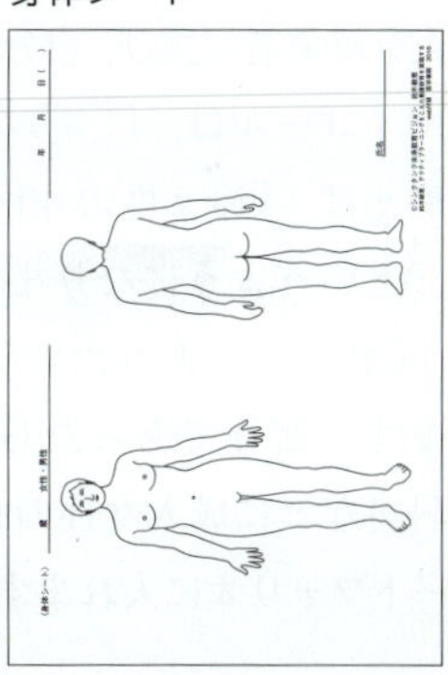

生活シート

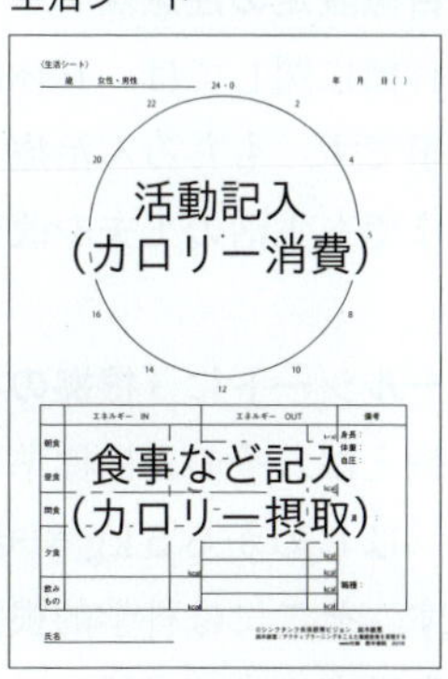

シート 2 点は医学書院 web サイトでダウンロード可能（p.x 参照）

③「身体シート」をつかう

観察して，見えたもの・感じているものを記入します．

…目が乾燥する，肩が凝る，など．

④「生活シート」をつかう

「その人の生活実態をつかんでみよう」シートに書かれている項目をみて，何を意味しているか話し合い，学生自身，自分の 24 時間の行動を「生活シート」に記入してみます．運動量（エネルギー消費）と摂取（食事など）を記入，カロリーも教科書などで調べられることをつかみます.

24時間円グラフに活動・休息などを記入.

エネルギー in　人間の活動を支えるためのエネルギー

エネルギー out　人間が活動により消費するエネルギー

(カロリーのバランス, 食事の偏り, 生活習慣などを分析できる)

2. ビジョン・ゴール のフェーズ

プロジェクト全体のビジョンとゴールをあらためて確認

大切な人の健康を守ろうプロジェクト	no.44
◎題材：大切な人の「健康」 ◎ゴール：「大切な人の健康を守るための提案集をつくる！」 ◎ビジョン：大切な人がいつまでも健康でいてほしい.	

マイゴールを決定する

大切なのは「現状の把握」です. 観察を通しもっとも生活改善を必要な人を対象者に選び, 自分の目指すゴールとしてゴールシートに書きます.

マイゴールは,「○○の方法を提案します」という表現にします.

例えば,「冷え性の40代後半女性の生活を改善する方法を提案します」というようになります.

「現状」と「ありたい状態」を照らしあわせることで「課題」が見えます. どうであったらいいのか？　例えば体重, 食事, 睡眠など, 教科書などに成人女性の必要カロリーなども必ず出ています. これらもポートフォリオに入れます.

● 目標設定の注意点

目標に関しては, 具体的であること, 現実的で妥当性があることが大事です. もちろん治療・治癒をテーマにすることはありません. あくまでも生活の工夫や改善を目標にします.

ゴールシートに「根拠のない数値」を書かない

例えば, その人に標準体重に近づいてほしい, であればいいのですが, はじめから5 kgやせる！　と数値を入れてしまうケースがあります. そこには科学的根拠がありません. ダイエット目標などの思いつき数字は書いてはいけません.

目標の表現に「曖昧表現」や「修飾語」は使わない

太った，整った，きちんと，簡単な，など修飾語や曖昧表現を使わない．

「ものすごく煙草を吸っている人がすぐにやめる方法を提案する」は×です．曖昧ですし妥当な目標とはいえません，相手の立場に立ったところから目標を立てるならば，このような無理なことを目指しません．

“はじめから”解決策を決めてしまわない

その解決策よりいい方法があるかどうか確認せずに，ときに学生はそのスタートに，「肩凝りをなくす３分間ストレッチを提案します！」などゴールシートに課題とその解決策を最初に書いてしまうことがあります．しかしストレッチをすることが解決策とは限りません．なぜ，このようなことがおこるのか…学生はゴールシートを設定するときに，すぐにネット検索をします．サイト上には，ほぼ必ずとも言えるほど，課題と解決策が書いてあり，学生は最初の検索結果をみたときに，ほかの可能性を考えたり探ったりすることをしないで書いてしまうことがあるのです．

現状を十分把握していないのであれば解決策がわかることはない

3. 計画 のフェーズ

目標達成のためにすべきことを戦略的に考え，計画書をしっかりつくります．“すべきこと”にモレがないか仲間同士で見てアイディアや情報を互いに提供しあいます．教員は内容のチェックやアドバイスに終えず「戦略的に計画をたてる力」が本人に再現性のある形で身についたかを評価し，本人にフィードバックします．

4. 情報・解決策 のフェーズ

ゴールに向かうために有効な根拠に基づいた情報を得る必要があります．その上で，具体的な工夫，解決策を生み出します．

知識を現実へつなげる力

ネットで調べた解決策をそのまま提案するケースが目立ちます．

たとえば，大切な人の健康を守ろうプロジェクトであれば「…塩分を過度に摂ってしまう人への提案として，成人ひとりあたりの塩分摂取の目標量は１日○ｇです．これを守り塩分を減らす食生活を提案します」で終えてしまう，これでは，プロジェクト学習の目的である知識を現実へ応用する力，コンピテンシーが身についたとは言えません．現実的にどうしたらいいのか，いまの生活や行動，ふるまいをどう変化させたらいいのか，ここを丁寧に具体的に伝える，伝えられる表現ができることが大事です．知識と現実とをどうつなげることができるのか…ここが成長の鍵となります．

対象者の生活を克明にみて，どこをどう改善したらいいのか，についての情報獲得と具体的な提案を考えだす大切なフェーズです．

p.86，87の「具体的な提案」参照

5. 制作 のフェーズ

模造紙1枚に図やグラフ，簡潔な文章を組み合わせ，プレゼンテーション用に表現します．

6. プレゼンテーション のフェーズ

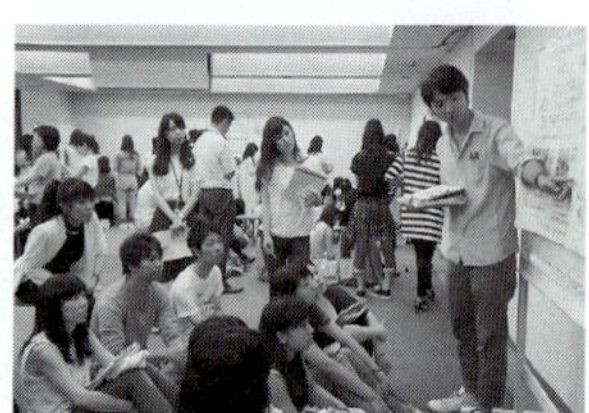
実習病院でプレゼンテーションしている様子

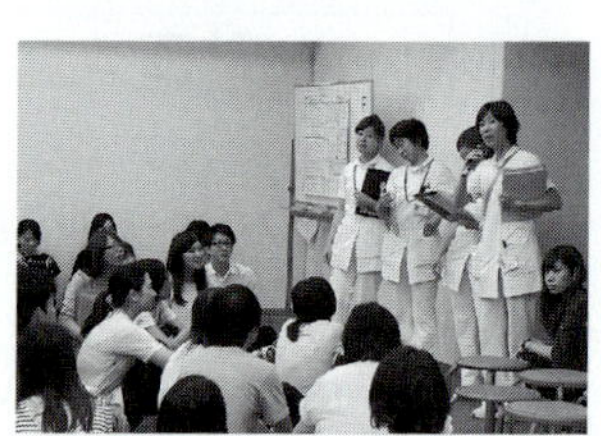
プレゼンテーション後，指導者から直接ほめられ，うれしそうな学生たち
（写真：パナソニック健康保険組合立松下看護専門学校）

実習施設でプレゼンテーション

公開プレゼンテーションにします．保護者や看護師さんをお招きします．なるべく実習先の施設で行い，指導看護師さんに参加していただきます．実習とはまた異なる自分の考えで堂々と提案する学生を見てもらうことはとても有効です．

自分のプレゼンテーションだけでなく，他者のプレゼンテーションを聞いて，①「ここがよかった！」，②「こうすればもっとよくなる！」という視点でメッセージを付箋に書き，その箇所に付箋を貼っておきます．

7. 再構築 のフェーズ

プレゼンテーションで得た助言などを含め再構築します．プロジェクト学習のゴールは，他者に役立つ「知のアウトカム」，手に触れることのできる「成果物＝提案集」を生むことです．それは一冊の物体として，みんなで見たりさわったり，お世話になった方にプレゼントしたりできます．それは，学生自身にとって価値あるものです．学習のゴールとして目指すに値すると実感します．自信，自尊感情をもつことができ明日に向かうモチベーションとなります．

再構築するということは，一見無造作に散らかる知の断片を俯瞰し，価値あるモノ，意味あるモノだけを見極め，それらを論理的に組み立てる作業とも言えます．

8. 成長確認 のフェーズ

元ポートフォリオをめくり，自分の成長を確認し，成長報告書を書く．

（赤本 p.287～289）

5)実践ポイント

ケース：ポートフォリオがスカスカな学生へのコーチング

プロジェクト学習は自分で，考えだしたことを提案するものです．考えるためには「情報の獲得」が必要です．ポートフォリオに関連する情報が入っている必要があります．しかし，食事，カレーと書いたものしかポートフォリオに入っていない．何をどうしていいのかがつかめないという学生であれば次のような対話コーチングをしてみましょう．

例えば，「塩分の摂り過ぎで，何にでも塩や醤油をかける 85 歳男性(祖父)に正常な食生活になってほしい」というようなテーマをあげながら，自分から積極的に情報を手に入れてこようとしない学生の思考をどう導いたらいいのか，考えてみましょう．課題発見シートを広げ学生がメモできるようにします．

課題発見シートの活用 no.45

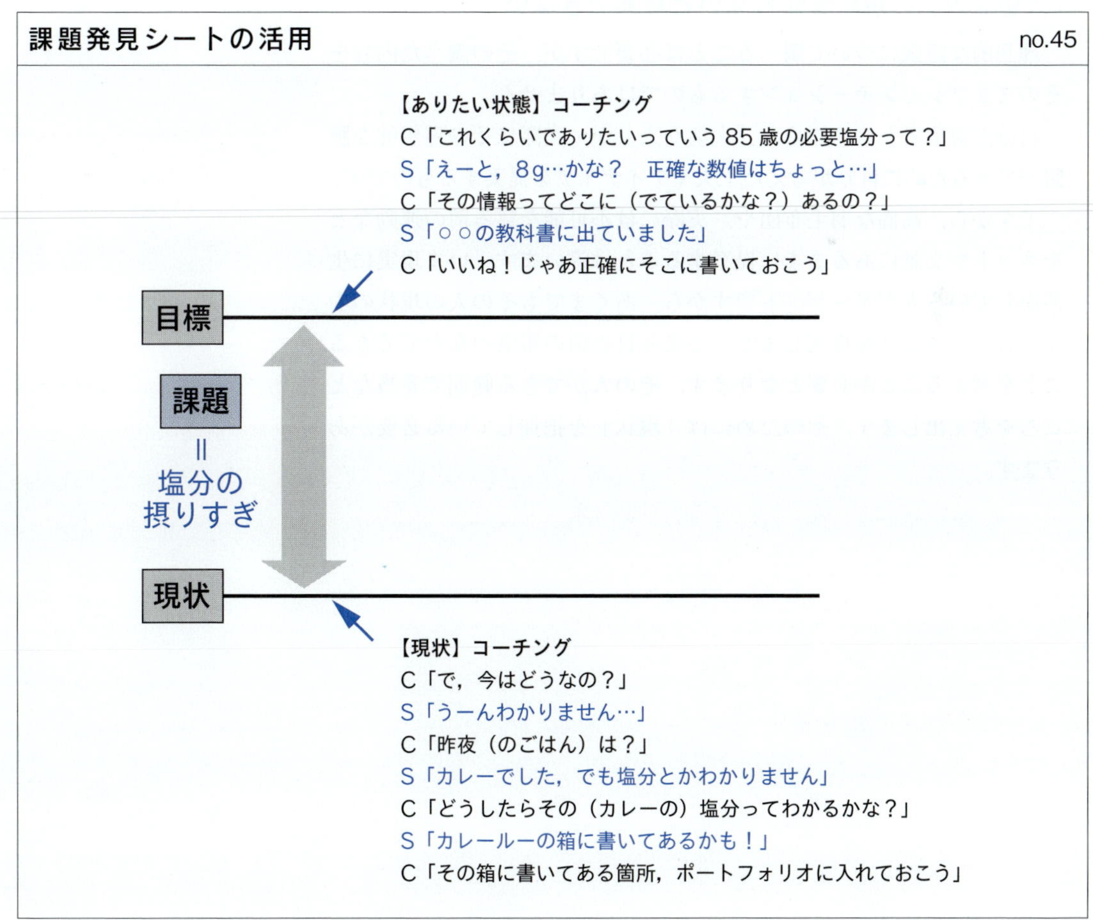

【ありたい状態】コーチング
C「これくらいでありたいっていう 85 歳の必要塩分って？」
S「えーと，8g…かな？　正確な数値はちょっと…」
C「その情報ってどこに（でているかな？）あるの？」
S「○○の教科書に出ていました」
C「いいね！じゃあ正確にそこに書いておこう」
目標
課題
=
塩分の
摂りすぎ
現状
【現状】コーチング
C「で，今はどうなの？」
S「うーんわかりません…」
C「昨夜（のごはん）は？」
S「カレーでした，でも塩分とかわかりません」
C「どうしたらその（カレーの）塩分ってわかるかな？」
S「カレールーの箱に書いてあるかも！」
C「その箱に書いてある箇所，ポートフォリオに入れておこう」

課題は，ありたい状態と現状とのギャップですから，現状を正確につかめている必要があります．現状の塩分摂取量を計算します．カレールーの塩分，福神漬けの塩分，みそ汁，一緒に食べた冷やしトマトにかけている塩…これからの塩分は，おおよそ計算することができます．このプロセスの計算式やメモ，ナトリウムと塩分についてのネット資料などがポートフォリオに入ります．

現状が，仮に1日に20gの塩分を摂取しているのであれば，どうやって今の塩分量を半分にするかを考え，それを具体的にどう工夫するのか課題解決策を生み出します．

…そのカレーの塩分，カレーの添え物，みそ汁…量を減らすのか，内容を変えるのか…でもこの人はおみそ汁が大好きだから…などなど考える必要があります．いろいろなアイディアがあるはずです．現実にできることを考え，この食事(生活)のどこをどう変えるか，ここに解決策があります．

「大切な人」の現状を知らないと提案できない

理想的な睡眠について調べることは必要ですが，その調べた内容をそのままプレゼンテーションするものではありません．

自分が対象者として決めた「大切な人」が，実際にその理想的な睡眠ができるために自分が考えた工夫やアイディアを提案するものです．

ですから，高価な羽毛布団や，実際には不可能な寝る前の運動などをネットや文献にあるままに提案することは違います．いま現実に生活をしている人がターゲットですから，あくまでもその人の現状の中で実行できることを提案します．つまり目の前の現実のなかでできることを考えることが必要となります．その人ができる範囲で妥当なところを考え出します．そのためには「現状」を把握している必要があります．

6）ポートフォリオの中身例

- □ 教科書の写し
- □ 看護学概論：人間のニード（欲求）に関する理論
  マズローの欲求段階説
  ヴァージニア・ヘンダーソン「看護の基本となるもの」の 14 の基本的ニード
  WHO「健康の定義」
- □ 解剖生理：手の骨格と筋肉
- □ 新聞の切り抜き：体に優しいスイーツ
- □ レシピ
- □ 対象者の健康診断検査結果
- □ インターネットのサイトを印刷したもの
- □ 成長のための 3 大要素
- □ 栄養に関するページ
- □ 1 日の消費カロリーを計算したもの
- □ BMI を計算したもの
- □ タバコの害について… etc.

ポートフォリオに入っているもの…

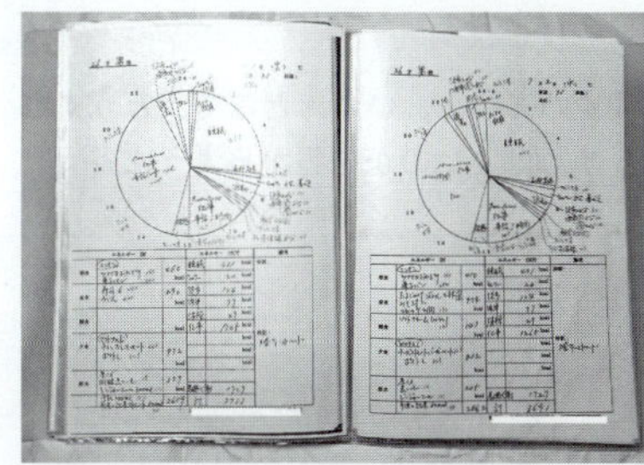

・生活シート

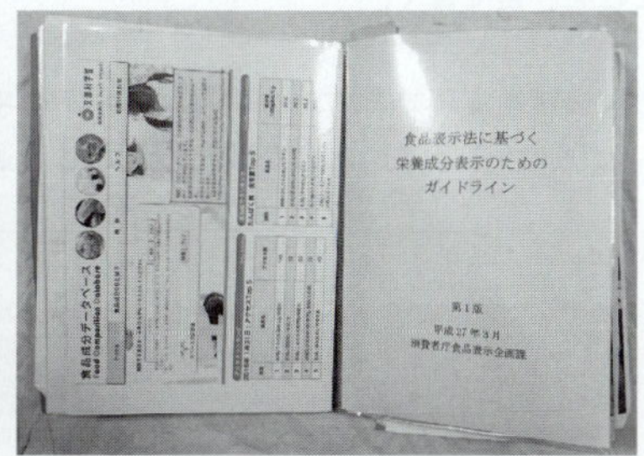

・インターネットからプリントしたデータ
・公的機関が発行したガイドライン

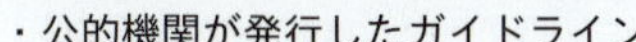

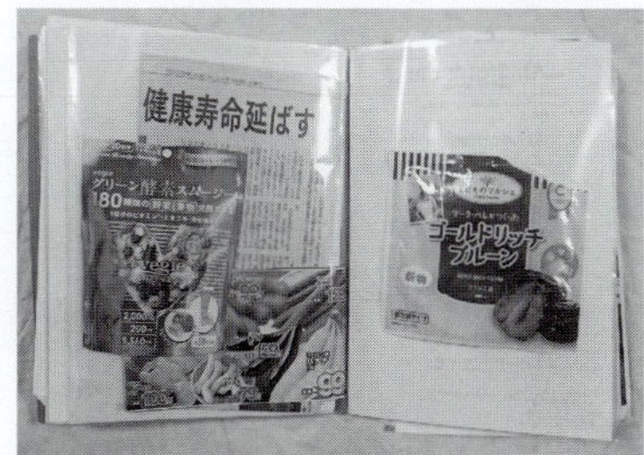

・新聞記事
・健康をウリにする食品パッケージ

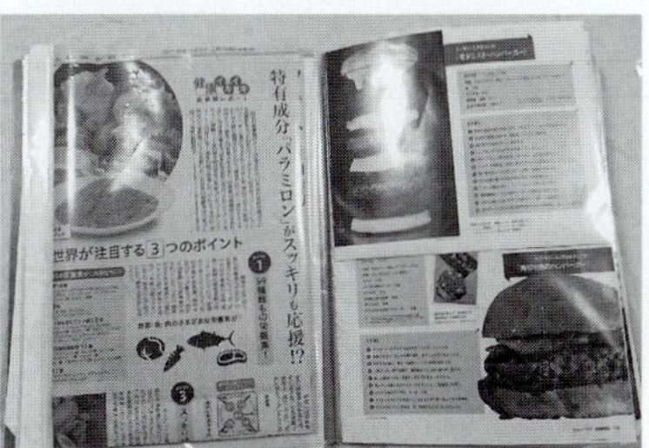

・関連する雑誌の切りぬき

7) 成果物（Product）

「知の再構築」基本フォーマット no.46

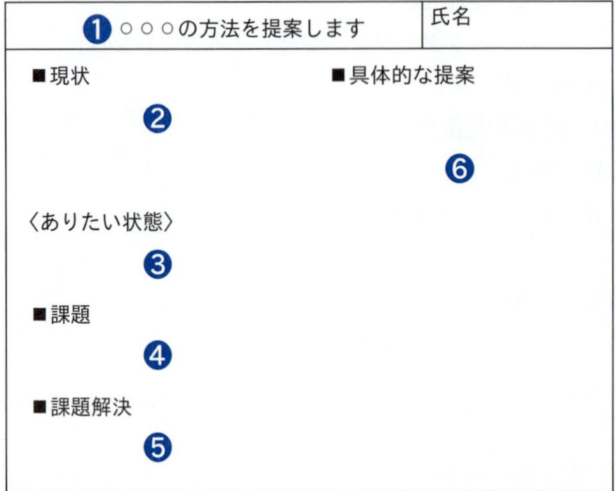

❶マイテーマ（目指す目標）を書く．「○○○の方法を提案します」という表現にする．

❷リード文（内容の冒頭にある概要をまとめた前文）として現状を簡潔に書く．文章だけではなく現状のデータ・グラフなど根拠を添える．

❸それはどうであったらいいのか，望ましい状況を一言で書く．

❹これが課題だというものを一言で書く．いくつかあっても一つに絞って書く．

❺こうすれば解決するということを一言で書く．

❻具体的な提案

どうすればできるのか，その解決策を実現する方法を表現する．その手順やポイント，いつ，どこで，どうすればいいのか，何をいうのか，セリフ，ふるまいなどを読んだ人がこの通りすればいいのかをわかるように書く．

プロジェクト学習の(Product)「凝縮ポートフォリオ」 no.47

プロジェクト学習の知の成果物である「凝縮ポートフォリオ」は全体の思考プロセスが俯瞰できるよう，見開き1ページで視覚的に表現する．

■元ポートフォリオづくりで「身につく力」

- □ ビジョン（目的）とゴール（目標）を描く力
- □ 現実対座・現状認識・現状分析
- □ 課題発見力
- □ 課題解決力
- □ 暗黙知の顕在化
- □ 経験の価値化
- □ クリティカルシンキング

■凝縮ポートフォリオで「身につく力」

- □ 思考力・判断力・表現力
- □ 客観的思考
- □ 論理的思考
- □ 俯瞰・普遍・本質の見極め

同じプロジェクトに参加した人たちの成果をあわせ1冊の「提案集」にする

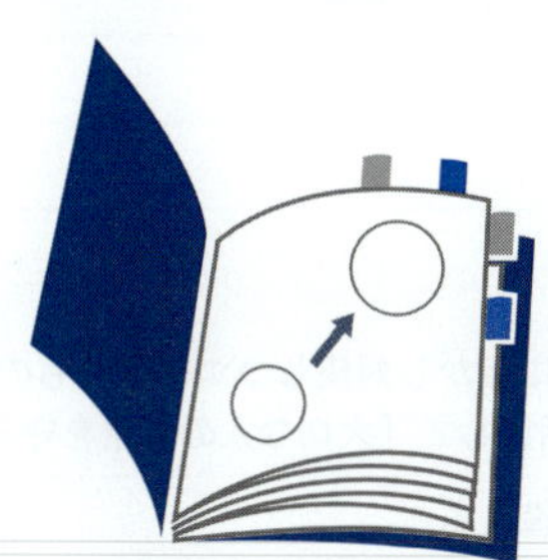

元ポートフォリオ

知の再構築

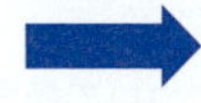

同じプロジェクトに参加した人たちの成果をあわせ1冊の「提案集」にする

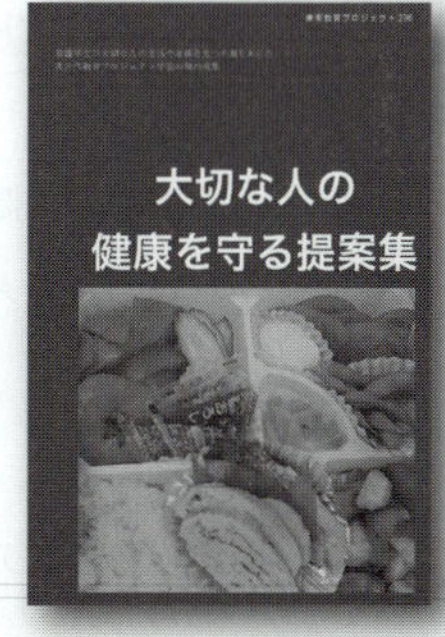

凝縮ポートフォリオ

8)シラバスモデル

[大切な人の健康を守ろうプロジェクト] NP ゴール(具体的な目標):『大切な人の健康を守るための提案集』を作る. ビジョン(目的):大切な人がいつまでも健康でいてほしい.		
学年	1学年	
科目(関連教科)	医療概論　看護概論　基礎看護学　看護過程　保健行動学　家族論　保健体育　健康と疾病　健康と環境	
題材	大切な人の『健康』	
キーワード	ナイチンゲール「看護覚え書」13項目 「健康　生活　人間」 客観的情報　ライフログ　セルフマネージメント　セルフケア　食事習慣　排泄　栄養バランス　活動　休息　生活習慣　自己管理支援「安心,安全,自立,尊厳」等	
期間・単位	6月～10月　2単位　45時間	
手法	プロジェクト学習(意志ある学び/明確なゴールとフェーズ展開)	
評価	ポートフォリオ評価(成果や成長のプロセス/自己評価)	
PBLの成果物	大切な人の健康を守るための提案集	
ねらい	看護の目で人の健康を観察できる力 人間,生活,健康,看護について概念理解を現実に活かし対座しつつ自らのものとする. 看護の目的,対象,方法論などを学び,それらを活用して「大切な人の健康を守る提案」をする.	
	教科書とリアルを常に一致させる知的習慣を身に備える. ナイチンゲールの『看護覚え書』の13項目を書籍の中で終えず,現実に反映させてみる. 1. 換気と保温　2. 家屋の健康　3. 小管理　4. 物音　5. 変化　6. 食事　7. 食物の選択　8. ベッドと寝具類　9. 陽光　10. 部屋と壁の清潔　11. からだの清潔　12. 励まし・アドバイス　13. 病人の観察	
身につく力	<専門知> □健康と環境の視点で他者の生活を観察する力 □課題発見力/客観的情報の獲得 □大切な人を守る意識,行動	<普遍知> □目標設定力 □自ら情報を獲得する力 □他者のプレゼンから学び取る力
概要	このプロジェクトは,専門教科(基礎看護学,解剖生理学など)の学習を始めた1年生が,身近にいる「大切な人」の健康,生活,環境と関連づけながら,看護の視点で大切な人の健康を守るための生活改善を主に提案をするもの. このプロジェクト学習を進めていく中で,自ら健康に関連する正しい根拠を得,自分の考えを提案するものです. ①看護を学び始めた1年生の知識でも,大切な人の健康を守ることができる. ②看護の学びが,大切な人の健康を守ることに役に立つことを実感し,自己効力が高まる.	
社会的意義	◎大切な家族の存在に気づくことができる ◎食事や睡眠,時間管理など基本的な生活習慣の理解	
協力者・パートナー	家族・専門教科の教員	

プロジェクト学習フェーズにおける活動	準備　6月 プロジェクト学習によるカリキュラムです．すでにプロジェクト学習の手法については学習者は理解しています．ここでは，「大切な人の健康を守ろうNPプロジェクト」としてどんなことをやるのか，を理解します．そのためにプロジェクト学習の基本フェーズをみて，これを「大切な人の健康・生活」という題材で行う流れをイメージし，そこで身につく力を意識することも合わせ，学習者一人ひとりが，どんなふうに進めたらいいのかを理解します． □プロジェクト全体の題材（テーマ）とゴールを知る □プロジェクト展開の流れをつかむ ビジョン・ゴール　6月 □ビジョン・ゴールの設定 □観察を通しもっとも生活改善を必要な人を対象者に選ぶ 計画　6月 □工程表の説明 □ゴール到達に必要な情報や作業，時間配分を計画する 情報・解決策　7月～8月 □情報・解決策について説明 □ゴールに向かうために有効な根拠に基づいた情報を得，具体的な工夫，解決策を生み出す 制作　9月 □制作およびプレゼンテーションについて説明 □模造紙1枚に図やグラフ，簡潔な文章を組み合わせ，プレゼンテーション用に表現する プレゼンテーション　9月 プレゼンテーションする □他者の発表を聞いて①良いところ，②こうすればもっとよくなるという視点でメッセージを付箋に書く，模造紙に貼る 再構築　10月 ①②の用紙を参考に，再構築をする □再構築とは意図，方法，制限などを説明する □再構築の要素確認，学生間意見交換 成長確認　10月 □凝縮ポートフォリオ提出 □成長エントリー・成長確認提出

2 地域の社会資源を活かそうプロジェクト(SP)

1)地域の社会資源を活かそうプロジェクトとは

SP(地域の社会資源を活かそうプロジェクト)とは，地域の様々な社会資源を活かし，健やかにその人らしく生活できるための方法を提案するものです．

地域に暮らす，疾患を抱えている，あるいは回復過程にある一人の人物を「R10 着眼シート(p.183, 185)」を使い想定するところから，このプロジェクト学習はスタートします．QOL を考え，地域の薬局や公園，診療所やデイケア，生活支援センターやケアマネージャーなど様々な社会施設などを活用し，より幸せに地域で生活できる方法を提案するものです．

地域に実際に出向き，実存の当該施設や市役所，地域の人々の協力を得ながら，展開するアクティブなプロジェクト学習です．学習の成果として，地域住民や保護者，教育指導者，看護学校関係者などを対象に地域の施設で公開プレゼンテーションを行います．最後に「○○市の人々が地域の社会資源を活かし，健やかに生活できるための提案集(p.135 参照)」を生み出します．

地域の社会資源を活かそうプロジェクト

◎題　材：　地域・社会資源

◎ゴール：　○○市の人々が地域の社会資源を活かし，健やかに生活できるための提案集をつくる！

◎ビジョン：地域で自分らしく健やかに生きてほしい

SP
Social resources Project

地域の社会資源を活かし，その人のQOLをかなえる健やかな生活を提案するプロジェクト学習

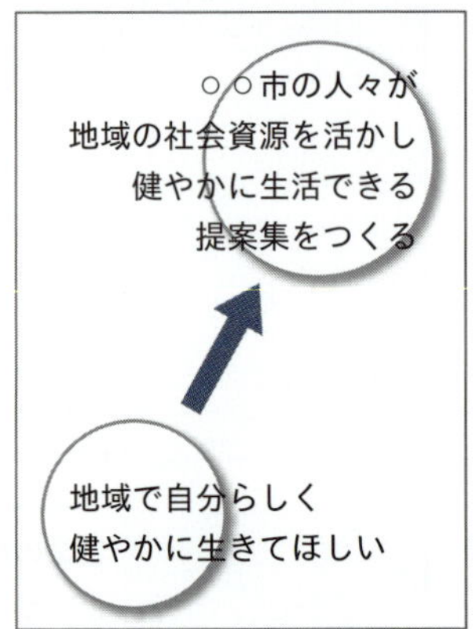

コアになる看護師の存在
ケアマネージャー，保健師，ホームドクター，それぞれの立場で，地域住民の健康を守ります．
中でも「患者の心身とその日々の変化の起因となる生活のあり方」を軸に常に患者を看ることができるのは，(地域の)看護師であるといえるでしょう．

統合教科
SP は，「人間・生活・地域・健康」を融合させるカリキュラム提案と言えます．

2)コンセプト

地域をステージとする新しい看護教育

在院日数の短縮を余儀なくされ，完全に治療を終えて退院できる人よりも，在宅において健康回復のために医療を継続するケースは日々増えているといえます．また本人も住み慣れた自宅や地域の施設で自分なりに幸せに暮らしたいと願っていることが多い，この現状に応える地域を主たるステージに活躍する看護師のあり方が模索されている

最中です．新しくここに対応する看護教育も必然的に求められます．

現実に地域の社会資源を健やかな生活や疾患などの回復のために，最適に活かす地域包括医療の時代はもう始まっています．これまで長い間，病院へ行き臨地実習をしてきた看護教育，そこで学生は「看護」というものの考え方や知識，スキル，対応する人々…それらは当然，病院の中，病棟というイメージのなかで修得します．看護の主ステージが“地域”となりつつある現在，ここにSPは対応します．

一方，訪問看護，在宅医療の教育においては，病院を現場とする臨地実習のような実習環境を確保できないという現状があります．

もちろん患者の実態に触れることのできる機会は不可欠ですが，地域包括医療の時代，社会サイドからせまり看護を必要とする人々を守るSPは地域そのものに目を向けることや，日々のニュースから，外に出ることの少ないいわゆる老々介護の実態，この地域にどんな社会施設があるのかを知る，道ですれ違うお年寄りへ意識が向きその行き先に関心をもつ…きっかけともなります．これらも訪問看護などの実習が担うねらいの一端といえるのではないでしょうか．

いつどんなプロジェクト学習をしたら有効か

1年次の最初に，SP［地域の社会資源を活かそうプロジェクト］やLP［生活マネージメントプロジェクト］などをチームプロジェクトとして経験します．これらは，初めての臨地実習で患者さんの生活を見るときに役立ちます．その後［大切な人の健康を守ろうプロジェクト］を一人ひとり，マイプロジェクトとして経験します．2年次の前半に［キャリアビジョン実現プロジェクト］をすると有効でしょう．

入学直後には，ワクワクを大事にしたキャリアビジョンを！

入学直後，オリエンテーションの際にキャリアビジョンを描くことは有効です．しかしこのスタート時点にキャリアビジョンを描く目的は，看護師への道を選択したワクワク感やそこからのミッションを胸に宿すことにあります．入学直後に学生が書くキャリアビジョンは，おおむね「信頼される看護師，笑顔の看護師，誠実な看護師…」という観念的なイメージになります．たとえふんわりとしたものであれ，未来を描くことには大変価値があるのでぜひ実施することをお勧めしますが，この際もただイメージを描くのに終えず，「信頼される」には，どのような「具体的な行動やふるまい」があり得るのか？というように「現実」に落とし込む必要があります．

地域学習の継続性

地域の社会資源（福祉・医療）については文部科学省「学習指導要領」の近年大幅な改訂により，複数の教科でとりあげられている．学生たちは小中高校などで「地域学習」や「福祉」「高齢者に関する社会施設」などについて学んできておりSP(地域の社会資源を活かそうプロジェクト)への移行もしやすい状況にある．

「選択できる患者」のコアは地域

これまで看護イコール，病棟を核とイメージし，外来，入院，退院という患者の動向を学んできた看護教育の世界観です．このSPを経験することで，本来その人の生きてきた「居場所」である患者の自宅から地域を通し，地域の社会資源である「病院」に近づくという，これまでと逆の発想で，QOLを考えることにもなるでしょう．「病院から自宅へ」ではなく「自分の居場所から病院をも含めた様々な社会施設へ」…この至極自然な，患者さんの暮らしに根ざした看護という視点からも意義あるものとなることでしょう．

主に病院を利用

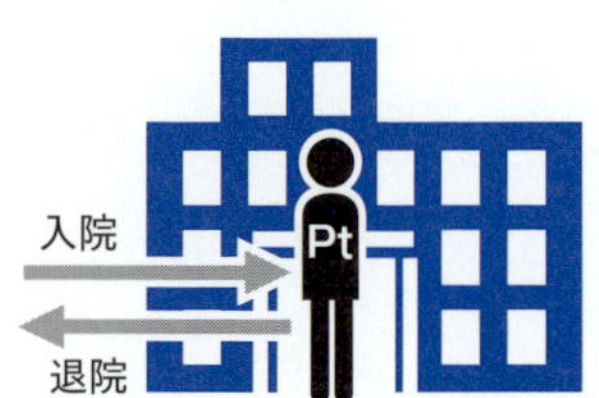

地域の社会資源を活用

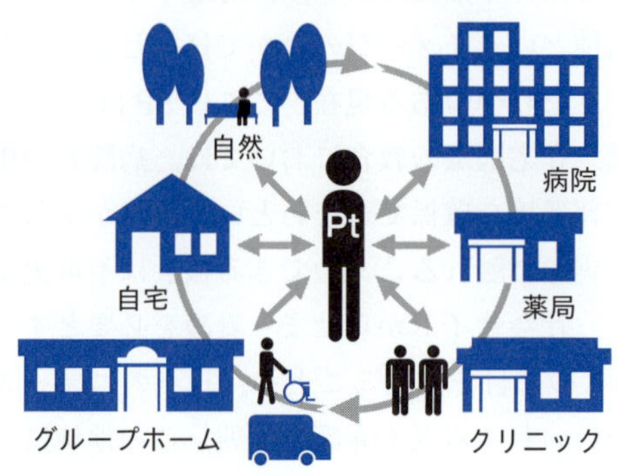

SPは「選択できる患者」への意識向上にも役立ちます．そこで目指しているのは，病院の中で，その治療方針や回復への道を選択するという狭い範囲ではなく，自分の属するコミュニティや地域において，安全，安楽が確保された自律のうえで，様々な施設や社会制度などを前に「選択できる患者」です．ここへ看護師がどう賢く自らも広い世界観をもち，イメージを伝えることができるのか…その思考の幅を広げるモデル教科ともなりえます．

その人が願う生活を大事にする看護ビジョン

地域には今現在，健康への回復のときをもつ人，病気，障害を抱えた子ども，そのご家族など様々な人がいます．この現実に立ち向かう力をSPで身につけます．

それは，ただ社会施設を調査することが目的ではなく，自分たちがリアルイメージで生み出した人物が幸せになるためにどうしたらいいかという看護師の心で伸びやかに描くビジョンです．その場所が病院でも地域でもその人がもっとも幸福な生活ができるビジョンを描ける――これがSPの究極のねらいです．

その人らしく生きるとは何か，看護とは何か，SPを経験することで，一見合理的でも賢くもない選択もあり，と若き学生たちは気づくでしょう．

病院という限られた空間でなく，その方が生きていた地域やコミュニティで看護を考える時，理詰めや根拠だけを土台にしない，もっとゆるやかで，おおらかな何か…で人間と対座することを覚えるでしょう．エビデンスをたずさえ，正しいことはこれと考えてきたこれまでの自分自身の変化を呼ぶかもしれません．

前例なきことでも，患者さんの心が満ちる方向に創意工夫の力をつくす．それが新しい看護の世界，いいえもともとの看護師の願いかもしれません．

看護師は人をシアワセにするのが仕事ですから．

病院でも地域でも幸せに生きる患者のイメージ

人間が一生涯の間に，健康に生活するために必要な場所や機関について社会や地域や属するコミュニティの側からとらえることがこれからの看護師には求められるのではないでしょうか．心身に痛みやつらさを抱えている患者をどう支えることができるのか．SP は次の視点からここに対応します．

『ライフタイムマトリックス』を活用する(p.168 参照)

- □ 人が生まれてから死ぬまでの居場所について思いを巡らせることができる
- □ 生涯に関わる医療や福祉などを一貫した視点でイメージすることができる
- □ 病院だけでは果たせない患者中心の安全，安心，自立，尊厳の確保をプランニング，評価，見守ることができる
- □ 小児，成人，老年，外科，内科という医療施設側の区分を超え，その人のベストな環境を生涯というステージで長期構想しやすくなる
- □ その人の生涯のどこに関わる看護をしたいのか考えることができ，自分の資質とマッチする看護師としての自分のキャリアデザインを考えることができる

人はどう生きてどう去るのか，この選択のステージが多様化した今，一人ひとりの目の前の患者を見つめて「そこでできる看護」をクリエイティブに考えだす必要があります．そのとき何を大切にするのか…．この SP は在宅，老年，看護倫理などでおさまらない人間の生き方の選択を考えさせます．

3)教育目標

その人の望む生き方を尊重し，地域で叶える

「その人」のことをイメージ豊かに知ろうとし，その幸福や生きがいをしなやかに考えた健康への提案ができることです．(SP は，地域の社会施設活用を考えられることが本質ではありません．その人が地域という広い選択肢のなかでその人らしく幸福に生きるため課題解決策を生みだすことがねらいです)．

地域の社会資源を活かそうプロジェクトで身につく力 no.48

【専門知】

① その人らしく健やかに地域で生活できるために適切な社会資源活用を提案できる
② 患者さんのことをリアルな10の視点でとらえ具体的に語れる力
③ 地域で患者さんが選択できる新しい医療のあり方をイメージできる

【普遍知】

□ 現実と対座する力…現実社会におけるリサーチ力
□ チームワーク力，校外活動の比重が多く役割分担して活躍する
□ 聴き手の思いや理解を推察して話す力

4)活動内容

プロジェクト学習のフェーズにそって説明します．

1. 準 備 のフェーズ

①地域の社会資源に対する認識，関心を寄せます．
②自分や家族が今までの生活において，健やかに生活することに困った状況を思い出し，利用したことのある社会施設について考えます．具体的に(名称・種別)を記載，ポートフォリオへ．

健やかに生活するための社会資源など

医療機関等…病院，診療所，救命救急センター，薬局
高齢者関連…デイケア，高齢者施設，生活支援センター
公的機関…保健センター，子育て支援センター，コミュニティーセンター
健康回復，維持…公園，マラソン・散歩コース，フィットネスクラブ
人的資源…ソーシャルワーカー，ケアマネージャー，養護教員

2. ビジョン・ゴール のフェーズ

①プロジェクト全体のビジョン・ゴールを確認します．

題材：地域・社会資源
ゴール：○○市の人々が地域の社会資源を活かし，健やかに生活できるための提案集をつくる！
ビジョン：地域で自分らしく健やかに生きてほしい

②チーム編成，チームテーマ検討

地域を区分し，各チームがそれぞれ担当します．

チームごとのケース設定

学生たちは，チームごとに以下の事前に設定しておいたケースから自分たちが関心のあるケースを選びます．

前提条件

ケース1　：S町に住む/75歳/夫婦/視力低下/緑内障
ケース2　：F町に住む/50歳/同居/ターミナル/子宮がん
ケース3　：I町に住む/70歳/同居/人工肛門/大腸がん
ケース4　：H町に住む/10歳/同居/特別支援学校に通う/筋ジストロフィ
ケース5　：N町に住む/50歳/単身赴任/高血圧・不整脈/狭心症・生活習慣病
ケース6　：N町に住む/60歳/単身赴任/肥満/動脈硬化・生活習慣病
ケース7　：K町に住む/75歳/2世帯同居/在宅酸素/肺気腫
ケース8　：K町に住む/85歳/独居/杖歩行・耳が遠い/老化・筋力低下
ケース9　：M町に住む/80歳/2世帯同居/徘徊/認知症
ケース10：T町に住む/50歳/同居/筋力低下・筋萎縮が進行/ALS
ケース11：I町に住む/70歳/独居/麻痺/脳梗塞

主人公のキャラクター設定

前提条件をもとにチームでR10(p.182参照)を使い自由に意見を出し合い想像力を豊かに自分たちのキャラクターを設定します．学生たちは何もないところからキャラクター設定をしているようで，実は記憶の中の素材を活かして人物や状況の設定をしているものです．暮らし向きや口癖など本人がまるで「現実にそこにいる人」となるまでイメージすることからはじめます．

チームテーマの共有

模造紙に書いた想定人物を主人公にしたチームテーマを書き添え，チーム間で披露しあいます．

□ チームテーマを決定する
□ チームテーマを共有する

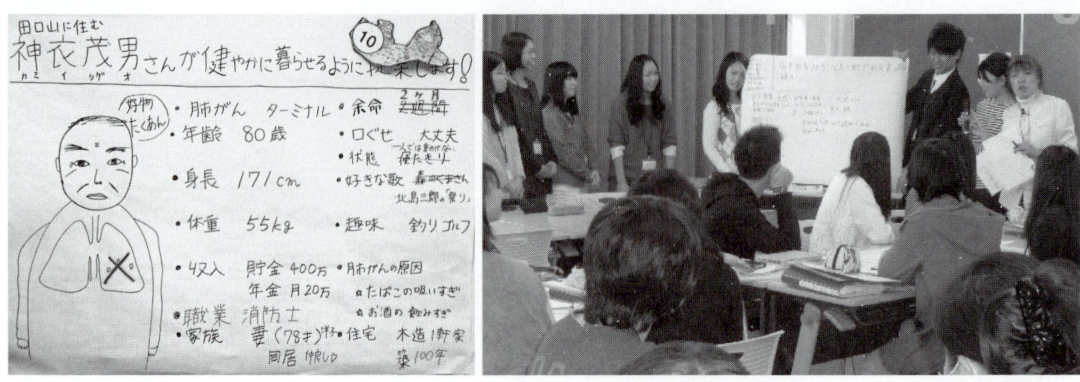
田口山に住む
神衣茂男さんが健やかに暮らせるように提案します!
カミ イ シゲ オ
好物たくさん
肺がん ターミナル
余命 2ヶ月
年齢 80歳
口ぐせ 大丈夫
状態 寝たきり
身長 171cm
体重 55kg
趣味 釣り ゴルフ
収入 貯金 400万 年金 月20万
肺がんの原因 たばこの吸いすぎ お酒の飲みすぎ
職業 消防士
家族 妻（78才）
住宅 木造1軒家 築100年
チームで話しあい想像して生み出した人物を描いた模造紙とそれをみんなで共有している写真

プロジェクトチームの船出

自分のチームだけでなく，このプロジェクト全体が見える「プロジェクト学習航海図」を作り全員が全体をみられるようにします．

プロジェクト学習の「全体の目標」と「チーム目標」の例 no.49

枚方市を 12 の地域に分け，1 チーム 6〜7 名で構成し，それぞれ 1 つの地域を担当します．
船の例のように，架空のケースを 12 個設定し，社会資源を活かして健やかに暮らす提案を考えていきます．

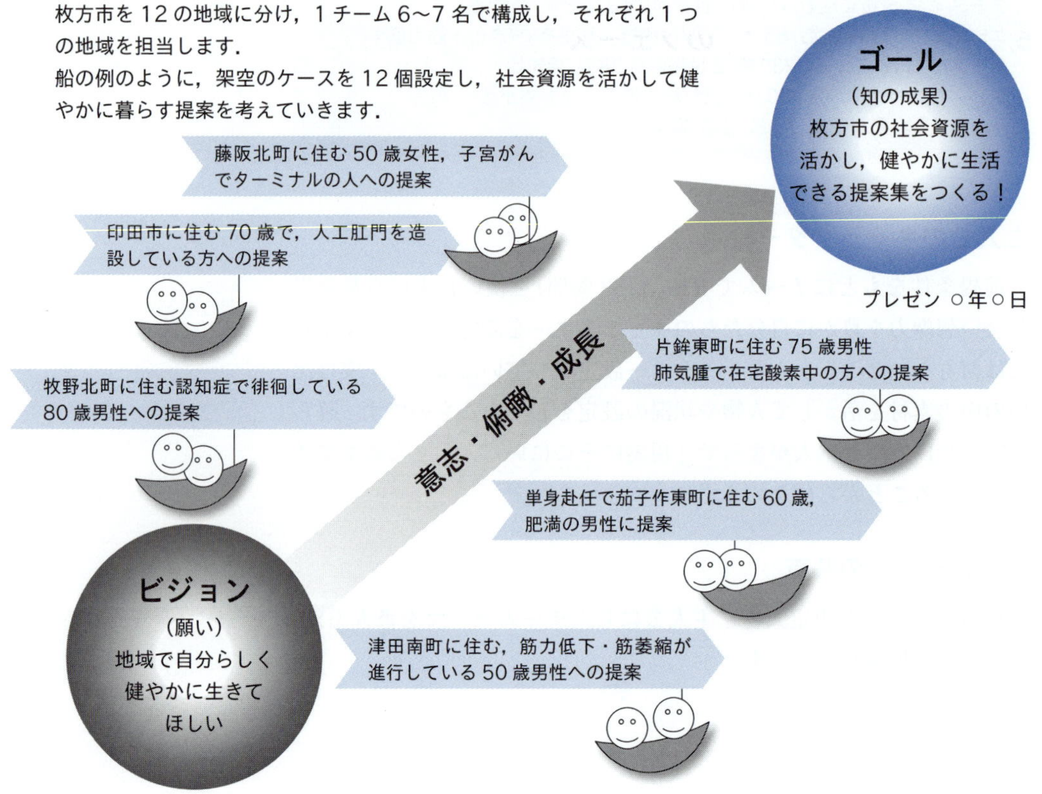

ゴール
(知の成果)
枚方市の社会資源を活かし，健やかに生活できる提案集をつくる！

プレゼン ○年○日

藤阪北町に住む 50 歳女性，子宮がんでターミナルの人への提案

印田市に住む 70 歳で，人工肛門を造設している方への提案

牧野北町に住む認知症で徘徊している 80 歳男性への提案

片鉾東町に住む 75 歳男性 肺気腫で在宅酸素中の方への提案

単身赴任で茄子作東町に住む 60 歳，肥満の男性に提案

津田南町に住む，筋力低下・筋萎縮が進行している 50 歳男性への提案

意志・俯瞰・成長

ビジョン
(願い)
地域で自分らしく健やかに生きてほしい

3. 計画 のフェーズ

①チームでアイディアを出し合い，自分たちのチームゴールを達成するために，どのような情報が必要か，話し合い「工程表」に役割分担とその活動を落とし込みます．

[設計思想　パネル3]-5(p.37)「一人思考から思考共有」

4. 情報・解決策 のフェーズ

①チームで「現状把握，情報リサーチなど」活動を開始します．実態を把握するために必要な調査（アンケート）などを行います．地域の社会施設，たとえば高齢者施設，デイケア，薬局，保健所，クリニック，地域ナースステーションなどへ実際に訪問し調査します．あるいはインタビューなど具体的に行動し，Googleマップなどで調べるなども必要でしょう．愛する地域で暮らしたいと願う，その人の選択を尊重しつつ，地域のデイケアセンターや公園などの人的・物的社会資源を活かし健やかに生活できる方法を考え出します．

5. 制作 のフェーズ

プレゼンテーションのための制作にとりかかります．

6. プレゼンテーション のフェーズ

①公開プレゼンテーションを実施します．
②地域の施設で，地域の方々をお招きして「公開プレゼンテーション」します．
「安全，安楽，自立，尊厳」という看護の原理原則と照らしあわせ，こうしたら地域で幸せに暮らせるという提案をします．自分たちで足を運び地域の高齢者施設でインタビューしたり，家の周辺の薬局を調べ地図にマーキング，機能低下を防ぐ散歩の距離と時間の適切さを考えエビデンスをもとにプレゼンテーションします．

7. 再構築 のフェーズ

①プレゼンテーションで多くの方からのフィードバックを活かし改善します．
②「○○市の人々が地域の社会資源を活かし，健やかに生活できるための提案集」完成させます．

5)実践ポイント

地域で「公開プレゼンテーション」

学習のゴール＝社会のニーズ

プロジェクト学習は前提として，社会とつながり，社会へオープンにするものです.

SPは，地域の人が参加できる施設で「公開プレゼンテーション」をします．学生たちによる「社会資源を活用して，地域で健やかに暮らせる方法を提案します.」というプレゼンに対し，多くの方から意見や考えをリターンカードしていただけることの効果も成長するために貴重です.

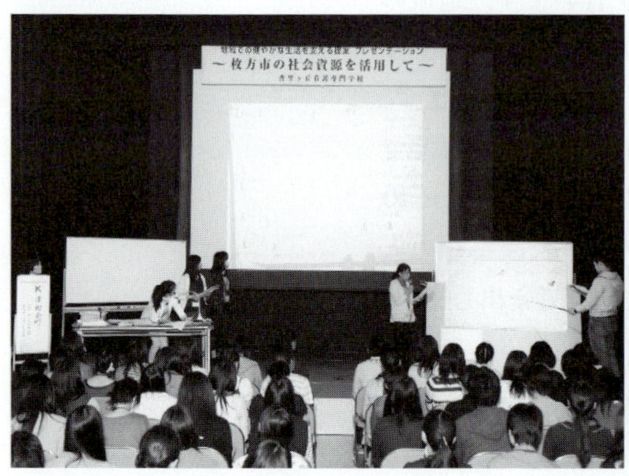

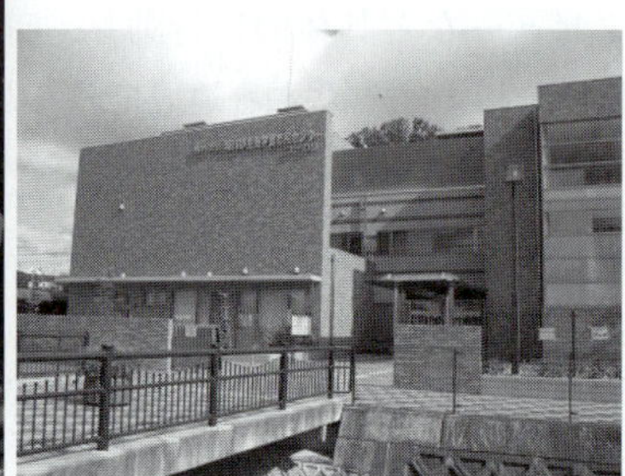

公開プレゼンテーション「枚方市の社会資源を活かし健やかに暮らすための提案」を地域の会場にて実施している様子(香里ヶ丘看護専門学校)

プレゼンテーションを社会へオープンするねらい

- □ 多様な人を対象とするので，臨機応変にわかりやすく伝える力(言語表現，ビジュアル表現，身体表現)が身につく
- □ コミュニケーション力(双方向性で発展的に展開する関係を築ける)が獲得できる
- □ 自分たちのプロジェクトを社会に知ってもらえる機会となる
- □ 提案を広げ社会の役に立てる，人々の選択や行動の変化につながる
- □ プレゼンター自身の課題解決力や考え，想いなどを知ってもらう機会となる(採用，就職に有利)
- □ 現場から新鮮な意見やアドバイスや「新しい情報」をもらえる可能性がある/考え方の刺激になる
- □ 現実のニーズを得ることができる．時代の雰囲気，風向きを感じることができる
- □ すべての研究や学びは「現実への還元」をゴールとする

若者たちが未来をつくる

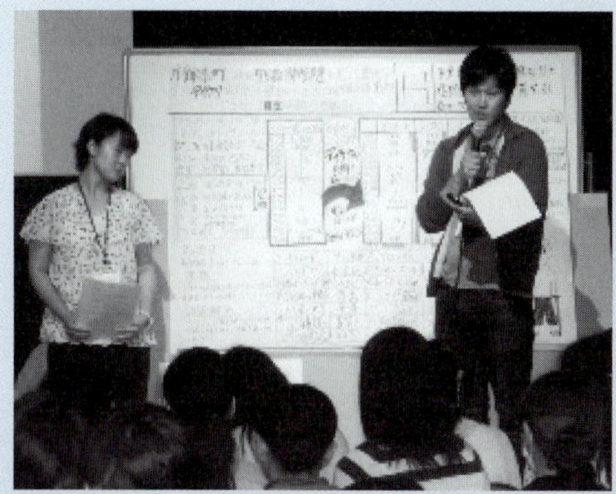

学生たちは，地域の社会施設の状況や充実度などを実際に調査したものをもとに自分たちの考えをプレゼンテーションしました．こんな風に社会施設を活かして「車椅子生活でも好きなつりを楽しんでほしい，人工肛門でパウチを装着していてもゴルフを続けてほしい」など，その人の願いを大切に考えた提案が地域の人々に感動を与えました．

プレゼンテーションに参加した人々は，「自分の地域の社会資源の状況や充実度がわかり役立った！」と言ってくれました．そこに暮らす人のおもいに根ざした学生たちの提案はその地域の社会資源のよりよい未来へ向かうきっかけにもなり得ます．このような視点からもSPを経験した学生たちが人々がより健やかに生活できる新しい時代の新しい医療の組織やネットワークなどをつくるのではないかと期待しています．CPと合わせてこのSPが看護師の仕事や生き方の選択を広げるだけでなく，未来の社会全体をいい方向に連れていってくれそうです．

6)元ポートフォリオの中身

- □ ネットからプリントアウトした地域の地図
- □ 保健センター，デイケアセンターなどのパンフレット
- □ 市役所の貸し出し車椅子の書類
- □ 地域の公園，散歩コースなど健康回復の提案に使うコースの写真
- □ ストーマ(人工肛門)装着で日常生活を送るための資料
- □ 疾患に関してネットで調べた資料プリント
- □ 地域における認知症数のデータなど

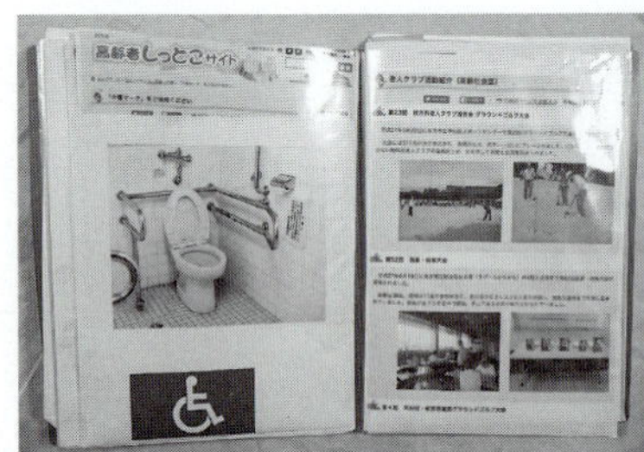

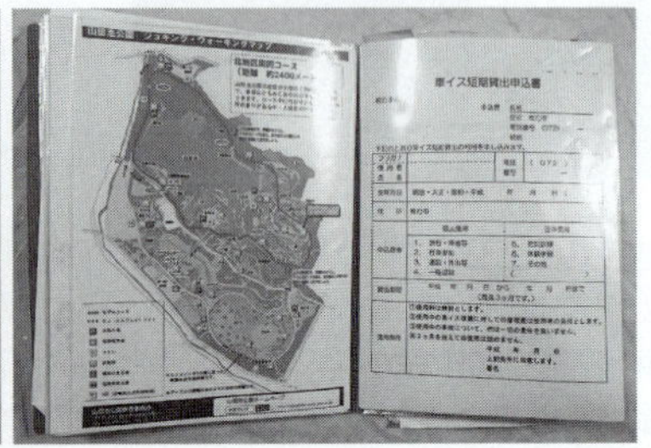

7)凝縮ポートフォリオの描き方

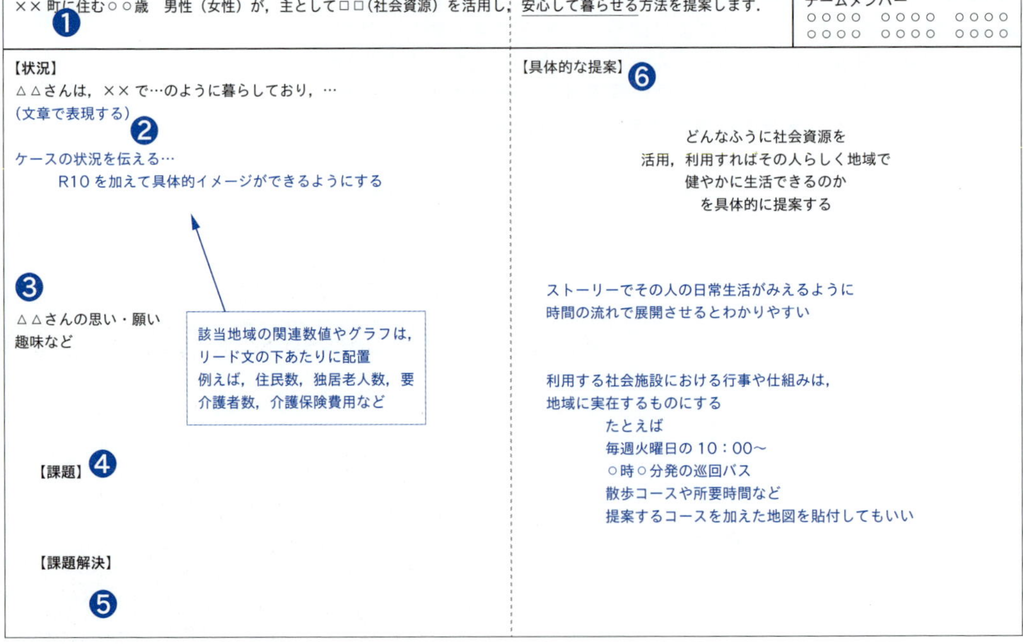

❶チームテーマ（目標）
❷状況（リード文，R10の具体的事項，地域地図など）
❸△△さんの思い・願い
❹課題
❺課題解決
❻具体的な提案

8）成果物（Product）

知の再構築フォーマット

コンセプトボード（模造紙 2 枚サイズ）は次の要素を網羅します．

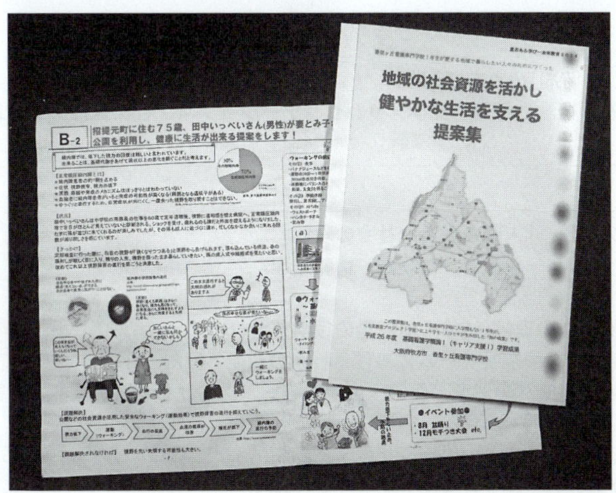

凝縮ポートフォリオの構成

1 チーム A3 サイズ 2 枚とする．

1 枚目は，
❶地域の地図
❷人口構成など
❸関連する社会資源
（医療，福祉施設など）

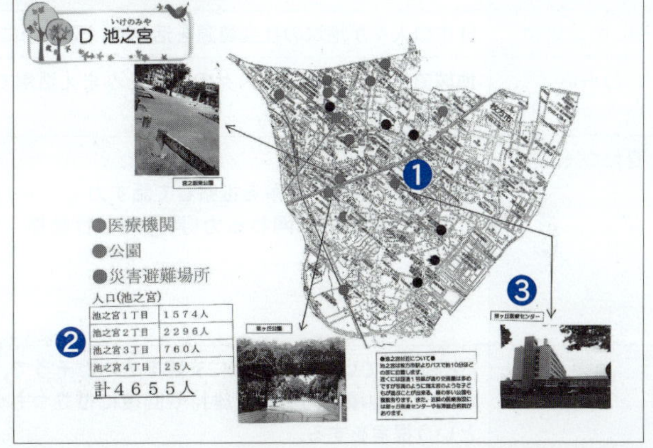

2 枚目は，
❶チームテーマ
❷状況（リード文，R10 の具体的事項，地域地図など）
❸思い・願い
❹課題
❺課題解決
❻具体的な提案
を書き込む．

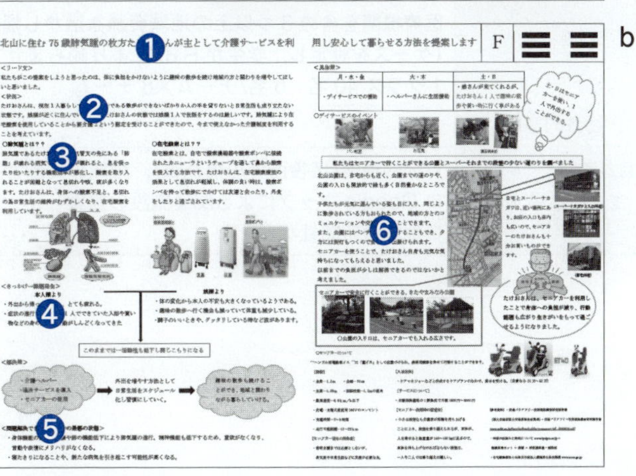

9)シラバスモデル

［地域の社会資源を活かそうプロジェクト］SP ゴール：○○市の人々が地域の社会資源を活かし，健やかに生活できるための提案集をつくる！ ビジョン：地域で自分らしく健やかに生きてほしい		
学年	1学年	
科目(関連教科)	基礎看護学概論　1単位(30時間)のうち16時間 医療概論　基礎看護学　看護概論　保健行動学　リハビリテーション学　社会保障論　家族論 保険福祉医療　社会学	
題材	地域・社会資源	
キーワード	包括医療，社会人としての基盤，「人間と生活・社会の理解」 社会人基礎力の育成(コミュニケーション，倫理観，情報処理) 生命の尊厳と倫理的思考 保健・医療・福祉制度と他職種の理解(法律・他職種の役割を含む) 看護の機能(働き)/本質，保健医療福祉チームにおける看護の機能と役割 安全なケア環境，生活環境の健康への影響，保健医療福祉チームにおける看護の機能と役割	
期間	4月下旬～6月上旬	
手法	プロジェクト学習(意志ある学び/明確なゴールとフェーズ展開)	
評価	ポートフォリオ評価(成果や成長のプロセス/自己評価)	
PBLの成果物	H市の人々が地域の社会資源を活かし，健やかに生活できるための提案集	
ねらい	地域で生活されている人々の現状をふまえ活用できる社会資源を理解し，地域貢献を考えられる看護学生を育成する.	
身につく力	<専門知> □聞き手の思いや理解を推察して話す力 □現実に主体的に関わる力(具体的な行動提案)	<普遍知> □チームワーク力 □自分のキャリアビジョンを描く力 □計画力 □インタビュー力 □他者のプレゼンから学び取る力
概要	「生活をしていく中で健康に支障をきたしそうで，どうしていいか困っている人のために」こんなふうに地域にある健康維持や回復に役立つもの(施設・資源・環境)を活かすといいですよ，という提案をする. 医療機関を含め3つ以上の地域資源を活かし提案をする. (ケースを設定し，学生がR10により膨らませていく) 1クラス40名　5名/チーム×8チーム	
社会的意義		
協力者・パートナー 主たる活用web	□公的機関(区役所等の福祉課)，地域の高齢者施設， □ Googleマップによる関連施設の検索 □地域の新聞社など	

プロジェクト学習フェーズにおける活動	準備　4月 □今までの生活において，健やかに生活することに困った状況を思い出し，活用した地域資源について抽出してくる(チェック表使用)覚えている限り，具体的に(名称・種別)を列記する □特別講義 題材「地域・社会資源」に対する認識，関心を寄せる，自己の現状と課題 具体的な進め方について確認する ビジョン・ゴール　4月 □プロジェクト全体のビジョン・ゴールを確認 □カテゴリ抽出 □チーム編成，チームテーマ検討 □チームで現状確認・課題発見 □課題を明確にしてチームのビジョン・ゴールを決定する 計画　4月 チームでアイディアを出し合い，自分たちのチームゴールを達成するために，どのような情報が必要か，話し合い「工程表」のたたき台を作成する 情報・解決策　5月 □現状把握，情報リサーチ ゴールに向かうために有効な，根拠に基づいた情報を得る 実態を把握するために必要な観察，調査(アンケート)など計画する 【チームの活動・課題解決策】 地域の社会施設，たとえば高齢者施設，デイケア，薬局，保健所，クリニック，地域ナースステーションなどへ実際に訪問し調査する． あるいはインタビューなど具体的な行動・Google マップなどで調べるなど． 制作　5月 □プレゼンテーションのための制作にとりかかる プレゼンテーション　6月 □プレゼンテーションの実施 再構築　6月 □再構築とはを理解する □再構築の要素確認，学生間意見交換 「○○市の人々が地域の社会資源を活かし健やかに生活できるための提案集」完成 成長確認　6月 □凝縮ポートフォリオ(チーム)提出 □成長エントリー・成長確認(個人)提出

3 キャリアビジョン実現プロジェクト(CP)

1)キャリアビジョン実現プロジェクトとは

CP(キャリアビジョン実現プロジェクト)は，自分が目指したい新しい時代の看護師のイメージを描き，そのビジョンを実現するには，どのようなキャリアデザインをしたらいいのか，具体的に，いつ，どこで，どうキャリアを積んだらいいかの「キャリアプラン」を提案するものです.

どんな看護師を目指したいかを描くところから始めます．描くためには，いまどんな看護師としての選択があり得るかという現状だけを考えるのではなく，いま現在存在しなくとも，将来こういう仕事(範囲)をしている看護師がいてほしいと，社会の状況や自分自身の夢も含め自由に描きます．なにより自分自身の願いや気持ちを大事にするところからスタートします.

CP
Carrier vision Project.

これからどんな看護師が求められるのか未来を描き，そのためのキャリアデザインを提案するプロジェクト学習.

[キャリアビジョン実現プロジェクト]

◎題　材：「キャリアビジョン」
◎ゴール：こうすればビジョンが叶う！「キャリアデザイン提案集」をつくる！
◎ビジョン：自分の資質を活かし社会で求められる看護師になりたい

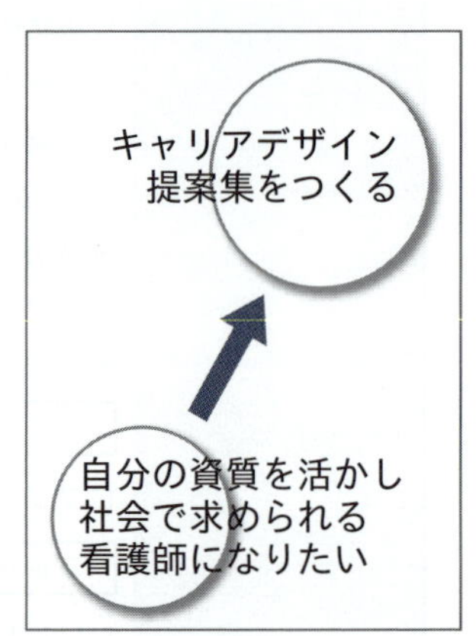

プロジェクト学習の題材は，看護師の「キャリアビジョン」です．なりたい看護師をめざす人たちに役立つプロジェクト学習です．学校における卒前教育，就職したあとの現任教育という１本のラインだけでなく，たとえば，自分のキャリアビジョンに必要であれば，在学中のバイトやボランティアとして高齢者施設をその候補にする，公的な経歴にはならなくとも，地域の保育園や高齢者施設で見学させてもらう，先輩看護師にインタビューするなど，現実に地域に存在する社会資源や医療機関，学習できる機会を探し出し，自分で，自己教育プログラムを描くようなイメージで，しなやかに自由なキャリアデザインを描き，提案します.

学習のゴールとして，『キャリアデザイン提案集』などをつくります.

2)コンセプト

ビジョンを描く価値

キャリアのビジョンを描く，デザインを考える，とは何を専門にする看護師になるかというようなことを性急に決めるよう求めるものではありません．キャリアとは，自分がどう生きるかの選択とも言えます．キャリアデザインとは，自分がどう生きたいのか，そのための仕事や働き方を伸びやかに自らの意志で描くこと．キャリアビジョンとは，自分なりの看護師としての生き方を描き，そこに向けて伸びやかに成長するために経験したいことを考えること．キャリアビジョンを描くその価値は，自分の「ありたいイメージ」を描き，未来へおもいを馳せる，ということ自体にあるといえるでしょう．

病院看護師から地域看護師へステージの変化

現在の看護教育のプログラムは基本的にそのステージを病院としています．地域包括ケアが主流となりつつあるいま，看護のステージも地域へ移行せざるを得ません．地域をステージとする看護師教育には，指導者不足，実習現場の未整備など様々な課題がありますが，これらの問題を解決することを待つのではなく，なりたい看護師になるために自らが知識や経験を得られる，地域の様々な社会資源に目を向け地域やグローバルな環境下で仕事ができる看護師を目指す道を伸びやかに描きます．ここに対応するのがキャリアビジョン実現プロジェクトです．

Ⅰ章「看護師の新しいステージ」(p.4)参照

自分の資質や願いを活かす

「どこでもいい，とりあえず看護師になれればいい」という意識では，実際に職についたときのふんばりが効きません．このプロジェクト学習をきっかけに自分はどんな看護師になりたいかを描きます．「私はどういう看護師になりたいのか，どんなところで働くことが向いていそうなのか…外来・病棟，それとも在宅でがんばっている家族の力にもなれる看護師か，あるいは災害現場でも活躍できる看護師か…」自分自身との対話を大切にします．こんな看護師になりたいというキャリアビジョンを自分の芯にもつことで，日々の学習や試験勉強がハードなとき，実習でうまくいかなくて気持ちが沈んだときも，がんばるモチベーションとなります．

3)教育目標「ビジョンを描く力」

このプロジェクト学習の題材は，どんな生き方の看護師として生きるかというキャリアビジョンです．それはこれまでに起きたことの情報を集めることではなく，これからを描くところから始めるものです．CP を経験することでいろいろな看護に関連する施設や機関を知ることにつながります，また多様な看護師のあり方を知ることができ自分の将来へ広い視野をもつきっかけとなります．自分の資質を理解したうえでキャリアビジョンを描けるようになります．従来の枠組みにとらわれず，これからこういう看護師が必要なのではないかと大局的に看護師の働き方やステージを見る姿勢が宿り，国や社会状況からではなく，日々患者と接している看護師自ら看護師の新しいステージを創造的に生み出すことにもつながるかもしれません．

教科(看護の専門教科授業)とキャリア意識を合体させよう！

小児看護，母性看護，老年看護，認知症看護，地域・在宅看護，がん看護，精神看護，災害看護，急性期看護…様々な看護領域を学ぶとき…

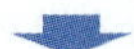

「教科」としてその内容を学ぶに終えず，それぞれの特筆すべき看護師としてのスキルやふるまいを考えよう．

キャリアビジョン実現プロジェクトで身につく力 no.50

【専門知】

- □ 多様な看護師の仕事・資格・あり方などに関する知識
- □ なりたい看護師になるために必要な学びや体験をイメージできる力
- □ 現実社会における医療，福祉の動向への関心をもてるようになる

【普遍知】

- □ ビジョンを描く力
- □ 自分の資質を考え意識する力
- □ 社会の最新情報を獲得する力
- □ インタビュー力
- □ ビジョンに向かい，より成長しようとする意欲

4)活動内容

プロジェクト学習の基本フェーズ進行にそって次にお伝えします．

1. 準　備 のフェーズ

① 準備として，自分でこれまでやったことや関心，興味あることが入ったパーソナルポートフォリオを作り集合します．

2. ビジョン・ゴール のフェーズ

①プロジェクト全体のゴールを提示し，関連する情報提供をします．新聞記事や専門誌の資料とともにこれからどんな看護師のステージが広がっているか現状を伝えます．

キャリアビジョンを描く

②学生たちは，「ゴールシート」に，どんな看護師を目指したいかキャリアビジョンを書きます．

＊学生が書いたキャリアビジョンをもとにチームづくりのカテゴリーを考えます．

チームをつくる

③チームビルディング…同じ関心で集まりチームをつくります．

ゴールシートを元に，同じようなキャリアビジョンや関心の人が集まりチームをつくります．

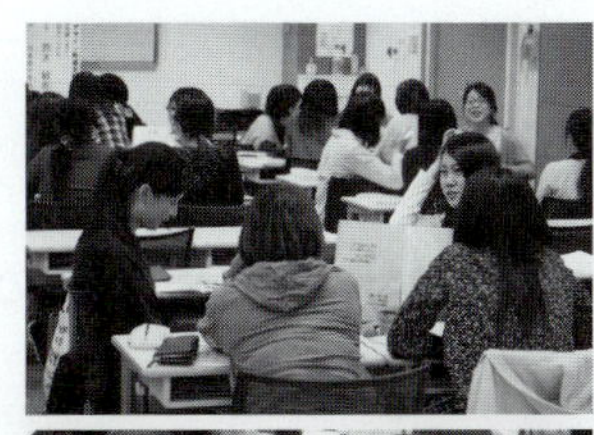

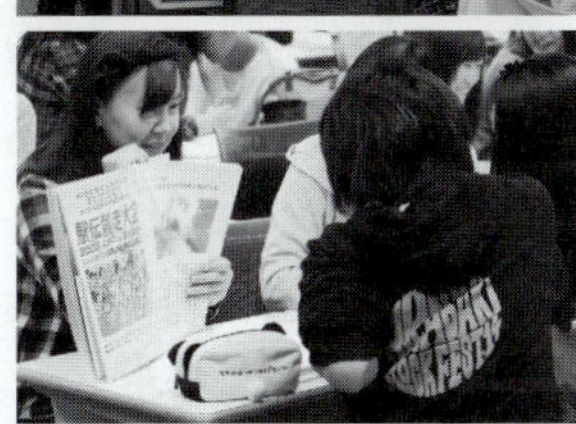

チームづくりで<想定されるカテゴリー>

小児看護，母性看護，老年看護，認知症看護，地域・在宅看護，がん看護，精神看護(心理・心療)，災害看護，急性期看護など．

④ あらためて「パーソナルポートフォリオ」で自分の資質を発見します．

⑤ ポートフォリオで自己紹介して互いの体験や考え，ビジョンを交換します．

チームテーマを生み出す

⑥「チームゴール(チームで目指す目標)」を決めます．チームで，自分たちが日指すチームテーマ
＝これからの時代に必要な看護師イメージを話し合います．

POINT　チームの目標が決めらないときのコーチング

チームテーマ(チームで目指す具体的な目標)の表現がなかなかできないことがあります．例えば，小児看護に関心がある学生，母性看護，周産期の不安に関心がある学生というような学生たちが集まりチームが結成された場合…．どうしたら一つのチームテーマにすることができるでしょうか？

「さあ，各チームで話し合い，自分たちのチームテーマを決めてください」というだけではいくら時間をとってもなかなか決まりません．

「チームで目指す，具体的な目標を決めましょう！」「どんなことができる看護師をテーマにしますか？」と言ってもピンときません．

このキャリアビジョンを題材にするプロジェクト学習の場合，たとえば…
「どんな人たちをシアワセにしてあげたいの？」
「どんな患者さんを守ってあげたいの？」
「その人たちにはどんな看護師さんがいたら助かるだろう？」
「その人たちは何に困っているの？」
というように対象とする“人”や“願い”にフォーカスをあてたコーチングをします．「すべきことの指示」ではなく「考える方向性」をコーチングするといいのです．
その結果…
「母性領域における妊娠・出産・幼児期までの育児をサポートする看護師になる方法を提案します！」となりました．

チームテーマの共有

⑦ チームテーマを発表しあい共有する

チームゴールを模造紙に大きく描きます．チームを超えて発表しあい共有します．

看護学生がつくるキャリアデザイン提案

チームテーマ

「母性領域における妊娠・出産・幼児期までの育児をサポートする看護師になる方法を提案します！」

「家族でケアが完結している在宅療養者と地域を繋ぐことができる看護師になる方法を提案します！」

「大規模な震災が起きた時，瞬時に対応できる看護師になる方法を提案します！」～その瞬間の救護から，患者さんのニーズをとらえた被災者対応まで～

「家族でケアが完結している在宅療養者と地域を繋ぐことができる看護師になる方法を提案します！」～地域のリーダーになるために～

「在宅におけるがん療養者及び家族の緩和ケアをサポートする看護師になる方法を提案します！」～終末期における緩和ケア～

「施設で生活している，認知症の高齢者が自分らしく生きるサポートができる看護師を提案します！」

「拒食症・過食症で入院した患者さんが持つ不安を取り除き，落ち着いた入院生活を送るための援助ができるナースになる方法を提案します！」

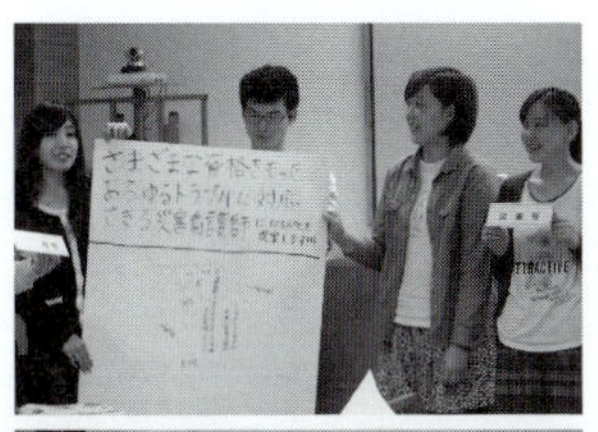

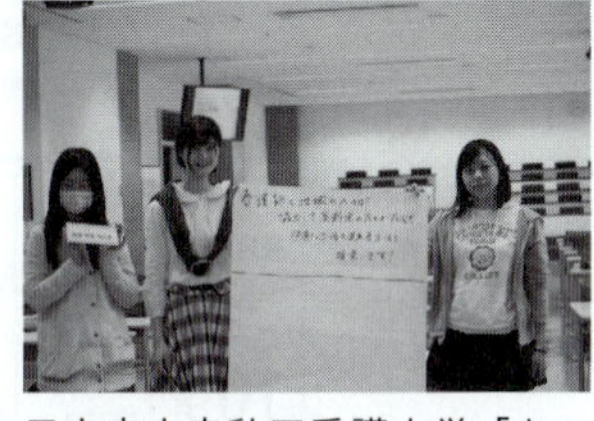

日本赤十字秋田看護大学「キャリアビジョン実現プロジェクト」より

3. 計画 のフェーズ

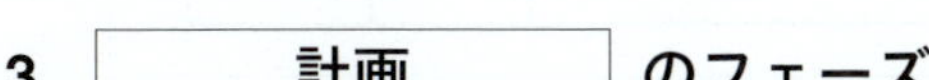

ポートフォリオに入っているべきものを書き出す

① チームでアイディアを出し合い，自分たちのチームゴールを達成するために，どのような情報が必要か，ポートフォリオに入っているべきもの(つまりこれから手に入れる必要がある情報)を書き出します．そのことにより自主的な活動がスムーズにできます．

計画のフェーズで作った「工程表」

秋田県における大学生・短大生キャリアデザイン形成支援事業2014

AKITA de キャリアビジョン［チーム工程表］

看護学生がつくる看護学生のための 『キャリアビジョン提案』プロジェクト				No
チームが目指すゴール： 例　在宅における緩和ケアをサポートする看護師になる方法を提案します！ 在宅におけるがん（患者）療養者・家族の緩和ケアをサポートする看護師になる方法を提案します！			メンバー名 指導講師：	
月日	PBL フェーズ	活　動 （行く先・する事・役割分担・進捗など）	準備など	役割分担 備考
2014 年 10 月	ビジョン ゴール 計画 情報・解決策	緩和ケアについて各自で調べる（図書館、在宅の先生、放送大学） ・最新の緩和ケア、緩和ケアの現状について等 先生にインタビュー（2人で） ・緩和ケアについて、秋田県の現状、どこが不足しているか、 看護師に求められる技術等 今までの事を一旦まとめる（2人で） 療養者、施設への依頼状を書く（目的等を書く）		
11 月	情報・解決策 制作	実習 11/4～実習中に掲示物を見る、患者と家族の関係性を見る（各自） 緩和ケアを受けているがん患者さんや家族へインタビュー（未定） インタビューしたものをまとめる（2人で） 11/22　がんサロン訪問予定（2人で） 11月中旬　訪問看護ステーション　訪問予定（2人で） その後、緩和ホスピスでインタビュー（外旭川病院ホスピス緩和ケア病棟を予定） ・実施していること、在宅に取り入れられること		
12 月	プレゼン	12月～　プレゼン資料作成 12日　プレゼンテーション		
	再構築	『キャリアデザイン提案集』完成		

4. 情報・解決策 のフェーズ

①チームで活動を本格的にはじめます．キャリアビジョンを叶えるために「こうしたらいいですよ」というキャリアプランを生むために，必要な情報を集めだします．
地域の社会施設，たとえば高齢者施設，デイケア，薬局，保健所，クリニック，訪問看護ステーションなどを実際に訪問し調査します．社会状況をみてどんな看護師が必要なのか現実を直視します．日々のニュースや新聞記事の情報を集めます．地域の人口構成や社会情勢に目を向けて，こんな看護師さんが必要とされるかもしれないと，未来を描きます．

POINT　人に会う価値

インタビューなどの具体的な行動と，Googleマップなどで調べるなどの作業と，必ず「リアル」と「ネット」の両方を大事にします，その確認のためにすり合せもします．

その道のプロに出会い，質問，インタビューをするときは，その方の話の中身だけでなく，その方との，人間としての出会いも大事にしましょう．「これだけは聞くぞ！」は大事ですが，「それだけしか聞けないインタビュー」をしてはいけません．必ず，こちらがねらったもの以上のものをいただけるはずです．その仕事を一途にしてきた方たち，その渦中にあり懸命に生きている方たちからは，「用意してきた聞きたいことリスト」をはるかに超えて学べるよう，しなやかかつ謙虚な姿勢で，会いましょう．ネット情報をはるかに超える価値をリアルな出会いを与えてくれます．そうできるかどうかはこちら次第です．獲得した情報などはポートフォリオへいれます．そのときに気づかなかった大切なことに気づくことができるでしょう．

一問一答のやりとりに終えるインタビューで終えない

プロから人間から学ぶ

患者さんから学ぶ，その家族から学ぶ

5. 制作 のフェーズ

自分たちの描いた看護師になるためにこれからどのような学習や実習，インタビューや施設訪問などをすることが必要か考え出し，キャリアプランを描きます．チームを共有し互いにアイディアを出し合います．

6. プレゼンテーション のフェーズ

公開プレゼンテーションでは「このようなキャリアを重ねることでビジョンに近づけますよ」という提案をします.

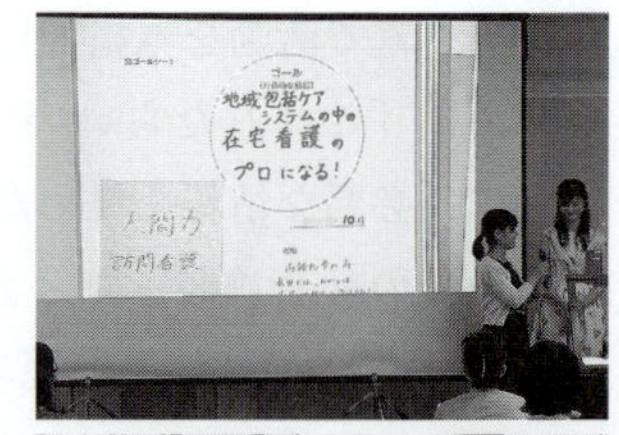
ゴール
地域包括ケア
システムの中の
在宅看護の
プロになる!
人間力
訪問看護

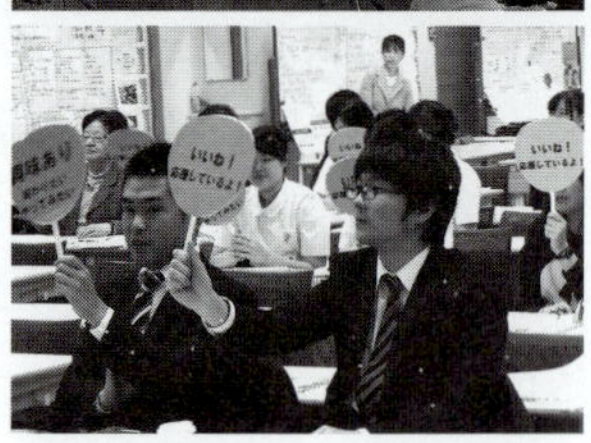

地域の社会資源，行政，医療機関，大学医学部学生などの参加によるプレゼンテーション

POINT　現実にある社会施設をキャリアプランに盛り込む

プレゼンのポイント…地域やその周辺にある社会施設を具体的に提案します．各チームのテーマに基づき次のような内容を提案します.

- その施設の現状と課題
- その施設で働くために必要な能力，スキル，資格など
- 在学中の学習や実習でとくに力をいれるべきこと
- 地域で役立ちそうな社会資源などの紹介
- いつ，どんなキャリアを経験するといいかなど

7. 再構築 のフェーズ

プレゼンテーションでいただいたアドバイスを活かし凝縮ポートフォリオをつくります.

8. 成長確認 のフェーズ

このプロジェクト学習で成長したことや身についた力などを書き出します.

［キャリアビジョン実現プロジェクトのシラバス］

設計・指導　鈴木敏恵

準備 → ビジョン・ゴール → 計画 → 情報・解決策 → 制作 → プレゼンテーション → 再構築 → 成長確認

10月

□講義　意志ある学び―未来教育プロジェクト学習
□講義　プロジェクト学習の意味，価値
□講義　ポートフォリオの意味，価値/実物ポートフォリオ紹介
□講義　プロジェクト学習基本フェーズとコーチング説明

□パーソナルポートフォリオで自己紹介

■プロジェクト学習全体で目指すビジョン・ゴールを伝える

> プロジェクト全体のビジョンとゴール
> ◎ゴール：こうすればビジョンが叶う！「キャリアデザイン提案集」をつくる！
> ◎ビジョン：自分の資質を活かし社会で求められる看護師になりたい

●「ゴールシート」にキャリアビジョンを書いてみよう！
□PBL チームビルデング
□チーム結成：一人ひとりのキャリアビジョンに基づきチーム結成
□チーム目標：チームテーマ「○○○の看護師になる方法を提案します！」
□チームゴールを発表して共有する，拍手で互いに応援
□チームで工程表作成，書画カメラで知の共有，互いにアドバイス

11月

1）実習で学び，病院の掲示板等から情報を獲得
2）情報収集　ネット
3）役立ちそうな社会資源などはどこか調査する
4）地域から情報獲得
■様々な看護関係の職種の方のお話を聞く/交流してインタビュー

12月

■「キャリアプラットフォーム」のたたき台作成
いつ，どんなキャリアを経験するといいか，チームでアイディアを出し合う

■公開プレゼンテーション
■WS【プレゼンテーション】―知の共有
■コンセプトパネル（ポスター）・パワーポイント・キャリアプラットフォーム

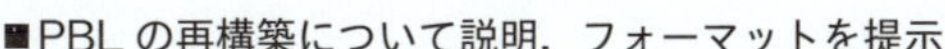

■PBL の再構築について説明，フォーマットを提示
■チームごとに作業

■知のリターン　プレゼン模造紙/
参加者からのフィードバック/凝縮ポートフォリオ「成長確認」

元ポートフォリオ

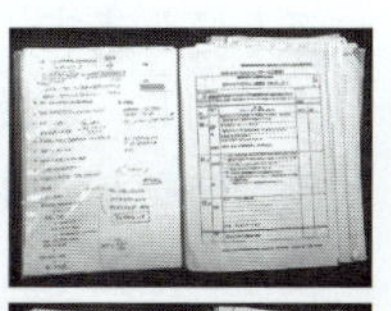

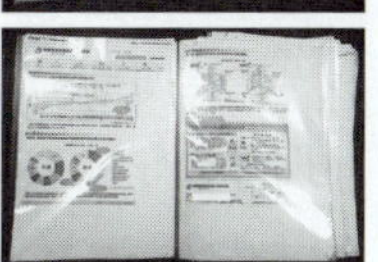

元ポートフォリオの中身

知の再構築

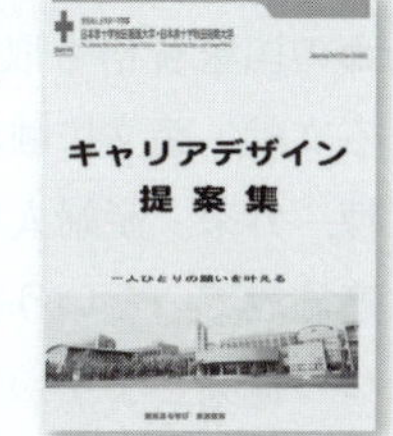

（凝縮ポートフォリオ）
キャリアデザイン提案集

5)実践ポイント

アクティブな行動による提案

自分の描くビジョンを実現するためには，どのようなことを学んだり経験したりしてキャリアを積めばいいのか…具体的にキャリアデザインを提案するために，文献やネットなどから情報を集めるだけでなく，地域の施設を訪問したりその道に生きている看護師などへお話を聞きにいったりとアクティブな行動をします．以下に今回のプロジェクト学習で学生が提案した例を紹介します．

例：『高齢者施設でその人ならではの生き方を全うできる緩和ケアをサポートする看護師になる方法を提案します』というチームゴールであれば

…在学中は，自分の研究や探究のテーマを「在宅」や「緩和ケア」にします．夏休みなどを活かし近隣の「デイケアセンター」を訪問し，看護師国家試験合格後は，「病棟，外来」などを積極的に経験し「高齢者の疾患」について学びます．「緩和ケア」に役立つ知識やスキルを幅を「学会参加」に限らず広げます．緩和ケアに関係する薬学，役立つ可能性があるアロマテラピーなどに関心をもち実際に情報を集めます．

例：『周産期から，出産，児童期まで一貫して関われる看護師，助産師になる方法を提案します』というチームゴールであれば

…在学中に，「地域の児童施設でボランティア」(バイト)を経験して，児童期の子どものふるまいについて観察しつつ学び，助産師の国家資格も取得します．「児童とその家族の関わり」に関する文献，論文に触れ，その後「小児科」が充実している病院の病棟，外来，産婦人科，小児科で数年キャリアを積み，その後，関連施設で…という提案を実際の社会施設や関係する機関を網羅しつつ提案します．

いつ実施したらいいか？

この「キャリアビジョン実現プロジェクト」は，実習を経験した後，看護師の仕事，職種，関連する医療機関などの知識やイメージをもてた時期，2年次以降などに実施するといいでしょう．

6)ポートフォリオの中身

どんな看護師を目指すのか，キャリアビジョンによりポートフォリオの中身は種々様々です，例として『在宅におけるがんの緩和ケアのプロフェッショナルとしての看護師になるキャリアデザインを提案します』であれば以下のようなものがポートフォリオに入り得ます．

- □ めざす看護師になるために役立つ経験となるボランティアリスト
- □ 在宅看護師になるために，見学や訪問したい施設リスト
- □ マップ：地域にあるデイケアセンターなど高齢者施設を落とし込んだもの
- □ その地域の在宅患者の支援関連施設マップ，施設数(他県，他地域との比較も)
- □ 在宅におけるがん患者の年齢層，人口割合などのデータ
- □ がん患者を主対象とするメンタルサポートの論文など
- □ 地域における在宅がん治療データ
- □ 関心ある専門領域の先輩看護師からのインタビューメモ
- □ 疼痛スケールの手段，種類，緩和ケアの最新情報
- □ めざす看護師になるために必要な「能力」「スキル」
- □ 必要な「能力」「スキル」「資格」獲得できる場所，機関，施設，学会情報など．

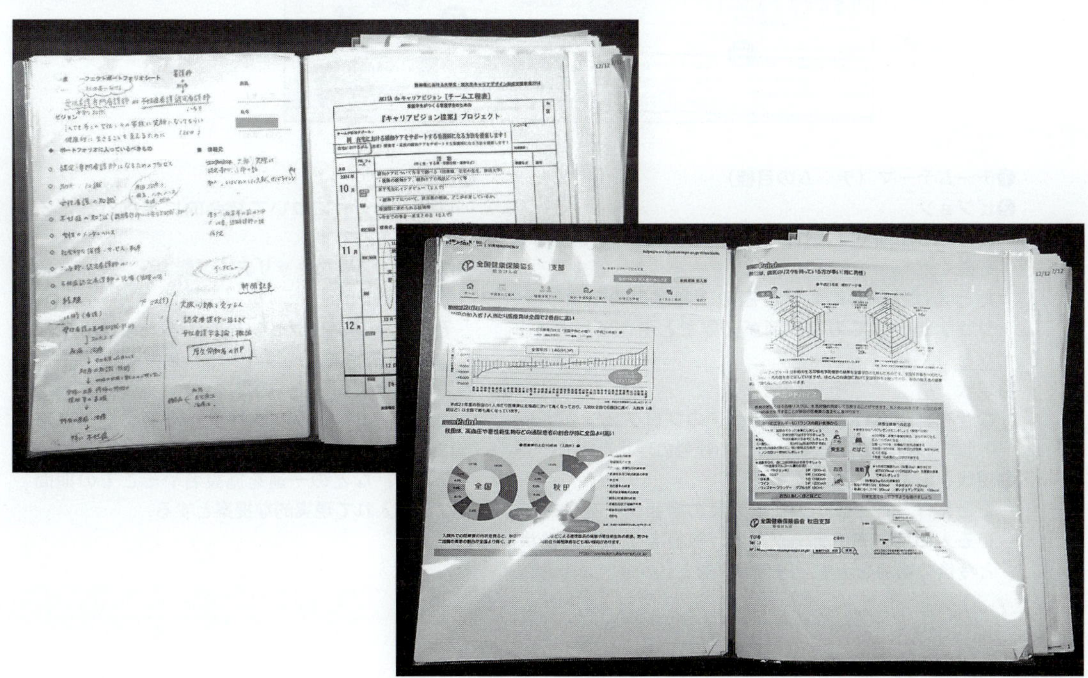

ポートフォリオの中身

7）成果物（Product）

コンセプトボード（模造紙2枚の大きさ）の内容

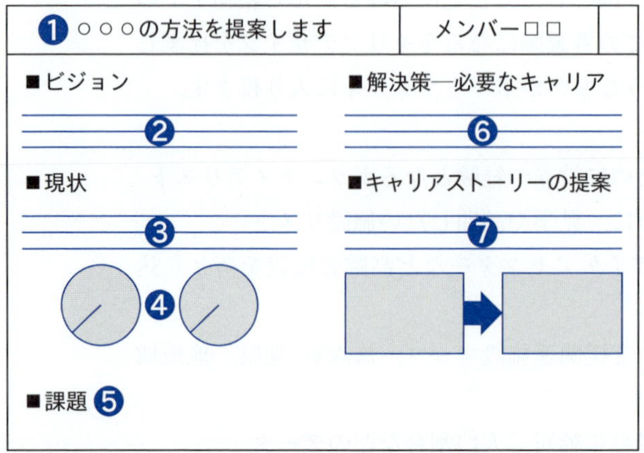

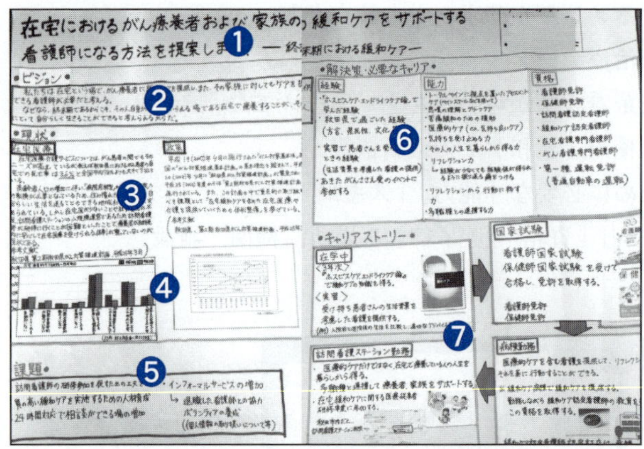

❶チームテーマ（チームの目標）

❷ビジョン
自分たちが描く「これから社会で求められる看護師」を書く.
たとえば「在宅における癌の緩和ケアのプロフェショナルとしての看護師が必要だと考えています」など

❸現状
なぜ在宅における癌の緩和ケアのプロフェショナルとしての看護師が必要なのか，社会の現状を書く.

❹現状を示すデータなど
たとえば，ここ数年の在宅で癌の緩和ケアを受けている人の増加率のデータなど．数値をグラフで現状と今後の増加を示す．円グラフなど.

❺課題
「課題は，○○について統合的に学べるところがないことです」

❻解決策：必要なキャリア…「能力・スキル」「経験」「資格」
そのキャリアビジョンを叶えるために必要な「能力・スキル」「経験」「資格」を書く.

❼キャリアストーリーの提案
ここでこの「能力・スキル」を身につけ，次にここで「経験」を積み，その後この「資格」をとる，などの一連を施設名やそこでの期間などを入れて現実的な提案とする.

キャリアプラットフォーム

キャリアプラットフォームは十年間の期間のものを使います．

○年後に○○になっている．たとえば2年後に「看護師国家試験合格」と記入．aの箇所に在学中の夏休みに高齢者施設でボランティアをする，など記入．bの箇所に，そこで「身につく力」を記入．cの箇所にそのために必要な学びを何でするかを記入する，例えば，「○○の教科書」「○○の研修参加」など．

「キャリアプラットフォーム」フォーマット

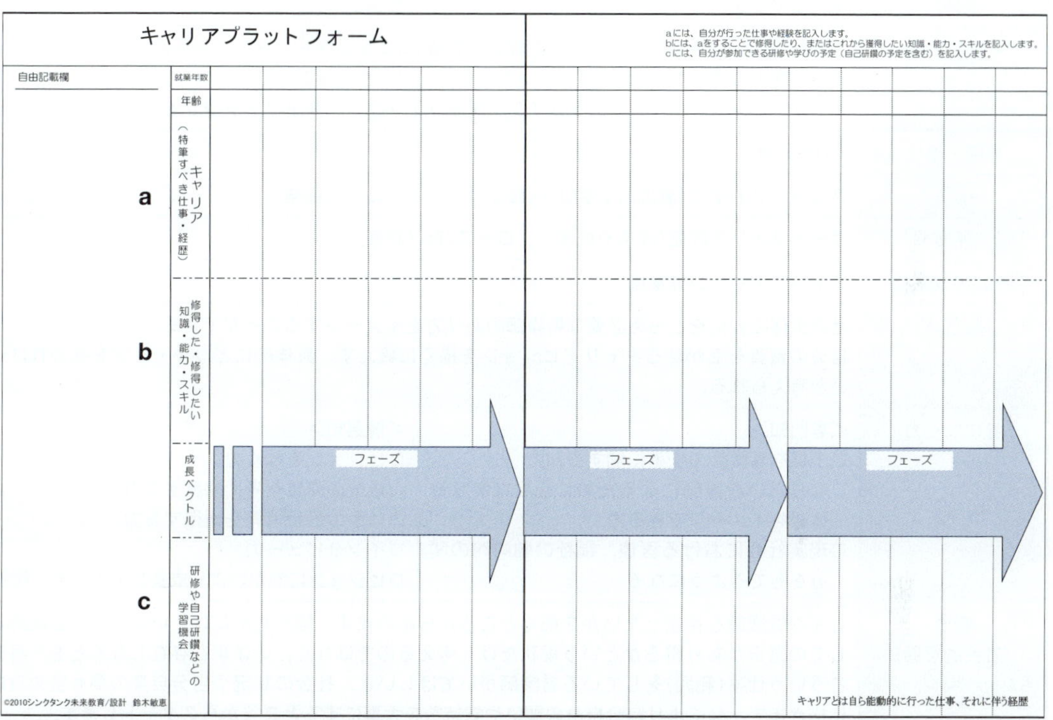
キャリアプラットフォーム

aには、自分が行った仕事や経験を記入します。
bには、aをすることで修得したり、またはこれから獲得したい知識・能力・スキルを記入します。
cには、自分が参加できる研修や学びの予定（自己研鑽の予定を含む）を記入します。

自由記載欄

就業年数

年齢

a キャリア（特筆すべき仕事・経歴）

b 修得した・修得したい知識・能力・スキル

成長ベクトル　フェーズ　フェーズ　フェーズ

c 研修や自己研鑽などの学習機会

©2010シンクタンク未来教育/設計 鈴木敏恵

キャリアとは自ら能動的に行った仕事、それに伴う経歴

「キャリアプラットフォーム」記入例

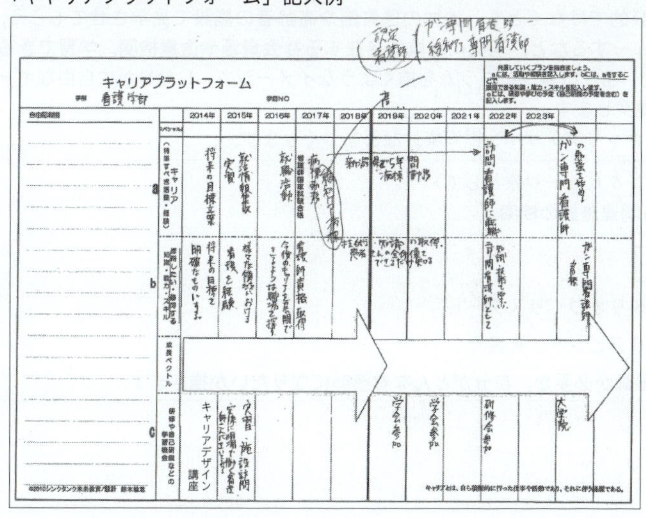

8) シラバスモデル

<table>
<tr><th colspan="3">［キャリアビジョン実現プロジェクト］CP
ゴール（具体的な目標）：こうすればビジョンが叶う！「キャリアデザイン提案集」をつくる！
ビジョン（目的）：自分の資質を活かし社会で求められる看護師になりたい</th></tr>
<tr><td>学年</td><td colspan="2">2学年</td></tr>
<tr><td>科目（関連教科）</td><td colspan="2">地域看護概論　社会福祉学　在宅看護論　社会福祉論</td></tr>
<tr><td>題材</td><td colspan="2">キャリアビジョン</td></tr>
<tr><td>キーワード</td><td colspan="2">人間と生活・社会の理解　社会人基礎力の育成（コミュニケーション，倫理観，情報活用）
自己教育力の育成（クリティカルシンキング，リフレクション）
キャリアビジョン　キャリアデザイン　キャリアプラン　キャリアプラットフォーム</td></tr>
<tr><td>期間・単位</td><td colspan="2">4月～7月</td></tr>
<tr><td>手法</td><td colspan="2">プロジェクト学習（意志ある学び/明確なゴールとフェーズ展開）</td></tr>
<tr><td>評価</td><td colspan="2">ポートフォリオ評価（成果や成長のプロセス/自己評価）</td></tr>
<tr><td>PBLの成果物</td><td colspan="2">キャリアデザイン提案集</td></tr>
<tr><td>ねらい</td><td colspan="2">社会全体の変化をとらえ必要な看護師のあり方をイメージすることができる．
自分の資質を活かせるキャリアビジョンを描くに終えず，具体的にどうキャリアを高めればいいか考えられる．</td></tr>
<tr><td>身につく力</td><td><専門知>
□多様な看護師の仕事に関する知識
□なりたい看護師になるために必要な学びや体験をイメージできる力
□現実社会における医療，福祉の動向への関心をもてるようになる</td><td><普遍知>
□ビジョンを描く力
□自分の資質を考え意識する力
□社会の最新情報を獲得する力
□インタビュー力
□ビジョンに向かいより成長しようとする意欲</td></tr>
<tr><td>概要
（社会的意義）</td><td colspan="2">どんな看護師を目指したいかを描くところから始めます．描くためには，いまどんな看護師としての選択があり得るかという現状だけを考えるのではなく，いま現在存在しなくとも，将来こういう仕事（範囲）をしている看護師がいてほしいと，社会の状況や自分自身の夢も含め自由に描きます．なにより自分自身の願いや気持ちを大事にするところからスタートします．
キャリアビジョンを現実化するための，在学中のバイトやボランティアに高齢者施設をその候補にする，経歴として公的ではなくとも，地域の保育園や高齢者の施設で見学させてもらう，先輩看護師にインタビューするなど，現実に地域に存在する社会資源や医療機関，学習できる機会を探し出し，自分で，自己教育プログラムを描くようなイメージで，しなやかに自由なキャリアデザインを描き，提案します．
学習のゴールとして，『キャリアデザイン提案集』などをつくります．</td></tr>
<tr><td>協力者・パートナー
主たる活用web</td><td colspan="2">□実習施設で働く人（インタビュー対象として）
□Googleマップによる関連施設の検索</td></tr>
<tr><td>プロジェクト学習フェーズにおける活動</td><td colspan="2">準備
① パーソナルポートフォリオづくりスタート
② ゴールシートにキャリアビジョンを書く
新しい時代にどんな看護師が必要か，自分がどんな看護師になりたいか描きます．</td></tr>
</table>

	ビジョン・ゴール □参加者にパーソナルポートフォリオを持参 □ゴールシートを持参 ③ プロジェクト全体のビジョンとゴールのコンセンサスを得る [キャリアビジョン実現プロジェクト] 題材:「キャリアビジョン」 ゴール(目標):こうすればビジョンが叶う!「キャリアデザイン提案集」をつくる! ビジョン(目的):自分の資質を活かし社会で求められる看護師になりたい ④ チームビルディングのカテゴリーを示す 〈想定されるカテゴリー〉 小児看護,母性看護,高齢者・老年看護,認知症看護,地域・在宅(地元)看護,がん看護,精神看護(心理・心療),災害看護,急性期看護など. ⑤ チームビルディング…同じ関心で集まりチームをつくる ポートフォリオで自己紹介して互いの体験や考えを共有する.自分の資質を発見する. ⑥ チームで話し合い「チームゴール」を決める 〈例〉 『在宅における緩和ケアをサポートする看護師になる方法を提案します』 『入院患者さんが自分の生活を語ってくれる“対話ができる看護師”になる方法を提案します』 ⑦ チームゴールを発表しあい共有する 計画 ⑧ チームゴールを達成するために,「工程表」を作成する 情報・解決策 ⑨ 情報を手に入れ課題解決を考える ・地域の社会施設,たとえば高齢者施設,デイケア,薬局,保健所,クリニック,地域ナースステーションなどへ実際に訪問し調査する. ・インタビューなど具体的な行動・Google マップなどで調べるなど. 制作 ⑩ プレゼンテーションのために制作する チームを共有し互いにアイディアを出し合う. プレゼンテーション ⑪ 公開プレゼンテーション このようなキャリアを重ねることでビジョンに近づけますよ,という提案をする.自分の現在いる地域やその周辺にある社会施設を提案をすることを基本とします. いつ,どんなキャリアを経験するといいか(キャリアプラットフォーム)の提案 再構築 「キャリアデザイン提案集」完成 成長確認 このプロジェクトで成長した自分を自覚する.

キャリアビジョン実現プロジェクト

～日本赤十字秋田看護大学における実践～

構想設計・指導：鈴木　敏恵

実施：小野麻由子先生
磯崎富美子先生
夏原　和美先生

新しい時代の看護教育の在り方として

日本赤十字秋田看護大学 教員　小野麻由子

キャリアビジョン実現プロジェクトを行いました．学生たちは改めて看護に対する想いや未来の自分への願いを具体化し，その実現に向けて取り組むことができた貴重な体験でした．このプロジェクト学習は学生たちが自分の未来のために自分の意志で取りくんだ意志ある学びであり，ゴールに向かい邁進しきった姿からはこれまで体験したことのない学生個々の自信につながっていました．また，ゴールに向かう過程では個人の思考から，共に目標に向かう仲間と思考を共有しあうことで新たな思考の発展につながっていました．

学生からは，自分の目標やそのプロセスが明確になることで，以前まで苦手だった自分で考えて行動することができるようになったという声や，さらに広い視野をもって，社会に貢献したいと考えるようになったという声が聞かれています．このプロジェクト学習は，看護基礎教育の段階から，看護職としてのキャリア形成につながったと言えます．以後も彼らの意志ある学びは続いており，自分から目標に向かってさまざまな活動に参加し，資格を取得するなど，プロジェクト学習から得た学びが個々の力となっていることをとても嬉しく思います．自己のビジョンとゴールを設定し，主体的になりたい看護師像に近づく活動を続ける姿は新しい時代の看護教育の在り方ではないかと考えました．

訪問看護師になりたいという夢へのスタート

日本赤十字秋田看護大学 看護学部 3 年　髙橋小咲季

大学に入学する以前から，訪問看護師として働きたいと考えていました．しかしいくら理想の看護師像があったとしても，自分から動かなければ情報も入ってはきません，そんな中，キャリアをテーマとするプロジェクト学習に出会い，自分が将来どのような看護師になりたいのか，なぜそのような看護師になりたいのか，そのような看護師になるためにはどんな情報が必要で，どのような行動をとっていけばよいのか，この先 10 年の見通しを計画していくことによって，学生のうちにできること，やらなければいけないことを発見することができました．プロジェクト学習の提案集を作成するために，自分からその分野の専門の先生の所へお話しを聞きに伺ったり，実際に理想とする看護が行われている施設を見学させていただいたりしながら，情報収集などをしていくことによって，さらに自分が理想とする看護師に近づくため必要な知識や情報を得ることができました．このプロジェクト学習が終えた後も情報をポートフォリオへ入れ，ときに振り返りながら，自分の考える理想の看護師になるために活動していきたいと考えています．今は実習ポートフォリオを作成し，領域ごとにゴールシートを書いて臨んでいます．このプロジェクト学習で，ビジョンを描く力・すべきことをイメージする力・根拠ある情報を獲得する力・礼儀・礼節・情報の取捨選択力・より成長しようとする意欲が身につきました．

プロジェクト学習に出会い，人生が変わった

日本赤十字秋田看護大学 看護学部３年　三浦　真紀

プロジェクト学習は，受け身ではなく自らの力で夢を追い求めることができます．自分が描いている願いは何か，その願いを叶えてどのようなゴールを目指すのか明らかにし，それに必要な材料をポートフォリオに詰めていきます．すると願いが現実と統合して見え，夢だけで終わらず，自分の力でやりたいことを実現していくことができます．最初は，ただただ言われた通りに進めるだけでした．だから，情報があふれかえっている中でどのように情報を絞っていけばよいかわからず，苦労していたのを覚えています．しかし，探すのではなく日常でふと自分が気になった材料を詰めていくことにより，自然に必要な情報が集まってきました．そして，自分がこれからどのようなところでどのような力を身につければよいのかというプロセスが明確になり，ゴールにだんだん近づいていると実感しています．

このプロジェクト学習に出会い，人生が変わったと言っても過言ではありません．講座は終えても自分で続けています．もちろん，実習や学習を続けていく中でゴールが変化する場合がありますが，この学習を続けたからこそ見えてきた新たなゴールだと考えており，ビジョンは変わりません．現在実習中ですが，患者さんと関わっていく中で，ビジョンは？　ゴールは？　必要なことは？　どうしていけばいい？　などと自分に問いかけ，実践していくことができています．俯瞰する力・前向きな姿勢・相手に伝える力・より成長しようとする力が身についたと思います．これらの力はどんなことにでも役立つ力です．これからも夢に向かって進んでいきます．

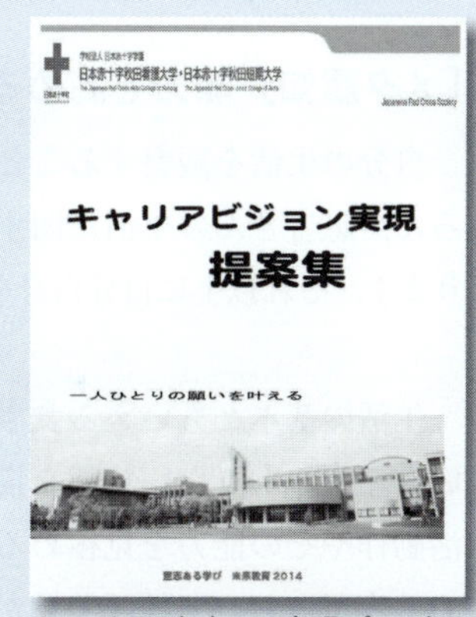

キャリアビジョン実現プロジェクトの成果物（凝縮ポートフォリオ）

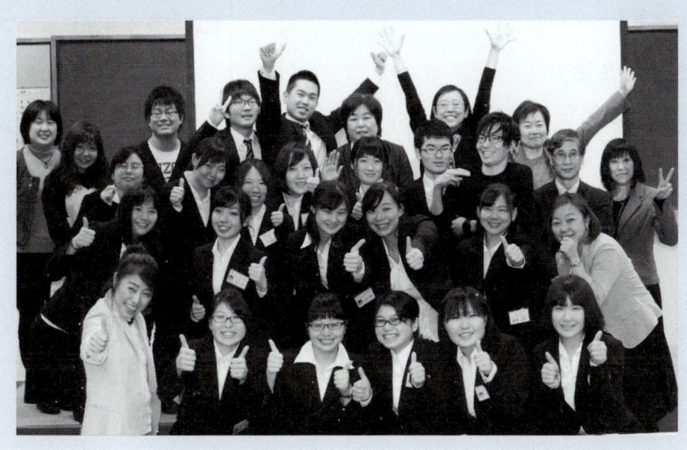
キャリアビジョン実現プロジェクトを共にすすめた日本赤十字秋田看護大学の学生と教員，筆者

4 生活マネージメントプロジェクト(LP)

1)生活マネージメントプロジェクト(LP)とは

LP
Life management Project.

自律した生活に改善するプロジェクト学習．略：生活改善プロジェクト．

LP(生活マネージメントプロジェクト)は自分の生活を題材にするプロジェクト学習です．

生活は，食事や睡眠，活動などから成り立ちます．自らの生活を観察し課題を見いだし，どうしたらありたい状態に近づくか，自分のめざす目標へ向かうために，情報を集め，チームでアイディアを出し合い，具体的な課題解決策を考え出します．「こうすれば看護学生１年生としての生活に関する課題解決がうまくいく！」という，自分にも他者にも役立つ提案をするプロジェクト学習です．

「メタ認知」能力を高める

自分の生活を観察することは，自分の生活改善に役立つことはもちろん，患者さんの生活に関する事柄に対して敏感に気づく力につながります．それ以上に自分自身を客観的に見る＝メタ認知能力を高めます．

生活の基本ともいえる食事，睡眠，休息，衣服，快適性，時間の使い方などのありたい状態を描くことができれば，患者の基本的日常生活動作やその能力を見極めるときにも役立ちます．それはこれから始める実習において課題発見ができる力に通じます．

生活改善に関連する既存の科目としては看護概論，生活科学，生活行動援助技術論，基礎看護学などがあげられます．

[生活マネージメントプロジェクト]

◎題　材：　自分たち看護学生の「生活」

◎ゴール：　看護学生１年生の自分たちに役立つ『生活マネージメント提案集』をつくる！

◎ビジョン：看護師になるために自立と自律ができる生活をしたい

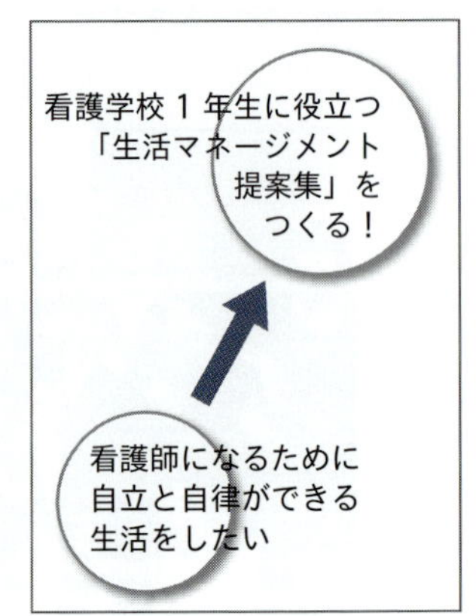

ここでは看護学生がその生活をスタートする１学年次に役立つ生活改善を提案します．ビジョン，ゴールの設定は学生たちで話し合い，ねらいに添ったうえで伸びやかなものにするといいでしょう！

2)コンセプト…人間・生活・健康

プロジェクト学習の題材は［看護学生の生活］です．新しい生活をはじめた看護学生がつくる看護学生の「生活」に役立つプロジェクトです．学習のゴールとして，「こうすれば，看護学生として生活がうまくいくよ」というような提案集をつくります．人間，生活，健康について現実に対座し，看護師としてその世界観を把握する「看護概論」や，初めて経験する「実習」で患者さんの生活をみる事前学習としても有効に機能します．この「生活改善プロジェクト」を看護学生スタート期に経験することの意味は大きいといえるでしょう．

意識しないと「生活」は見えない

3)教育目標「自立・自律」

LPを経験することで生活の自立と目標達成に必要な自律を身につけます．

学校に入ってすぐには自分の生活を整えることや自ら学ぶ時間の確保などがなかなかできないものです．ここにフィットした「看護学生の生活」という自分ごとを題材とすることで，モチベーション高く学校生活へ向かうことができます．自分自身が看護学生としての生活に対し，自分なりのペースを掴み，看護学生として自分の生活を客観的に見て，健康維持や学習などの行動において自律的なふるまいができるようになることがねらいです．

自立と自律
自立は，生活能力・経済力など外的要素による独り立ち．たとえば，自分で起床できる，遅刻しない，食事をきちんととれるなど．
自律は，意志，価値観・理念など“内的要素”による独り立ち．たとえば，自分で規範をつくり，そのルールに準じて生きようとする態度．自律に自立は含まれる．自立できた上で自律は成り立つ．

生活改善プロジェクトで身につく力 no.51

【専門知】

□メタ認知能力

□人間，生活，健康，活動の関連性→体感的に理解する

□健康維持促進の知識→食事，睡眠，活動のあり方を把握する

□生活を見る力→その立場ならではの生活管理の意義と困難性を自覚的に理解する

【普遍知】

□課題発見力

□チームワーク力

□他者の意見を聞き役立てようとする力

□より成長しようとする意欲

4)活動内容

自分たちに役立つプロジェクト

LP は，今の自分の生活を見直して，ここをなんとかしたい，よくしたいという課題を見いだし，こうすれば看護学生として望ましい生活ができるという課題解決策となる工夫やアイディアを考え出し，その実行方法，こうすればできるよ，という具体的な行動を提案するプロジェクト学習です．

新しい生活をはじめた看護学生がつくる看護学生の「生活」に役立つプロジェクト学習です．看護学生の生活には，食事，睡眠，時間管理，身支度，アルバイトなども入り得ます．これらのカテゴリーごとに，共通する課題意識をもつ人が集まってチームをつくり，その現状を調べ，うまくいくための情報を集め，みんなで話し合い具体的に実行できるアイディアをプレゼンテーションで提案します．

この目標に向かうプロセスで，よりよい生活のための手早くできる栄養バランスのいい食事，ベッド環境，時間管理の方法など看護師に必要な様々な知識や方法を身につけます．と同時に，課題発見力やプレゼンテーション力などを身につけます．

ゴールに向かうプロセスで手に入れた情報や考え出したことの記録やメモはすべてポートフォリオに入れていきます．プロジェクト学習の成果物(Product)として，ポートフォリオを再構築して凝縮ポートフォリオ『生活マネージメント提案集』を生み出します．

生活シート

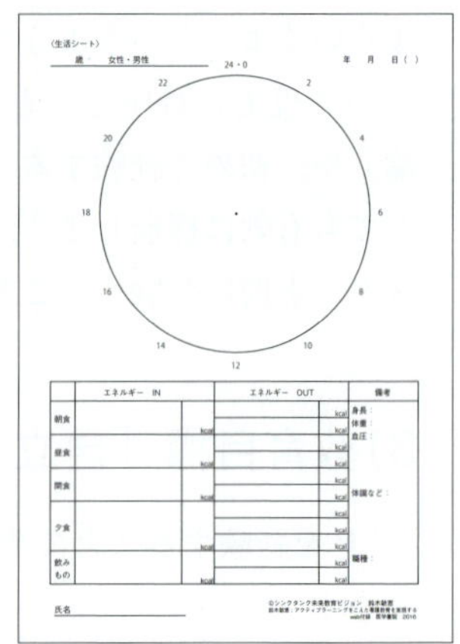

身体シート

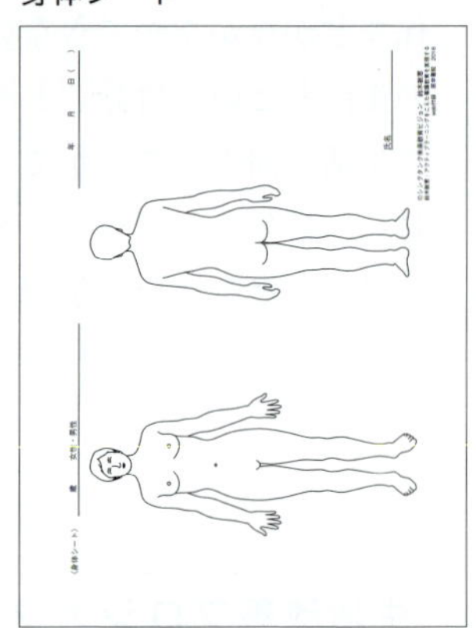

p.48 参照　赤本 p.285, 286
シート 2 点は医学書院 web サイトでダウンロード可能(p.x 参照)

ライフポートフォリオをつくる

LP の活動はまず自分の生活を客観的にみることから始めます．客観的にみるということは思考しながら見るということです．ここに「生活シート」や「身体シート」などを活かし，自分の生活などの情報が入ったライフポートフォリオをつくることが役立ちます．

リフレクション

LP は自らの生活の改善を目的とするプロジェクト学習でもあります．看護教育のめざす自己教育力が高まります．自分で自分を成長させたいと思うならば，自分自身の状態や行動や思考を客観的に見る必要があります．ここにポートフォリオを活かしたリフレクションが有効です．

p.70 参照

5）実践ポイント

本気で考えるために

ここで題材とする「生活」は多様で個人差がありますから，そのプロセスやプレゼンテーションにおいて，たとえば，「朝起きられない人は目覚まし時計を複数セットしておきましょう！」など，思いつきにも似たあいまいな対処のオチとなる可能性があります．それもなかなか楽しくてよいのですが，看護教育のスタート期に行う意義をふまえ，このプロジェクトで自分をしっかりと成長させるものとする必要があります．その鍵は，「根拠ある情報」の活用です．いかにリアルに現状のデータや情報を手に入れるか，いかに現実に即した，実現可能でかつ有効な解決策を，根拠をもとに展開できるかが鍵となります．

ライフポートフォリオで自分の生活を見る

自分の生活をみて課題を発見することからこのプロジェクト学習はスタートします．しかしこの課題発見がなかなかできないのです．

「自分の生活で何か困っていることはない？」「ここをよくしたいということは？」「課題発見をしましょう！」と学生に言うだけでは課題発見することはできません．もしできたとしても，言われたから，であり自ら「課題を発見する力」が身についたとは言えません．

「課題」は，ありたい状態と「現状」のギャップにあります．だから「現状」をまず把握します．ところが現在，自分はどう動いているか，そのふるまいは自分では見えないので，ここを顕在化するために「ライフポートフォリオ」を活かします．

①ライフポートフォリオつくりをスタート

自らの生活の改善を目的とするプロジェクト学習でもあります．自分で自分の生活を改善してよりよくしたいと思うならば，自分自身の状態や行動や思考を客観的に見る必要があります．そのために「生活シート」や「身体シート」などを活かし，自分の生活などの情報が入ったライフポートフォリオをつくります．そこには自分の課題に関する一般的な知識や標準値，基準値などの情報も手に入れそれをポートフォリオに入れます．

②リフレクションする

ポートフォリオをつくるたけで終えず，「看護学生の生活としてどうなの？」という視点でポートフォリオをめくりながらリフレクションします．セルフコーチングをうまくするといいでしょう．

ライフポートフォリオ

キーワード……継続観察　セルフケア　食物摂取　活動と休息　生活習慣
関連教科………基礎看護学　保健体育　総合基礎教育　医療概論　健康と疾病　健康と環境　清潔

学習者が自分自身の生活や健康などを観察してライフポートフォリオをつくります．

自分の身体の変化や健康に関する情報(食事やその栄養，生活習慣など)を自分の生活や現状から正しく情報獲得します．自分の「健康」を維持するものを意識して考えます，考えるためには，食事，睡眠，活動など総合的に見ることがいります．メモなど記録しライフポートフォリオに入れ，それを見て考えます．

ライフポートフォリオの中には，自分の心身，生活のデータ，体重や血圧の変化，飲んでいるサプリメント，食事や運動の記録，関心がある健康記事の切り抜き，保険証，通院の記録等を入れていきます．

実習などで患者さんの生活を考えるときにも，その退院後のヘルスヘアの計画やアドバイスをするときも学習者が実体験として「健康・生活」を成り立たせる食事や清潔に関わることを経験している必要があります．「ライフポートフォリオによる自己管理」は，新しい看護教育へつながる『教科』として存在させることも考えられます．

ライフポートフォリオ作成の効果

○人間の生活というものを総合的に理解できる．
○自分の「生活」「心身」を客観的に見ることができる．
○自分なりの看護観を持つきっかけとなる．
○ナイチンゲールやヘンダーソンの看護学を現実におとし込んで考えることができる．
○臨地実習に役立つ，患者の生活を考えるときに役立つ．

③ 何をどこまでポートフォリオに入れればいいのか？

「自分の生活に関係するものをポートフォリオに入れてきましょう」「そこから看護学生として自分の課題を見つけましょう」と先生が伝えた時に，「何をどこまで入れたらいいの？」となります．「何でもいいから，いろいろ自由に入れましょう」では学生たちはピンときません．自分の「生活」の現状を把握するといっても生活には様々な要素がありますから，何をどこまで？　となりがちなのです．

ナイチンゲール「看護覚え書」13項目一つひとつに対し関連するものをポートフォリオに入れることも効果的．また「R10シート」を活かしてもいいでしょう．

④ まず「24時間の行動」をメモしてみる

まず自分の現状をいかに客観的に見ることができるのかが大事になります．しかし現状を把握するといっても生活のすべてをメモや記録や計測してポートフォリオに入れるということはできません．そこではじめは自分の生活の課題を見いだす方法として，すべてのものは「時間」というステージにありますから，まず，1日24時間に自分の活動をおとし込みます．週末を含めた数日程度，自分がしていることの記録をつけます．

⑤24時間の行動を俯瞰して課題発見する

それを客観的に見ることで「ああ，私ここがうまくできないかも」と課題発見につながります．またポートフォリオで継続的に俯瞰することで課題が見えることもあるでしょう．

⑥互いの生活時間・行動を照らしあわせてみる

互いのポートフォリオを照らしあわせることで，各自の生活上の課題が浮きあがるように見えます．たとえば食，あるいは，睡眠など他者と照らしあわせてはじめて自分の生活の課題に気づきます．

⑦ポートフォリオを見せあう

この「ポートフォリオ共有の時間」を「準備」のフェーズに設けます．いずれにしてもふだん無意識な目にみえない「生活」を可視化，顕在化することが鍵といえます．そのことであらためて「生活」を意識化します．

学生がつくった

『学校生活ハンドブック』

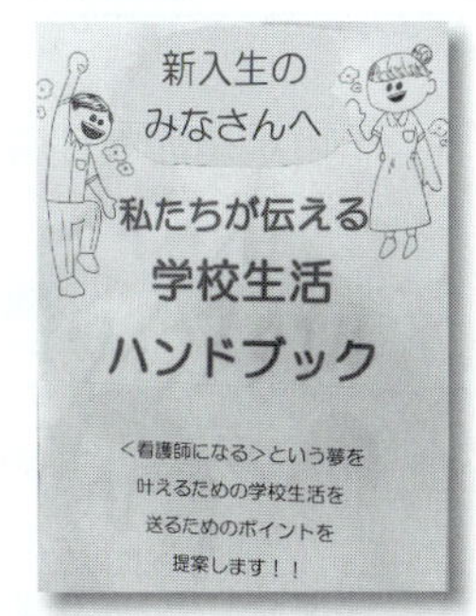

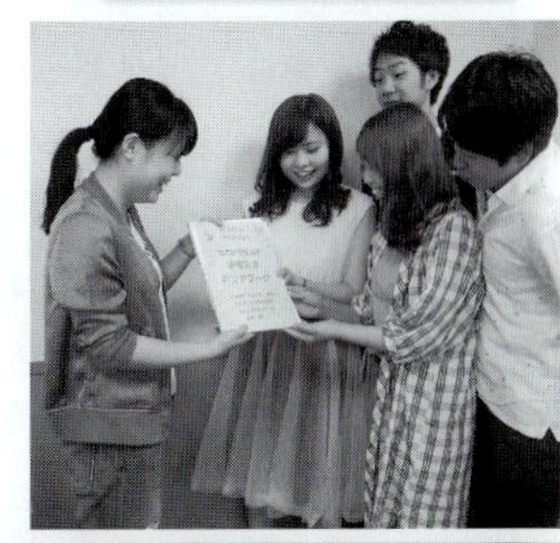

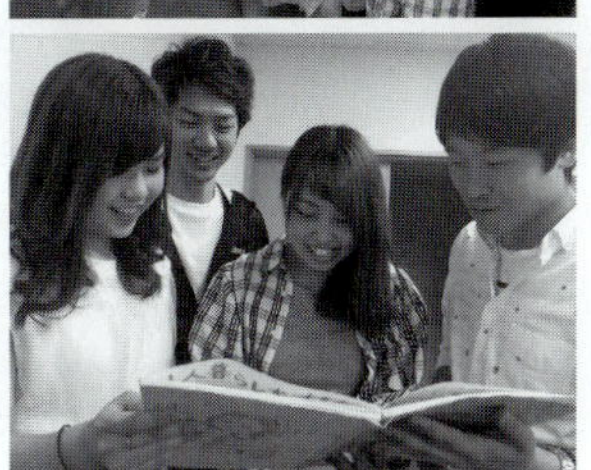

2年生が自分たちの経験を活かして作った『学校生活ハンドブック』をプレゼントされ，「役に立つ！」と喜ぶ1年生たち．
その中身は…
看護学生としての生活のコツ，遅刻しない方法，レポートの出し方など

6)ポートフォリオの中身

- ☐ 自分の時間の使い方…現在の自己学習の時間の確保について
- ☐ 食生活の記録…食事の写真記録，栄養分析，カロリー表
- ☐ おやつの成分(菓子袋)，飲料容量，成分など
- ☐ 体調の記録(排便，水分，食事)
- ☐ 机上や部屋のモノの置き場所…写真・平面図(間取り)
- ☐ 睡眠関係…寝具の種類，ベッドの高さ，幅，サイズ，寝衣の生地について

7)シラバスモデル「生活」

[生活マネージメントプロジェクト] LP

ゴール(具体的な目標):看護学生1年生の自分たちに役立つ『生活マネージメント提案集』をつくる!

ビジョン(目的):看護師になるために自立と自律ができる生活をしたい

学年	1学年
科目(関連教科)	看護概論　基礎看護学　キャリア
キーワード	生活改善,メタ認知,人間,健康維持,スマホ,学習方法,時間管理,睡眠,食事,社会人基礎力
題材	看護学生1年次の『生活』
期間・単位	4月～7月　2単位　30時間
手法	プロジェクト学習(意志ある学び/明確なゴールとフェーズ展開)
評価	ポートフォリオ評価(成果や成長のプロセス/自己評価)
成果物	こうすれば看護学生1年目の生活がよいものになるという工夫集
ねらい	•「生活」を観察する力 •看護学生1年生として生活における自立と自律.自分の生活をマネージメントできるようになる.
身につく力	＜専門知＞ □「生活」を観察する力 □「生活,健康,人間」の統合的な把握 □ 食事,睡眠,活動に関する基本知識 ＜普遍知＞ □ チームで一つのことを成し遂げる体験 □ 課題発見力 □ 目標へ向かう力
概要	このプロジェクトは,今までの学びと異なる新しい分野(専門教科)の学習や,生活の変化,新しい友人関係等,大きな変化の中で新生活をスタートする看護学生1年生が,自立・自律した看護学生の生活を送ることに役立つプロジェクト学習です. 看護学生がつくる看護学生のためのこうすれば看護学生として最良の生活になるという提案をします
社会的意義	◎チームで行うテーマプロジェクトのワークにより,体験的にプロジェクト学習の意義を知る. ◎プロジェクト学習の基本的な展開を経験すると同時に自分たちの知識とスキルを身につける=「自立」を果たせること.多忙な新しいスタートを始めるときに有効. ◎食事や睡眠,時間管理など基本的な生活を自律的にできるために,現状を調査やありたい状態を描き,その実現のために具体的にどうしたらいいのか簡潔にわかりやすく提案します. ◎自分の「生活」をかえりみることで,患者さんの「生活」をみる力(=推察力)や,改善すべき点に気づく力(=課題発見力)が身につきます.
協力者・パートナー	実習施設　地域の社会資源
プロジェクト学習フェーズにおける活動	**準備** ① LPの題材:自分たち「看護学生の生活」を伝える ② この全体のビジョンとゴールを伝えコンセンサスを得ます ③ 一人ひとりがライフポートフォリオを一定期間つくり,現状をつかむ ・ライフポートフォリオに「24時間行動シート」を入れる ・そこから自分の課題やこうありたいということを見いだす **ビジョン・ゴール** ビジョン(目的):看護師になるために自立と自律ができる生活をしたい ゴール(具体的目標):看護学生1年生の自分たちに役立つ生活マネージメント提案集』をつくる!

	① 看護学生としてどうありたいか，を照らし合わせ，自分の「課題」を決めます ② チームビルディング…同じ課題で集まりチームをつくる ★ポイント：チーム分けのキーワード例 ［食事］［睡眠］［時間活用］［バイト選択］［身支度］［学習方法］ ③ チームごとのゴールを決める ★ポイント：「チームテーマ」設定 チームで話しあって，チームの目標(チームテーマ)を決めます．目標は焦点を絞ったシャープなものにします．よくない例：「よい食事の方法を提案します」←よい，とは何がいいのか？どんな状況にある人にとっていいのか？いつの食事について提案したいのか？朝食，昼食，夕食か？あるいは，食事の栄養についてか，摂り方かなど． ★ポイント：その選択の鍵は，最もみんなが困っていること，役に立つものであることを選択する ★ポイント：チームテーマの思考を広げる ［食事］——朝食，昼食，夕食，おやつの選び方 ［時間管理］——遅刻，学習時間の確保 ［人間関係］——友人，教師，指導者 ［身だしなみ］——好感，清潔感，手早く ［睡眠］——寝付き，よい休日の使い方 ［アルバイトの選択］——看護学生に役立つ対人マナーが身につくバイトの選択のコツを提案します！等 計画 □ゴール到達に必要な情報や作業，時間配分を計画する． 情報・解決策 □ゴールに向かうために有効な根拠に基づいた情報を得，具体的な工夫，解決策を生み出す． 制作 □模造紙 1 枚に図やグラフ，簡潔な文章を組み合わせ，プレゼンテーション用に表現する． プレゼンテーション 各チームの発表を聞いて① よいところ，② こうすればもっとよくなるという視点で メッセージを付箋に書く，発表チームの模造紙に貼る． 再構築 ① ② の用紙を参考に，再構築をする． □再構築とは意図，方法，制限などを説明する □再構築の要素確認，学生間意見交換 「生活マネージメント提案集」完成 成長確認 □成長エントリー・成長確認 □凝縮ポートフォリオ(チーム)提出 □成長エントリー・成長確認(個人)提出

実践者の声

この二校は，鈴木敏恵が教育アドバイザーとして先生方と一緒にオリエンテーションから学生たちに関わり実践したもの．〔スタート期に「意志ある学び」を学生たちへ講義，並行して教員と実習指導で「合同研修(1年間に2～3回程度指導)」を実施〕

アクティブに，イキイキと自ら考え行動する学生に！
―国家試験合格率も飛躍的に向上―

香里ヶ丘看護専門学校
副学校長　濱田眞由美

知識を詰め込み，課題を与える教育を頑張ってきたが学生のモチベーションは高まらず，そんなとき鈴木先生の書籍を読んだ．本当に主体的な学習行動に変わるの？本校の学生にもそんな力があるの？思い切って本校の教育アドバイザーを依頼したところ，「力になります，でも学校を変えるのは先生たちだよ．プロジェクト学習という知識を得たら変わるというものではないよ，先生たちがビジョンをもって取り組む覚悟がいる」と言われた．単に教育手法を学べば改革できるのではなく，どんな教育をしたいのかというビジョンを描くことが重要だと気づかされた．早速，教員の願いを聞いた．「自ら考え行動する学生を育てたい」と全員の願いが共有でき，ここから学校改革へのチャレンジが始まった．「清拭援助(p.191 参照)」のプロジェクト学習をやってみた，学生たちがイキイキと自ら学ぶ姿に感動した．教員から「こんなに自分で情報を集められるんだ，提案する力があるんだ！」という声が上がった．

鈴木先生は，「ポートフォリオでの知の共有が鍵」と，まず教師自身がポートフォリオをつくり互いの工夫や経験を顕在化し共有すること，学生たちも，互いの思考プロセスや成果を共有する方法，ポートフォリオを活かしたコーチングを講義や教員研修で具体的に指導してくれた．「すぐに教えない！　彼らを信じて待って」と繰り返した．教員たちが「今はどうなの？」「どうだったらいいの？」「患者さんに，どうあってほしいの？」とコーチングすると，学生はポートフォリオをめくりながらストーリーで語れる力をつけていった．

2014年から「枚方市の社会資源を活用し健やかに暮らす提案(p.130 参照)」をするプロジェクト学習を実施，プレゼンテーションは生涯学習支援センターで行い，地域の方から「素晴らしい！　役に立つ」とたくさんの声を直接得て，学生たちは大きな自信をつけていった．

先にプロジェクト学習を経験しアクティブな姿勢を身につけた先輩たちが後輩を自ら支援しそこでまた成長していくという，互いに学びあう文化が芽生えていた．3年目，学生が主体的に変化し国家試験の合格率も飛躍的にあげることができた．教員一人ひとりの努力と挑戦に支えられてここまで来ることができた．

「意志ある学び」の導入で学校がよみがえった
―休退学者率激減・実習指導者が学生を理解―

パナソニック健康保険組合立松下看護専門学校
副学校長　水方智子

休退学者率も高く，教員任せで依存的になる学生の姿を何とかしたいと模索していた．意志ある学びプロジェクト学習の講演で鈴木敏恵先生と出会った．2012年からポートフォリオ・プロジェクト学習などの学生への講義と教員への多様なアドバイス，そして指導者と教員へのワークショップ(p.233参照)を継続していただいている．1年生は基礎看護学概論の中で『自分の大切な人の健康を守る提案集をつくる(p.110参照)』プロジェクト学習を実施．「役に立つ提案ができた」「自信がついた」と，自分の成長を実感していた．これらの反応から教員にももっと学生の力を引き出したいという意志が強くなった．

臨地実習では，指導者が学生のポートフォリオを見て「学生の思いがみえる」「学生ってこんなに勉強しているんだ」「新人教育にもつかってみたい」「学生ってこんなに勉強しているんだ」と好意的な声が聞かれるようなった．

教員たちも「教員のもっている答えを一方的に伝えるような授業はやめよう」「学生の学ぶ力を信じよう」とポートフォリオ・プロジェクト学習を取り入れた方法へと加速的に変化を始めた．それに伴い学生たちからも「どうすればいいですか」と教員に指示を求めるのではなく，自分の行動を決定するための発言が学生から聞かれるようになり，気がつけば休退学者率も激減していた．1月の国家試験模試成績でも合格判定が出ない学生も，「絶対に看護師になりたい」と強い意志をもち頑張り続けた．結果，2015年は3年ぶり100％合格*を達成することができた．2016年も全員合格を継続できた．このプロセスは，「人間の成長の凄さ」を実感できた貴重な体験であったと感謝している．

＊以下
松下看護専門学校の看護師国家試験合格者数の推移

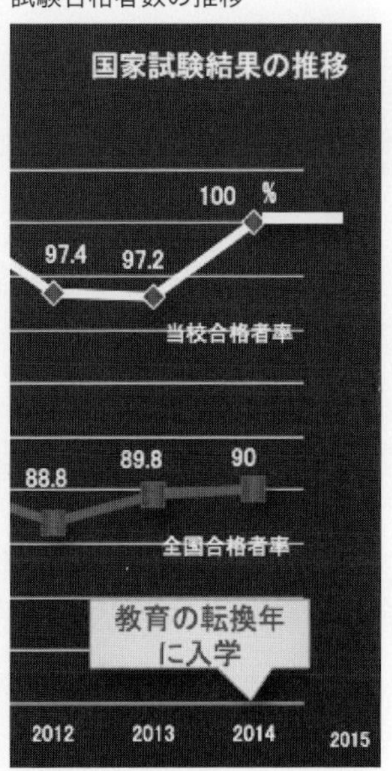

V 章

新しい看護教育へ——講義・演習・実習

1 「ライフタイムマトリックス」で人間を生涯でとらえる

人間を総合的にみる「ライフベクトル」

地域に暮らすお年寄りを見る時，病棟で患者さんと会う時，「生活習慣病の高齢者」という見方に終えず，この方の子どもの頃の食生活は…どんな仕事や生活をしていたのか…今の「生活習慣」は，過去のいつごろから「習慣」となったのか…その未来，老化が進んだ時，現在の住環境で暮らしていけるのか…．生活習慣病が増加した現在，その過去，未来を医療者として見通す眼差しをもち，あらためて一人の人間として総合的にとらえることを大事にする考え方が必要と言えるでしょう．

新しい看護教育のカリキュラムを構想する際，これまでの「小児看護学」「成人看護学」「老年看護学」と区分されていることを見直し，一人の人間の生涯としてとらえるところから始まる新しいカリキュラムを生み出す発想を提案します．

・　・　・

お菓子を好きなだけ食べていた児童期，がむしゃらに働き，仕事の合間にあわただしく食事を摂り，ヘビースモーカーだった成人期を経た一人の高齢の患者さんといま対座しているのかもしれません．いま現在だけではなく，その方の時間軸の絵巻物に何を書き出せるのかが大事です．現在だけがぎっしり埋められ，その過去，未来はまっさらというのでは，健康を阻害する要因を探ることも，退院後の生活を描くこともできません．一人の人間を総合的にとらえることが必要といえるでしょう．ここに【ライフベクトル】と【ライフタイムマトリックス】の存在が役立ちます．

■ライフベクトル(no.52)とは

人間を総合的に見て健康を阻害する様々な要因を現在だけでなく，その過去や未来へも眼差しを注ぎ，人間，心身，生活，健康などを俯瞰してとらえる新しい看護教育を実現するための【ライフベクトル】【ライフタイムマトリックス】をここからお伝えします．

ライフベクトルとは，小児，成人，老年など発達段階で区分することなく，一人の人間を時間経過による変化を一貫して連続的にとらえる，人間の心身の健康，生命維持へ関わる諸要因を俯瞰して考えるために筆者が構想した視覚的思考ツールです．

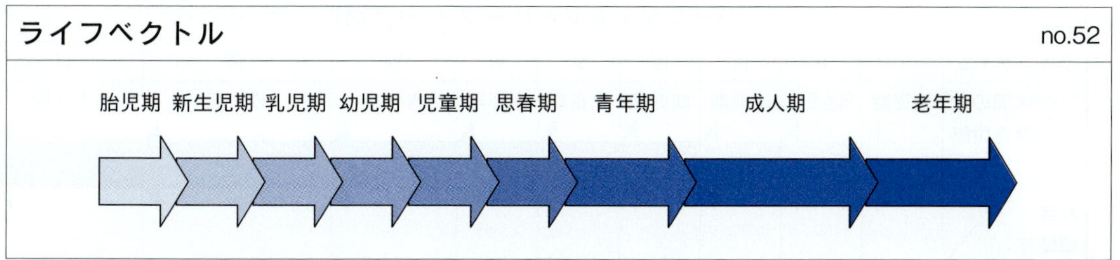

ライフとは，生命，生活．ベクトルは，目標を達成させるための方向性．タイムは，「時」「時間」「歳月」「時代」．

■ライフタイムマトリックス(no.53)とは

横軸にライフベクトル，縦軸に，それ以外の専門科目や領域などを配したマトリックスです．ライフタイムマトリックスの存在は総合的に人間をとらえることを可能とします．

看護学は人間の生涯全体をステージとして見る学習なので，どんな教科，科目を学ぶときも，その期間の成長段階を頭に置き，そこに結びつけたり関連させたりして習得することが欠かせません．ライフタイムマトリックスがあればこれらを視覚的にとらえることができるばかりでなく，そこに自ら気づいた関係や関連を描き込むことも可能です．

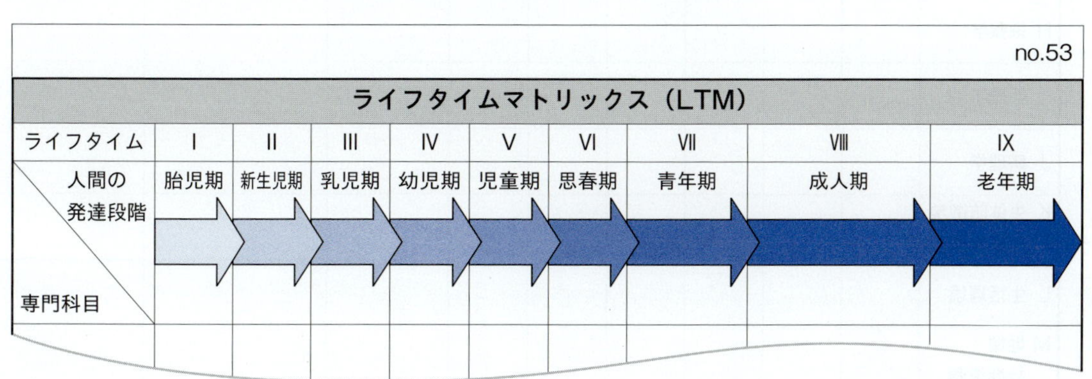

no.53

ライフタイムマトリックス（LTM）

ライフタイム	Ⅰ	Ⅱ	Ⅲ	Ⅳ	Ⅴ	Ⅵ	Ⅶ	Ⅷ	Ⅸ
人間の発達段階 ＼ 専門科目	胎児期	新生児期	乳児期	幼児期	児童期	思春期	青年期	成人期	老年期

成長を基軸にする「ライフタイムマトリックス」

■ライフベクトルが視覚化されている効果

マトリックスの上部に，ライフベクトルの１本の矢印の図があることで，常にそこから全体を俯瞰して考えることを容易にします．また健康の維持を阻害するものに関連する事柄を，部分知でなくそれらを合わせた統合知としてとらえることが可能となります．

ライフタイムマトリックス　no.54

ライフタイムマトリックス（LTM）									
ライフタイム	I	II	III	IV	V	VI	VII	VIII	IX
人間の発達段階 ／ 科目 領域等	胎児期	新生児期	乳児期	幼児期	児童期	思春期	青年期	成人期	老年期
A 母性看護学									
B 精神看護学									
C 在宅看護学									
D 保健行動学									
E ヘルスアセスメント									
F 健康課題									
G 形態機能論 身体機能									
H 栄養学									
I 薬理学									
J 病理学									
K 生体防御学 感染看護論									
L 生活環境									
M 地域 社会資源									

ライフタイムマトリックスの活かし方

現状の問題の要因をあきらかにする

ライフタイムマトリックスで，視覚的に，人間の生涯全体をステージとして見ることにより，「いま現在の疾患の症状(あらわれ)」の要因を過去に探り，いつどこで何がどう起きたのかとイメージを誘います．過去だけでなく，これから＝明日をイメージでき，希望や対策を論理的に考えることにつながります．

対話に活かす

患者さんと話す時に，生活習慣病の起因がいつごろからか，生活環境，時代的背景，例えば実際に摂取していた食品など，時間と社会状況という基軸があると，顕在化しやすくなります．「例えば」と児童期を指差しつつ，小学校のころ，夕食も市販の弁当(揚げ物)が多くて，というように，正確に近い形で思考のよみがえりを果たします．

書き込む

患者と自分との間にライフタイムマトリックスを広げ，対話を交わしながらそこに書き込み，様々なことを可視化することで，現状の問題の要因をあきらかにすることもできます．要因があきらかになれば，本人の意志で，その改善に向かいやすくなります．

具体的に聞き出す，気づきに活かす

混乱している時の話は論理的にはなりにくいものです．しかしその話の中にも，治療やケアに有効なヒントは確実に潜んでいます．話の内容があちらこちらへいったとしても，必要なことをライフタイムマトリックスの縦軸に項目化しておけば聞きもらすことなく発達段階にそって顕在化できます．

「けっこう昔から甘いものが好きなんです」というだけでなく，ライフタイムマトリックスがあれば，「この時期から仕事が急激に増え，ストレスで，甘いものを食べるようになったんです」という患者に対し「今はどうですか？」「今はリタイアして精神的に楽です．週末の山登りの準備をすることがとても楽しく…」という具合に，甘いものを実はそう欲しくない，今の自分に気づくかも知れません．

「これからどうします？」とベクトルの先を指差します．「そうですね，血糖値も○○ですし，元気で健康な老後を楽しみたいので…」という具合です．

「これまで」から類推する

いくら事前の問診表があったとしても，「これまでに骨折したことはありますか？」という対話ではじめてあきらかになる過去の怪我や疾患，その要因などがライフタイムマトリックスで探りやすくなります．縦軸の項目に「生活史・流行(音楽・ファッション)」などを入れておけば，患者さんが何年に骨折したということは忘れていても，流行っていた音楽は音楽好きな方なら覚えているものです．また「3年たっていないんですね，その時の処置は？」など徐々に聞き出すことにもつながります．

「これから」に活かす

今だけでなく，これまでとこれからを見通し，賢い思考をするためのツールともなります．この患者さんはなぜ退院に対し不安な表情をするのか，洞察や推察をするツールにもなります．

たとえば，先の期間を指差しつつここで退院となりますが，その後も地域における訪問看護師が継続サポートします，と書き込むなどすれば，安心の退院へ導くことにつながります．今後に役立ち明るく前向きな話へもっていくことにもつながります．

看護教育におけるライフタイムマトリックスの効用

ライフタイムマトリックスを様々な看護教育の教科で使うことで，人間の発達段階の全体を「俯瞰」することができ，人の成長発達過程と各発達段階の特徴及び健康課題を有機的にとらえることができます．

ライフタイムマトリックスの発展的活用 no.55

- □ 発達段階におけるヘルスアセスメントの特徴を考えやすい
- □ 発達段階における生活環境において健康を阻害する要因の推測に役立つ
- □ なぜその状況になるのか…メカニズム，マネージメントを考えやすい
- □ 慢性的な健康障害の起因の見いだし，病態と診断・治療に関するイメージがしやすい
- □ 発達段階における健康の保持・増進・予防のための看護の違いなどが際立つ
- □ 保健，医療福祉など含め多職種チームにおける看護の機能や役割を考えやすい
- □ 社会の変化と看護の関係，保健・医療・福祉の動向と看護の課題を考えやすい
- □ 自分はどの発達段階の看護に積極的に関わりたいかのキャリアイメージの助けになる
- □ キャリアビジョンを実現するために必要な能力や知識を統合して考えやすい

ライフタイムマトリックスで「カリキュラム構想」する

人間の発達段階をベースに，科目融合できる

看護教育において，小児，成人，老年と区分されていたものを，一人の人間の生涯として，その全体を俯瞰してとらえる視点が備わります．

成人期における看護を学ぶ時も，小児期や老年期のことが関係しているということを，ライフタイムマトリックスを見ることで考えやすくなります．看護は常に推察，類推をともなうものです．この症状は，○○が関係しているのではないか，あるいは小児期に経験したことが起因しているのではないかなどをイメージできること，若い頃の骨折箇所が高齢になり，鈍痛として症状に現れることもあるなども含め，患者さんにいろいろな角度から聞き取りができます．

ライフタイムマトリックスの利点

1. 人間を生涯全体でみることができる
2. 人間の発達段階をベースに，科目の融合，統合ができる
3. 新しい授業時間を生み出せる
4. マトリックス記号で表現できる，例［D-V-VII］

全体と関連が見える

「人間」は科目や研究の集合体ではありません．ライフタイムマトリックスがあることで，専門教科，相互の関連，関連が見え，教科の分断なく思考することをかなえます．

区分されていた専門科目の関連性は必ずあるにも関わらずそれをビジュアル(視覚的に)で認識するものはありません．例えば，母性看護学は，発達段階の様々な領域に関連していますし，また栄養や精神看護など他の専門科目と関連していると言えます．ここが全体も含め目で見えることが大事なのです．

教科と教科が結びつく

「精神看護学」においても，小児のころの虐待記憶が無意識に残り，思春期も，成人になってからもその潜在的な記憶が影響し不安定なメンタルの状態になる…など．いまやっている「栄養学」の「摂食障害」を「精神看護学」の観点から考え，ライフタイムマトリックスを踏まえて小児と成人の授業と栄養学，精神看護学で合同授業ができます．

新しい看護教育カリキュラム

たとえば，胎児期，新生児期，乳児期，幼児期，児童期，思春期，青年期，成人期，老年期等のように，生涯の発達段階を科目相互の関連性を俯瞰してとらえる視点が必要になります．それが叶うように有機的，科目横断的にシラバスを作成します．

各教科の関連性については，「統合と実践」や実習において，また教科の講義において，先生は関連する教科について話します．たとえば「小児期の栄養について」講義するなかで，「このことは，栄養学でもやりますよ」という具合です．先生の頭の中では密接な関連が有機的にあるのです．しかし，その言葉を耳で聞いただけの学生には，当然ですが有機性はなく，「ああそうなんだ」という程度にならざるを得ません．しかしこの「ライフタイムマトリックス」で可視化して示すことで，「小児の先生は，H-Ⅵで…」という具合にリアルにその関連を理解することも果たします．

多くのカリキュラムは，初年度に学ぶこと，次年度に学ぶこと，と時系列で見ることができるようになっています．小児期について学んでいないまま，成人や老年看護学へ入ることも珍しくありません．しかし成人(老年)の方の疾患やその状況を考えたり推察するときに，小児期(乳児，幼児，児童期，思春期など)のイメージが湧くことは必要といえるでしょう．

もちろん今でも先生がたは「患者さんの生涯全体でみることが大事なんですよ」と学生たちへ話しているのですが，耳に入るだけではそのイメージをもつことはできません．人間の生涯は，小児期があり成人期があり，老年期があるという人間の発達段階全体を通した考え方をもつことがいるのです．ここに人間を基軸としてすべて関連することが網羅できるライフタイムマトリックスが活きます．

科目の組み合わせをマトリックスで考える

例えば，患者さんの生活を看る力をつける『日常生活援助』などの学習は1年生の時に行うことが多いのですが，生活援助は，小児でも老年でも行う可能性があるわけですから，発達段階との「組み合わせ」ができ，それを「目で見る」ことができるのがこのマトリックスの存在です．

戦略的にカリキュラムマネージメントにLTMを活かす

自分の専門領域にまず印を付けますがたとえば老年であれば「老年期」の箇所に印をつけます．高齢者が骨粗鬆症にならないためには「成長期」のカルシウムの摂取量が影響します．「栄養学」と「小児看護学」と「老年看護学」のクロスカリキュラムとして行うことで，統合的な学びとなります．またそれぞれの科目の中に単位として組み込めているので，限られたカリキュラム構成において，有効に時間を使えます．

骨粗鬆症を繰り返す高齢者を看る時に，いま現在(老年期)に関する検査やインタビューだけでなく，生涯を遡り，成長期にその要因を探ることができます．その人の今だけでなく，過去や未来を視野に入れて考えることができる学生を育む看護教育をライフタイムマトリックスは叶えます．

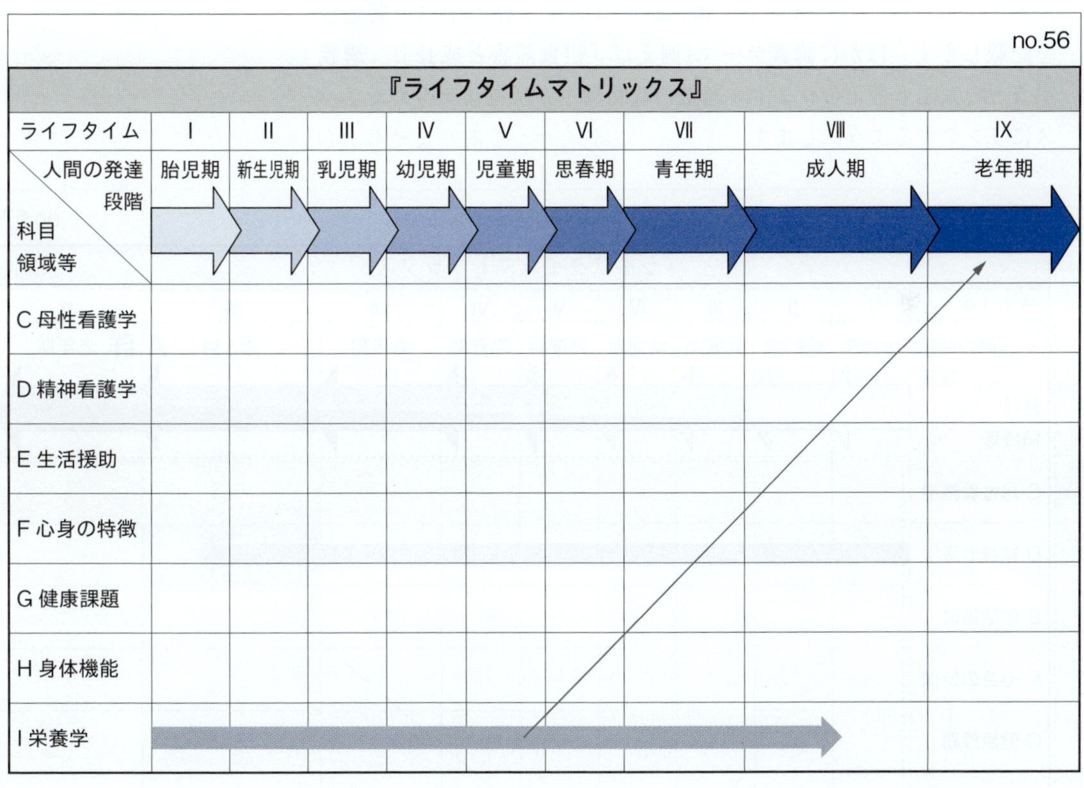

no.56

『ライフタイムマトリックス』

ライフタイム	Ⅰ	Ⅱ	Ⅲ	Ⅳ	Ⅴ	Ⅵ	Ⅶ	Ⅷ	Ⅸ
人間の発達段階 / 科目 領域等	胎児期	新生児期	乳児期	幼児期	児童期	思春期	青年期	成人期	老年期
C 母性看護学									
D 精神看護学									
E 生活援助									
F 心身の特徴									
G 健康課題									
H 身体機能									
I 栄養学									

LTMの使い方――A群とB群を組み合わせる

A群は人間の発達段階です，B群は，各専門科目などです．A群とB群の組み合わせを必須とします．A群をベースにB群を絡み合わせるマトリックスで立体的にカリキュラムを構想することができるということになります．

LTMの使い方――マトリックス記号で表現する

たとえば，[D，I(アイ)-V，Ⅷ] と表現すれば，児童期と成人期における精神と栄養について行うことになります．

たとえば，題材は「カルシウム」で [D，I(アイ)-V，Ⅷ] と伝えることで，学生たちは，Dは「精神看護学」，Iは，「栄養学」，そしてVは児童期，Ⅷは成人期という具合に，教科書などで事前に学習しておくことが可能となります．

LTMの使い方――枠中に「実施日」を入れる

たとえば，[D，I(アイ)-V，Ⅷ] がクロスする枠の中に，実施日を記載します．ほかに講義テーマ(例えば「摂食障害と成長」)，講義室などの表記も考えられます．通常の時間軸のカリキュラムやシラバスにリンクするようにします．

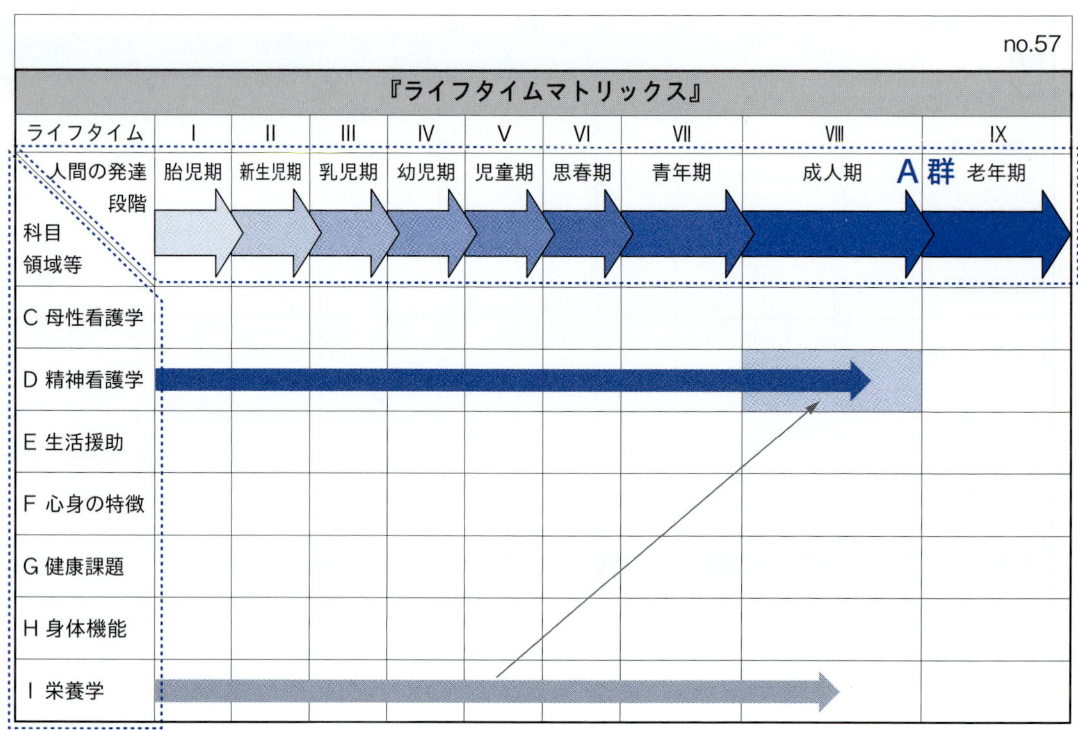

クロスカリキュラムで「時間」を生み出す

クロスカリキュラムですることで限られた授業時間を調整することができます．たとえば「発達段階における栄養摂取の課題(摂食障害)」という内容の学習を小児看護学，老年看護学，精神看護学で行います．「栄養学」の摂食障害を「精神看護学」の観点から考え，それを小児と成人の授業時間の中で計画を立て合同授業をします．1コマ(2時間)使い総合的な授業を行った場合，「栄養学」でも「精神看護学」でも1コマ行ったこととなりますので，この分の時間を減らすことが可能です．

例えば，15コマのうち3コマは他の教科と組み合わせてクロスカリキュラムで行うことで，一つひとつの教科を区分して行うのではなく，関連する複数の教科を総合的にとらえて行うことが有効です．教師がTT(チームティーチング)で，まさしく統合的に行うのです．学生の目には，発達段階の分断がなくなり，「ああ今は，成人と老年の関連をしているのだな」と意識できます．教科間のボーダーをなくし統合した授業ができます．

クロスカリキュラムの授業計画のポイント
①各教科のねらいを満たすこと ②総合したならではのねらい ③教員同士の十分な打ち合わせ

ライフタイムにおける「関連性」が見える

たとえば小児期における栄養障害や虐待などの課題は，その時期だけの課題ではなくその後のライフタイムにおいても影響することが明確にイメージできます．

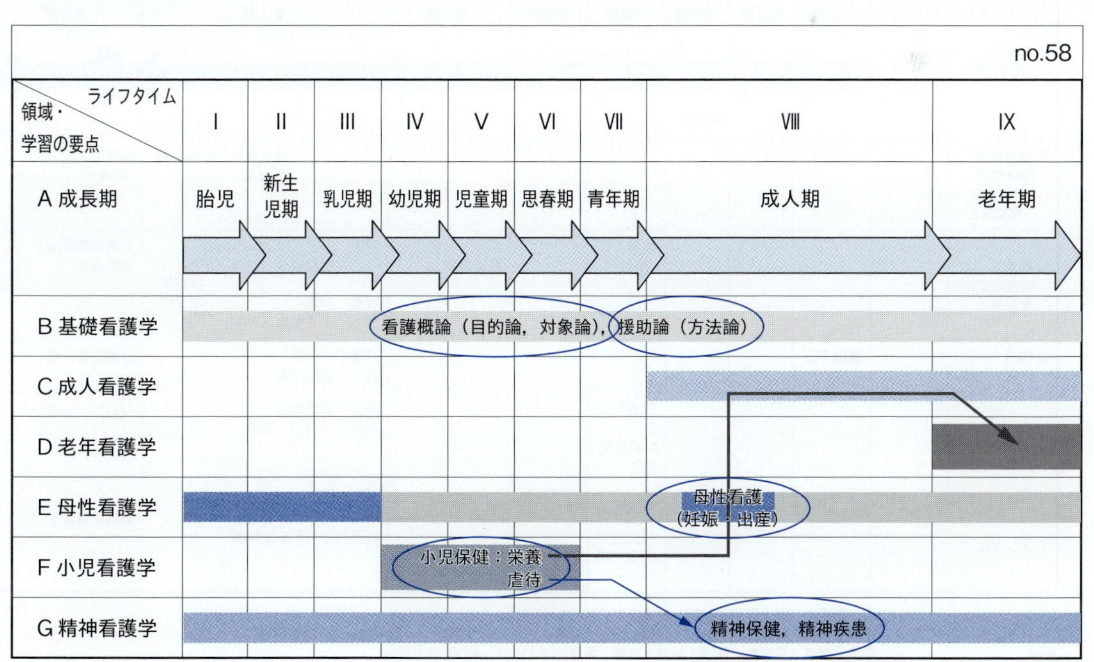

臨地実習で患者理解の思考ツールにする

実習で「生活習慣病」の患者さんを受け持った時に，この「習慣」は，どこから起因したのだろうと考えることがライフタイムマトリックスで叶います．

たとえば，「児童期からの食習慣の影響があるのかも．それは親の影響が大きいかもしれないので，家族にも話を聞いてみよう」．また患者さんを理解するために「この方が若かった(成人期)にはどのようなことが流行っていたのか，時代背景は？」など類推する術にもなります．

実習において自分の受け持ちが70歳のSさんであれば，ライフタイムマトリックスのライフベクトルはSさん．老年期のところに70歳と書きます，25年前が成人期にあたります，ここにその時の年齢を書きます．45歳の時の健康状態や食生活などを書き込みます．患者さんを理解しようとするツールとして役立ちます．ばい煙のある時に小児期を過ごしたなどを見いだせるかもしれません．インタビューを実際にするわけではありませんが，その患者さんの立場で思いやることにもつながります．食生活，食習慣などを知る話の接ぎ穂にもなるでしょう．

no.59

ライフタイムマトリックス—実習の受け持ち患者を理解する

ライフタイム	I	II	III	IV	V	VI	VII	VIII	IX
A 成長期（発達段階）	胎児期 誕生	新生児期 (第６子)	乳児期	幼児期 戦後4年	児童期	思春期	青年期	成人期 1967 1973 1992 2003 22 28 47 58	老年期 2015 70
B 健康状態 身体機能 成長・老化 ・病気など								市民検診受けず　心筋梗塞入院	脳梗塞入院 （麻痺）
C 職業 役割の変化 家族構成					小学１年 母他界		高校・大学 野球推薦	就職　結婚　リストラ転職 長男誕生　タクシードライバー 孫誕生 残業　父親　祖父に 妻パートで支える	介護保険申請 退院調整
D 環境 地域・住居		食糧不足						戸建て住宅購入 ローン返済計画	住宅改修計画
E 生活行動					過剰な間食 栄養過多，偏食			睡眠不足　暴飲暴食 タバコ・お酒	リハビリしない
F メンタル					いじめ 引きこもり （野球始める）			リストラでいじめ体験 トラウマ（2年間無職）	闘病意欲低下

B-Ⅷ・C-Ⅷ　成人看護学（成人期発達課題，健康日本21，成人保健）
病態疾病論（心筋梗塞　原因，経過と治療，看護）　E-V（栄養学，小児保健）・E-Ⅷも関与
B-Ⅸ　病態疾病論（脳梗塞　原因，経過と治療，看護）E-V・E-Ⅷ・B-Ⅷも関与
C-Ⅸ　老年看護・在宅看護・社会福祉（介護保険，社会資源），関連法規
F-V・F-Ⅷ・C-Ⅷ・F-Ⅸ　精神保健，成人看護（回復期看護：リハビリ）

■「ライフタイムマトリックス」+「R10」で状況把握する

「R10」
p.182 参照

「ライフタイムマトリックス」は，その人を総合的に俯瞰できるツールです．しかし，急性期病院であれば，数日で退院される患者さんも多く，必要な看護をすることに終始し，患者に関する情報を獲得する時間は確保できず“点”でしか患者さんを見ることができないという現実があります．患者さんの家族関係やキーパーソンが誰でどんな支援ができるのかなど，社会生活を含めた生活環境を把握することは非常に重要と言えます．ここに「R10 着眼シート」(p.185)が役立ちます．

看護は患者さんの全体性をとらえようとすることが大事であることはいうまでもありません．R10 による「ライフタイムマトリックス」は，その人に興味や関心を持って関わる力になってくれます．

no.60

ライフタイムマトリックス—R10									
ライフタイム	Ⅰ	Ⅱ	Ⅲ	Ⅳ	Ⅴ	Ⅵ	Ⅶ	Ⅷ	Ⅸ
成長期（発達段階）	胎児期	新生児期	乳児期	幼児期	児童期	思春期	青年期	成人期	老年期
[基本事項 X] 1. 対象者の発達段階の箇所に◉をつける 2. 疾患名を書く 3. 疾患の要因が発生した時期また影響発現が予想される時期に◎をつける [克明事項 Y]									
①時間									
②空間									
③身体に接しているもの									
④関係する人									
⑤仕事：職業									
⑥欲求行動・好み									
⑦生活史									
⑧住居									
⑨地域									
⑩経済状態									

ライフタイムマトリックスを活かした「看護計画」

横軸ライフベクトルには，基本事項 X の項目を書きます．縦軸には，克明事項 Y を入れます．看護計画や退院計画を考える際に，できるかぎり患者さんの全体性をとらえようとすることは意味をもちます．計画をたてる前に「ライフタイムマトリックス R10」を使います．

1. 対象となる患者さんの発達段階の該当箇所に◉をつける
2. 疾患名を書く
3. 疾患の要因が発生した時期また影響発現が予想される時期に◎をつける
4. R10 の項目に，把握している患者さん情報を青ペンで記入する（たとえば③に点滴，ドレーン・酸素マスクなどにチェックリストにするなど）
5. とくにこの患者さんの看護計画に感じて，課題となりそうな箇所に印をつけ，その対応や解決策を考えるために使う

「R10 着眼」で，国家試験の状況設定問題に強くなる

ライフタイムマトリックスは「R10 着眼シート」と合わせて使うことで，一人の患者が複数の疾患を有している複雑な状況設定を理解しやすくさせます．現実の「患者・疾患」は複雑で多面的な要素をはらむ状況にあります．一方，教育は，疾患ごとに分けて学びます．また「小児，成人，老年」というように，患者の発達段階で教科が分かれています．教師たちはそれぞれの関連性を示すものの，シンプルにして習得しやすくして学生に教えようとするため，単独的な知識の習得となりやすいのです．

しかし現実の患者，例えば高齢者であれば，多重で複雑な疾患を有し，実習などで，その状況において複合的な要素の把握に学生は戸惑うこととなります．ここに一人の人間を生涯でとらえることを叶える「ライフタイムマトリックス」と患者を一人の人としてとらえる「R10 着眼シート」と合わせて使うことで，多重で複雑な疾患を有する患者の状況をとらえることを叶えます．

これは，学生たちが立ち向かう看護師国家試験の問題に潜む，患者の性別，年齢，主訴や身体などの状況から既往歴をも含め，あらゆる疾患や兆候を読み取る学びにも役立ち，いわゆる「状況設定問題」にも対応できる力が身につき，効果的と言えます．

たった100円のすごい愛

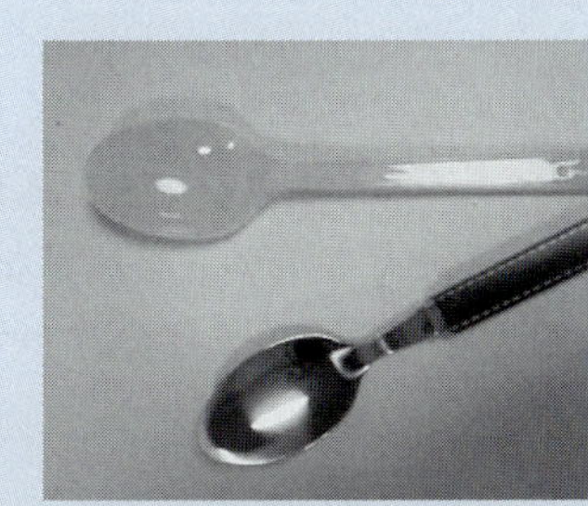

その看護学生は臨地実習中ずっと考えていました．「摂食・嚥下障害」について．

どうしたら自分の受け持ちの患者さんが嚥下の支障なく食事をしてくれるか．

どうしたらその患者さんが，自分で食事の一口量を減らせるようにできるか．

道を歩いていて100均ショップの看板をみてヒラメキました．スプーン売り場で探しました，見つけました！　ちょっと品のいい底の浅いティースプーンを！

翌日，早速，自分の大切な患者さんへ提案してみました．

「よかったら，このスプーンに替えてみてくださいませんか？」

受け入れてくださいました．

これまで使っていたプラスチックのスプーンの半分くらいしか食事の量をすくえないティースプーンは即座に効果を !!

プラスチックの安易なスプーンから100円だけどセンスのいいスプーンになったことで…一度にたくさんの量を口に入れることがなくなり嚥下障害を起こさなくなりました．丁寧に食べるせいか，食事をちゃんと食べられるようになり，自分で自分の食事をコントロールできるようになり，疾患が改善に向かうのが体重をはじめとする数値データにもあらわれはじめました．看護師になろうと願う心優しき若き看護学生は，一人の患者を健やかな方向へ導くことができました．髪の短い，ハキハキ話す，輝く一人の看護師を目指す若者から大切なことを私は教わりました．大切な人のためにできることをいつも考えていることの大切さを．

一年後，この看護学生は，笑顔のすてきな新人看護師として現場で働いていました．

その姿がまぶしかった，うれしかった，よかったね！　おめでとう！

2 「R10」でひとりの人として患者をとらえる

R10で“察して動ける力”を身につける

再現できる力を身につける

看護教育の学びは，すべて現場で再現できることを前提としています．演習はその最たるものです．教師は熱心に教えます．学生たちも懸命に学んでいます．しかし学んだのに，現実ではうまく力を発揮できないのはなぜでしょう？

それは教えた状況と現実にそれを再現する状況がまったく違うからです．たとえば頭の形や身体のサイズや状態もニードも一人ひとり全く違います．当然，その洗髪も清拭もトイレ介助も当然異なります．平均的，典型的なモデル人形に演習を行ったまま寸分違わずできるケースは実はこの世にないのです．

本質は「現実」に潜んでいる

再現できるためには“本質”のつかみが要る

例えば清拭，実習で出会う患者さんは片麻痺で右上腕が上がらない…となるとeラーニングや教科書で覚えた模範手順がガラガラと崩れてしまい，どうしていいかわからなくなってしまいます．ではどんな学び方が有効と言えるでしょうか？　学んだことが現実の中で再現できるためには，教科書にある手順を丸暗記することに力を使うのではなく，何のために(目的)何をやり遂げたいのか(具体的な目標)=「ビジョンとゴール」を把握しつつ，その始めから終わりまでを俯瞰し，そこから普遍性や本質をつかめてはじめて応用することができるのです．

具体的でリアルなシーンに普遍性を見る

典型的な手順は知識としては役立ちますが，「実際に自分がやる」時には力になりません．なぜなら実際に自分がやるときに活きる普遍性や本質は，教科書の典型にはなく，リアルな現実にこそ潜んでいるからです．自分の身につけたい真に価値あることは，目の前の現実でくり広げられるたった一つのリアル(具体的)なケースを瞬きもせずに克明に見ること，そのはじめから終わりまでの全体を考えながら目で追うことでしか得られないのです．

再現できるためには「意味・意図」がいる

その全体を俯瞰してはじめて，一つひとつの動きやシーンにある伏

「なぜそうするのか？」を考える

線やねらいが見えます．必要な箇所だけきれいに編集されたものは実態と乖離してしまい，自分がするときにどうしていいのか悩みます．しかし一つの実例を克明に追うことができれば，そこには具体的な手順や間を見ることができ，その意味をつかむことができるのです．学んだことが再現できるためには，「なぜそうするのか？」という意味や意図の理解が不可欠です．

「その方にどんな清拭してさしあげたい？」

清拭は，衛生管理，血行促進，患者さんがさっぱりして闘病意欲を高める…同時に身体の観察を行うという目的を達成するための手段です．では学習者へどんな働きかけをすることが有効でしょうか．手順通りできることは大事ですが，手順を覚えることがゴールではありません．明確なビジョンやゴールイメージをもってプロジェクト学習で清拭に向かうことが肝心です．

そのときの言葉掛けは「どんな清拭をしたい？」ではなく「その患者さんがどんな気持ちになる清拭をしてさしあげたい？」ということがポイントです．前者であれば，自分のイメージで描きますが，後者であれば患者さん第一の発想で，かつシャープなゴールイメージをもつことができるからです．

手順よりねらい

手順通り清拭できる

↓

「どんな清拭をしたい？」

↓

「その患者さんにどんな清拭をしてさしあげたい？　そのためにどんな工夫をする？」

鍵は“リアル”な人物イメージ

「その患者さんに」というときに頭の中にその人の映像が浮かんでいる必要があります．そのために『リアル10着眼シート(p.185)』を使い，その患者像をその背景や好みも含めリアルにします．そうすることで型通りの手順ではなく，“この人”にするから，こう考え(思考)，こう判断する，という最適な看護を考えだすことができます．

「R10着眼シート」とは

患者さん，その人物を把握しその状況全体を描くための「リアル10(R10)着眼シート」について，ここから説明します．

R10とは

リアル10着眼シートは，リアリティーのある看護教育のために筆者が作成したもの．リアル(real)とは現実，実在，真実，写実的表現に現実感・迫真感のあること．在宅医療の時代です．そのステージは病院ではなく地域です．患者は病院の中では患者ですが地域では生活者であり一人の人です．人間としていかにリアルに描くことができるか，この視点が新しい看護に求められます．R10はここに応えます．

● 基本事項X

性別，年齢，家庭や社会的な立場，疾患など基本な情報を確認します．ほぼカルテに記載されている内容です．既往歴，その疾患が発生したのは，その方の人生においてどの時期かなどを思考するために，ライフベクトルを活かします．

●克明事項Y

「患者さんをよく見ましょう」という言葉は，患者さん(その周辺)からできる限り「情報を獲得しなさい」と同じ意味です．ニードはもちろんのこと，患者の不利益につながること，例えば，不快，危険，不安，居心地がよくない，心配ごとにつながるものごとなどの情報の獲得を意味します．しかし経験もないうちは，どこを見たらいいのか，その着眼点がわかりません．この着眼すべき視点をリストにしたものが次の「R10 着眼シート」です．看護の視点だけでなく患者自身にとっても重要と思われる順になっています．

①**時間**：何時何分・何の前か後か？(たとえば検査の後)，退院の前，家族が面会に来る前，看護師の交代時間など．

②**空間**：どこで起きたのか？「病棟，病室」という表現で済まさない．具体的に「ベッドの左側，上から50センチのところ」など具体的に書く．(ドア，窓の位置，人の動線がわかるように書き込むことも有効．方位がわかれば陽射しの調整もできます)．

③**身体に接しているもの**：寝衣，生地，酸素マスク，点滴，チューブ，ドレーン，カテーテル，ギプス，眼帯，クッション…患者は多くのものと身体で接しています．どんなものが身体に接しているかは，快適性，気持ちに大きく影響します．

④**関係する人**：家族構成，人間関係，親子関係，同居，キーパースン，サブキーパースン，など思いつくままその関係しそうな人を書く．

⑤**仕事，職業，役職**：元企業の管理職だった，何年前に退職した等．

⑥**欲求行動・好み**：トイレ頻回，口ぐせ，好きな歌，食べ物など，苦手なもの，嗜好(患者のうれしい，かなしいをの理解)．

⑦**生活史**：時代的な背景…歌，テレビ番組，ファッション(服・髪)など(患者さんと雑談で関係を紡ぐ．共感できる，共感は信頼につながる)．

⑧**住居**：住居は生活そのもの．家の中の動き，リスク箇所，トイレ，風呂，玄関，リハビリに関係する．木造かエレベーターの有無，高層マンションかなど．

⑨**地域**：現実の地域資源，デイケアセンター，薬局，クリニック，公園，神社等々．オリジナル回復プラン…リハビリテーション，歩行訓練のプラン

⑩**経済状態**：収入状態，生活保護の有無など．不安，プライドなどに関係する．

〈R10 着眼シート〉

所属　名前

●基本事項 X

性別		年齢	
疾患 (既往歴　発生時期) (治療方針・与薬・リハ等)	青年期 (才) → 成人期 (才) → 老年期 (才)		
家庭・社会的立場			

●克明事項 Y

① 時間：

② 空間：

③ 身体に接しているもの：

④ 関係する人：

⑤ 仕事：職業：

⑥ 欲求行動・好み：

⑦ 生活史：

⑧ 住居：

⑨ 地域：

⑩ 経済状態：

R10で，一歩踏み込んで声をかける

たとえば実習で「R10シート」を事前のイメージ化やふりかえりに使うことで，患者さんのことをより理解することができます．あるいは，自分がその人のことが見えていなかったということに気づくかもしれません．相手のことを理解できれば，看護師としてコンピテンシー(実践知・応用力)の高い仕事ができることに通じます．R10の情報を得ておくことで，あるいは得たいと願っていることで，患者さんとのやりとりの時に「あなたの事情はわかっていますよ」という言葉なき思いを込め患者の心を救う“一歩踏み込んだ声”をかけることができるかもしれません．

「R10シート」は，ここに役立つ

- □「ペーパーペーシェント」の人物像をリアルにするとき
- □ 実習における患者さんのイメージを広げ，ビジョンを描く時
- □ 患者さんの背景のイメージを頭の中で洞察する考える癖がつく
- □ 患者さんのことをイメージしましょうというだけではうまくできない時
- □「インシデント」を起こしてしまったスタッフを指導する時
- □「入院時」の患者さんへインタビューする時
- □「退院後」の生活イメージを描く時
- □「カンファレンス」のとき全員がもっていれば共通確認ができる
- □ 個別性を備えた看護実践を考えやすい

「R10着眼シート」により演習やペーパーペーシェントの患者さんの姿をよりリアルにできます．患者さんの胸にあることを察するためにも，有効なフィードバックを行うためにも，その時の状況，言動，ふるまいをリアルにイメージできます．

「その時の映像が浮かぶように，正確かつ具体的によみがえらせる．」そこで「自分ができること」をリアルに表出して行動を考えることができ，再現性のある力を身につけることにつながります．

R10で“察して動ける”看護師になる

言われたらきちんと動ける，だけでは看護師になれません．言われなくとも，「察してふるまえる」ことが看護師には求められます．

患者さんの気持ちを理解して“察して動ける”ためには，その方へ関心をもち，その方のことを知っている必要があります．たとえば，患者さんが，もぞもぞと動きトイレへ行こうとしている…でもその方はふだんから自立心が高く，なるべく自分の足でトイレに行きたいと望んでいる…だからそっと見て何かあれば，手をすぐに差し出せるようにしている．…その方のことをわかっているので，はじめからは手を出さずに，いざという時に手助けできるという予想した体制でいることができます．

察して動けるためには，その人の状況，それは疾患による身体の痛みの推測だけでなく，生き方の選択，いつどんな生活行動を習慣としているのか，退院され自宅でそばに助けられる人がいるのか，自宅は古い木造か，手すりの有無など，その人に関する「情報」と「イメージ力」が必要といえます．患者さんの多くの情報を得ることに「R10着眼シート」が役立ちます．

関心コーチング

R10着眼シートで関心

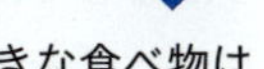

患者さんを知っているか？

- □ 好きな食べ物は
- □ 生き方の選択は？
- □ 家での寝衣は？
- □ そばに人はいるの？
- □ その方とは仲がいい？
- □ 家に手すりあり？
- □ 患者さんの地域に散歩コースってあるかな？
- □ どんな仕事をイキイキとしていたんだろうね？

看護師の察した行動で患者が変わる

患者さんのベッドサイドを通り過ぎるときに，ベッド手すりの固定を確認しつつ，患者さんの顔を見つつ三角枕をほんの少しだけずらす…，患者さんの眉間のシワが薄くなり，その表情がふわっとラクそうになった．患者さんが何をみて，何を考えて，いまどんな気持ちなのか．いま心細そうな表情で点滴を見ていた，看護師は「あと5分くらいですね，その前にもう一度来ますね」と微笑んで伝える．ただそれだけで，気弱になっている患者は，ほっとする，無言で涙が滲む．

R10で成長する“フィードバック”を！

学生やスタッフを育てようとするには「教える，指導する」ばかりでなく，ふりかえりの時をもつことが必要です．しかし「さあフィードバックしてみましょう」というだけでは，明日の向上につなげることはできません．

自分がやったことをふりかえることで，今度同じようなシーンになった時，前向きに自信をもって示すことができる「再現性のある力」を身につけることができます．そのためには模範による学びではなく，ポートフォリオを活かし実際に自分が「やったこと」を“リアル教材”としてフィードバックすることが有効です．

その時「できなかったこと，どうしていいかわからなかったこと」を克明にふりかえり，そのシーンにいま再び対座する，そしてあれから成長したいまの自分にならできるという“再現性のある力”をフィードバックタイムで身につけます．

やりっぱなしでは成長しません．フィードバックすることは不可欠です．しかし「その時の感情を書く」「その時何が問題だったのかを考える」だけでは，積極的な未来へ向かいにくいものです．肝心なのは，ポジティブなリフレクション，“そしてそのステージ”，“その時の状況”をそこまでよみがえらせることができるか…！です．

フィードバックには「R10着眼シート」を用いて写実的にみて確認することが有効です．

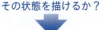

確認コーチング

R10着眼シートで確認

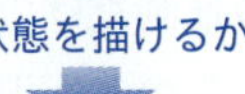

その状態を描けるか？

- □ それはいつ起きた？
- □ 検査の前？
- □ どこで起きた？
- □ 病室？　病室のどこ？
- □ ベッドのどっち側？
- □ そのとき患者さんの目に見えている範囲は？
- □ 抑制帯をつけている時の患者さんの心情は？

患者は，誰にも語れぬ思いをもっている

患者さんがトイレに自分で行こうとして転んでしまって，ナースコールを押した時，駆けつけた看護師が「まだムリですから，私たちを呼んでください，なぜ一人でトイレへ行こうとされたのですか？！どうぞ遠慮しないでナースコールを押してください」と言って済ませてはいけません．「家に帰ったら誰にも頼れない…だから覚悟して歯を食いしばって自分一人でトイレに行こうとした…でも転んだ，だから呼んだんだ(なさけない自分だ)」とは，患者さん自身の口からはけっして出ないものです．

その思いを黙って察し，どこまでその方の「自立，尊厳」を大事にできるかと自らに問いつつ，そっと手を貸す看護師でありたいものです．

R10でストーリー性のある演習にする

実習における指導で学生は看護師としての力をつけていきます，そのためにも学校における演習をリアルにすることがとても大事です．知識や技術を習ったあと“実際にやってみる”「演習」は，知識と現実がつながりコンピテンシー(応用力)となる重要な学びのシーンだからです．

多くの生活援助の演習では学習者が小グループに分かれ，演習室のベッドを拠点に患者役，看護師役として実際に清拭や洗髪，車椅子援助などの生活援助について具体的に学び，実際にやってみます．ここで大事なのは，看護師役をする学生が，どんな患者に，どんな清拭をしたいのか，という明確なビジョンとゴールをもっていることです．ただ「手順通りできる」ではなく唯一の存在である目の前の患者さんに対し，その現実をリアルにイメージすることで，はじめてその患者への安全，安楽，自立，尊厳をどう守り，実施することができるのかのアイディアや工夫を考え出し，実施することができるのです．

疾患，性別，年齢だけでなく，「R10」の一つひとつ，たとえば「時間」「空間」「身体には何が接しているか」「関係者」「これまでの仕事・プライド」などを把握していることは，清拭をする上での思考力，判断力，行動力を高めることにつながり，充実した成長を叶える「演習」となります．

連想コーチング

R10着眼シートで連想

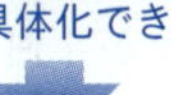

患者さんを具体化できている？

- □ 車椅子でどこへ行くの？
- □ 患者さんのいつもの洗髪は？
- □ 患者さんはこれまで上着をどう着ていたの？
- □ 家での寝衣は？
- □ 家に全身鏡はあるかな？
- □ ご家族は？
- □ 好きな食べ物は？
- □ 苦手なものは？
- □ 自分で料理できるのかな？
- □ 家は木造？　段差は？

「思考力，判断力，行動力」を高める演習

ふしぎなことに，簡潔に書かれた教科の清拭手順の通り行おうとするより，ごくリアルな患者像をイメージして行うほうが手はギクシャクと止まることなくスムーズに動きます．それは頭の中に，明確なビジョン(ありたい像)とゴールを描いているからです．何のために何をやり遂げたいのかという意志をもち，そこへ向かい全体の映像が見えているので，思考，判断，行動が一体となり断片的な動きにならず，スムーズにできるのです．

「目標と評価」の明確さで成長する

患者の人物像を明確にして行うプロジェクト学習による演習は，目指す「目標」が具体的でシャープなものとなるので，看護師役の学生がぶれることなく，その目標到達に必要な手順の理解やポイント，一つひとつの仕草における工夫を考え出すことができます．同時にいまの自分が「何ができて，何ができないのか」，たとえば，タオルの絞り方が下手で，一定の温度を保ったタオルを患者さんへあてることに自信がないと自分でわかるので，そこだけ集中して何度も自ら練習する，というように意欲的な成長へ向かうことができます．

患者役の成長

患者役の学生もR10で描かれた人物像，キャラクター(男性，壮年期，快活風，話好き，企業の管理職としてプライドあり，働き盛り，見た目のいい身体をめざしてジム通い，でもすごく不安…)でレスポンスすることができます．身体づくりをしている45歳の男性と95歳のお年寄りの女性では清拭で気をつけることは大きく異なります．それぞれが，患者役としてその疾患，年齢，経済力，孤独…など，いろいろなR10を経験することは，共感性を高め心情理解などにも通じます．R10によるストーリーの登場人物を疑似経験する効果も，また看護師として大きな学びと言えます．もちろん取り囲むように見ている仲間たちも各自の清拭のビジョンとゴールを互いに知っているので，的確なアドバイスをすることができます．

「患者さんの気持ちになって…」と先生が言っても，どんな人かわからなければ，その気持ちになりようがありません．R10があればその患者さんの気持ちになることができます．

◆実践：プロジェクト学習で主体性が高まった演習

プロジェクト学習導入による「全身清拭演習」の実践

演習において学生が自らビジョン・ゴールを明確にして取り組むプロジェクト学習を実践した，その導入前後の違いを以下に報告する．

【1．学習目的の変化】 プロジェクト学習導入前の演習では，知識伝授により画一的な方法を基に，教員のデモンストレーションを模倣して忠実に技術を習得し「技術試験に合格する」ことだったが，プロジェクト学習導入後は，学生自らたてたビジョン・ゴールに基づきイメージした「対象に清拭援助を行う」ことに変化した．例えば，ビジョン「冷感を与えないように，援助後気持ちよかったと思ってもらいたい」に対し「冷感を与えず気持ちよいと思ってもらえるように温度を工夫する」というゴールを設定した．学びあう学生の変化については表1に示す．

【2．看護師役の変化】 従来は，与えられた清拭手順書の根拠を調べて知識を準備して演習に臨み，デモンストレーションを見て体の動きをつかむ学び方であり，学校が提示した手順を習得しようとしていた．プロジェクト学習導入後は実際に演習するまでの間の基本的な全身清拭の方法について事前学習をするだけでなく，常に対象をイメージしながら流れを頭に入れていた．そのため次に何をするかがわからず清拭が中断されることはなく集中していた．教員への質問も，単に“背部温湿布の仕方”ではなく，「このタオルを効果的に使って保温効果を保つにはどうしたらいいですか？」や「浮腫のある人への援助はこれくらいの力加減で大丈夫ですか？」など，発展的なことを尋ねたり，自ら探究した結果，発見した気づきを報告してくれる能動的な内容が増えた．

【3．患者役の変化】 従来の演習方法では，清拭技術を習得するための練習相手として存在していたため，どのように反応を示してよいかわからず無反応であったり「寒くない」「大丈夫」と棒読み的なフィードバックに留まっていた．しかし，プロジェクト学習導入後は，ビジョン・ゴールを患者役も共有しているので，よりリアルに対象をイメージして「○○な患者さんだったら，もう少し長く温めてほしいんじゃない？」「もっと力を入れて拭いてほしい」と対象のイメージを共有したうえで具体的に感想を伝えているように見えた．患者役であっても共に援助を習得しようとしていた．

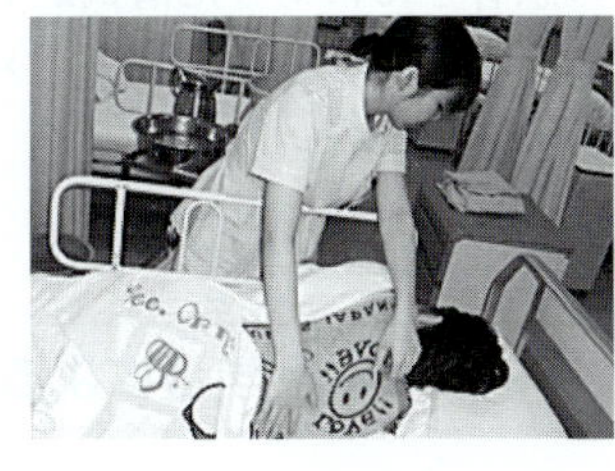

【4．指導教員の変化】 従来は，画一的な手順書に従い，デモンストレーション通りの清拭方法を習得させることが目的となり，手が止まった学生に「左上肢を拭いたら次は右，タオルケットはこうして……」と個々の学生に対して同じように手順の説明を繰り返していた．プロジェクト学習導入後は，看護師役の質問や意見が具体的であり，「どうしてそう思うの？」「どんなふうに援助したいの？」と学生のビジョン・ゴールを確認し，事前に学習してきたことをもとにポートフォリオを共通ツールとして活用し「このタオルだったらどうしたら保温効果が上がるか」「高齢者には，その力加減は…」「浮腫の人の皮膚は…」と手順より看護を教えていた．

プロジェクト学習により何のために何を成し遂げたいのかを明確にして取り組むと，看護師・患者役の立場でイメージしたことが異なっていても援助のゴールを共有できているため，一人の対象をイメージしながら演習に臨み，教員もより有効なアドバイスと指導に集中できた．それぞれの立場でイメージした対象にとってよりよい清拭援助を行うという目的で演習でき，手順的な技術習得ではなく対象者である患者を常に意識した「よりよい看護」を学ぶ機会となった．

表1　全身清拭演習場面における学生の反応と変化

	これまでの清拭	プロジェクト学習導入後の清拭
看護師役の反応	手順をイメージできず援助を中断することが多い	流れがイメージできており援助が中断されず集中している
患者役のフィードバック	「なんとなく気持ち悪い」「大丈夫」「寒くないよ」と抽象的な言い方，または無反応	「○○だったら，もう少し長い間温めてほしいと思う」「私はいいけど，高齢者だったら痛いかも，もう少しやさしく拭いて」
所要時間	60分以上かかる	45～50分で援助を終えていた
学生の発見や気づき，教員への質問	50℃の湯でタオルが絞れなかったり制限時間で援助できなかったら不合格になるの？ 時間短縮のため石鹸を使わなくてもよい？ 先生によってやり方が違うのでわからない，困る	「このタオルをどうやって使ったらもっと保温効果が上がるの？」 「後頸部～肩を温めると気持ちいいって言ってくれた！」 「私たちはこれで気持ちいいけど，高齢者には強いかなって思うんです」と力加減を確認する 「もし，この方が浮腫だったら，どう拭き方を工夫したらいいの？」と対象のイメージを広げた質問を受ける

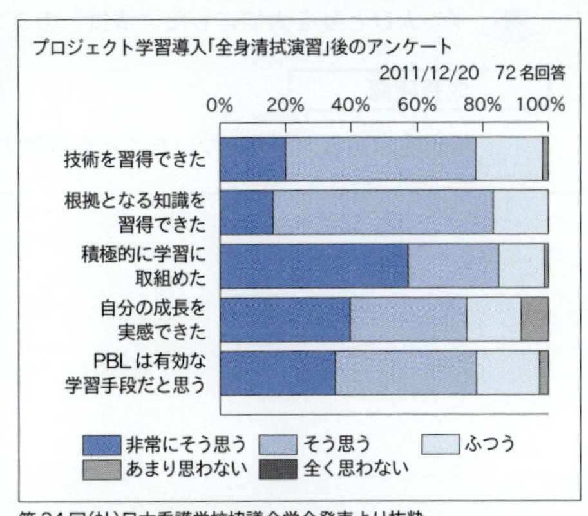

第24回(社)日本看護学校協議会学会発表より抜粋
『学生が看護技術習得を主体的に取組むためのポートフォリオとプロジェクト学習』～学生自身が全身清拭の援助提案書を作成した実践報告～
○濱田眞由美・奥西春美　香里ケ丘看護専門学校

■プロジェクト学習による演習の手順

はじめにプロジェクト学習全体のゴールを設定します．一人ひとりの患者さんにあった清拭ができる方法を提案するプロジェクト学習，その知の成果物は『一人ひとりを大切にした“清拭”のコツ提案集』となります．

プロジェクト学習による演習「日常生活援助(清拭)」 no.61

準備

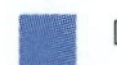

□ 清拭の意識化
□ 全体ゴール共有『一人ひとりを大切にした“清拭”のコツ提案集』をつくる！

ビジョン・ゴール

□ プロジェクトチーム結成
同じ関心の人でチームをつくる(カテゴリー：片麻痺，義足，乳癌術後など)
□ チームテーマ(目指す目標)を決める
★ チームで話し合い「R10 着眼シート」の①～⑩の項目に添って，患者像をリアルに描く．各チーム間で見せあい共有する

計画

情報・解決策

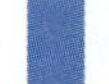

□ 情報獲得
□ 各チーム自分たちで解決策を求め，清拭(シミュレーション)の工夫を考え出す

プレゼンテーション

再構築

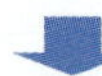

『一人ひとりを大切にした“清拭”のコツ提案集』完成

成長確認

再現性のある力が身についたことを自覚する．役立つシーンを想定する．

実習前に「R10 着眼シート」でイメージを広げる

看護教育はその中心に人間がいる学びです．のっぺらぼうの顔をもたない「疾患」「研究」だけに向かうより，たとえ自分の頭の中に描いた人であれ顔が見える生活者として人を芯にすえることが有効でしょう．そのとき R10 シートで「この方が…」と発想することで，包括的な看護の目をもつことができます．

臨地実習のスタートのとき指導者が「あなたが受け持つ患者さんの疾患は……」と説明をしてくださることで，学生は，この疾患について学ぼう，患者さんのここを注意して観察しよう，と意識して見ることができます．

一方，その際に，「この方は，おひとりで暮らしていらして…」とわずかでも疾患と直接関係のない，R10 に触れることで，学生の心が立ち上がります，そこから関心や知性が広がります．この方はどんな方なのだろう，とその人全体を見ようとすることは，最大の敬意を払うことといえるでしょう．

実習スタート期には，「R10 着眼シート」と「身体シート」あるいはさらに「生活シート」を組み合わせて使うことも効果的です．

R10 シート

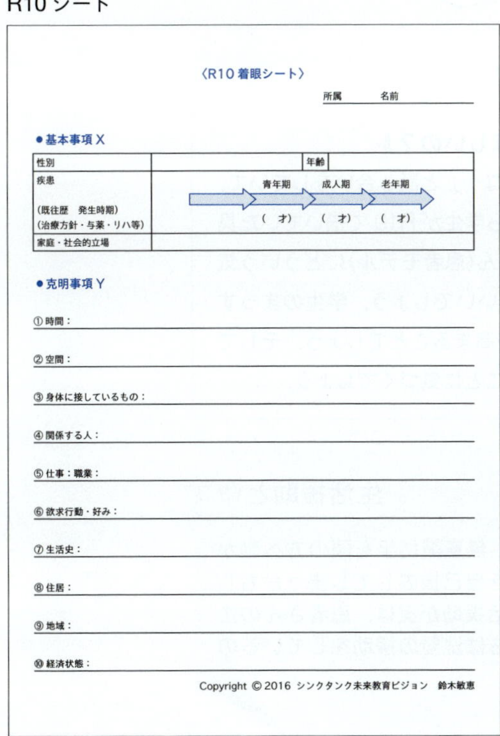

〈R10 着眼シート〉

所属　　名前

●基本事項 X

性別		年齢	
疾患 (既往歴　発生時期) (治療方針・与薬・リハ等)	青年期 (　才) → 成人期 (　才) → 老年期 (　才)		
家庭・社会的立場			

●克明事項 Y

① 時間：

② 空間：

③ 身体に接しているもの：

④ 関係する人：

⑤ 仕事：職業：

⑥ 欲求行動・好み：

⑦ 生活史：

⑧ 住居：

⑨ 地域：

⑩ 経済状態：

演習に“リアル”と“ストーリー”を

R10を使い患者と自分の状況をリアルにイメージする

『患者さん，車椅子でどこへ？』

演習でベッドから車椅子へ「移乗」の練習をする時状況設定をR10で先に患者さんをリアルに想定していればきっとスムーズに動けていることでしょう．

検査室へ行く指示があっての移乗なのか，それとも車椅子に乗りたいと患者自身が言ったのか，売店に行きたいのか，それとも散歩に行きたいのか…その個々において，言葉掛けも準備も異なります．学生が車椅子の練習をしていたらどうぞ「患者さん，車椅子でどこへ？」と声をかけてみてください．

「それは違う！」っていう時

学生の動きをみて，指導者が「それは違う！」という注意をすることがあります，それは「あるべき状態」をもっているから言えることです，それと比べて「違う！」といえるのです．もし学生がうまくできない時には，まずは，「あるべき状態」を把握できているか？ を確認してもいいでしょう．

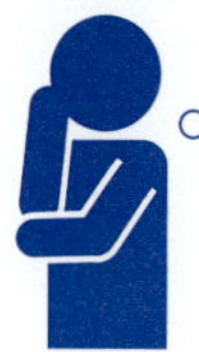
自分の知識と技能が
どう患者さんの力になるのか
「何が」不足すると，患者さんのリスクになるの？
そうならないために私は何ができるように
なったらいいの？

『佐藤さんにどういう気持ちになってほしいの？』

演習で，学生たちが「こうかな，ああかな…」と話し合いをしていて，もし，的はずれなことをやろうとしていたら学生がR10で描いていた具体的な人の名前をあえて口にして「佐藤さん(患者モデル)にどういう気持ちになってほしいの？」と言ってみてもいいでしょう．学生のまっすぐな知と感が立ち上がりパフォーマンスが高まることでしょう．そして何より最も自分たちがしなければならないことに気づくでしょう．

生活援助と命

3日も洗髪できない状態が気になって，無意識に手を頭の方へ動かし酸素や点滴などのチューブやドレーンを自己抜去してしまうかもしれません．洗髪という一見ささやかな生活援助が実は，患者さんの生命と直結するたいせつな仕事．あなたたちは洗髪の援助をしているのではなく命を守っているんだと．

■理論と現実を実感でつなぐ

現実と乖離しないために…教科書やテキスト①だけで終えず，毎回必ず自分の身体のその部位③に手を当てる，またその体位③をしてみる，そこに「実感」としての気づきがあります．知識と身体を照らしあわせ，気づきを図②で書きます．たとえば「側臥位」という体位について学習したら，必ず「側臥位」になってみる．一つ静止画のようにポーズして終わりでなくて，動きが重要なので，そのまま次に仰臥位の姿勢をする…などです．

①教科書やテキストに書かれた内容

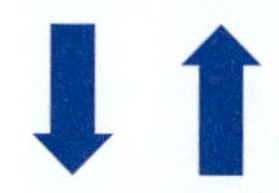

②図「身体シート」に部位や状態を書き込む

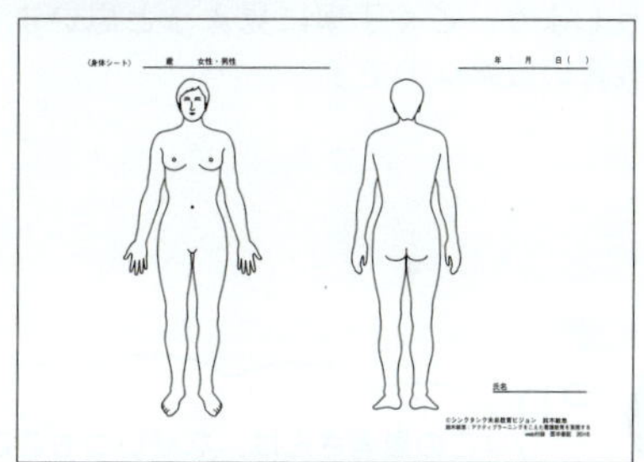

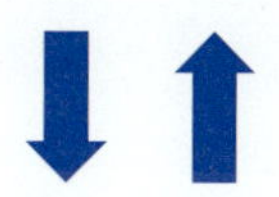

③(自分の) 身体確認（ミラーを見ながら）

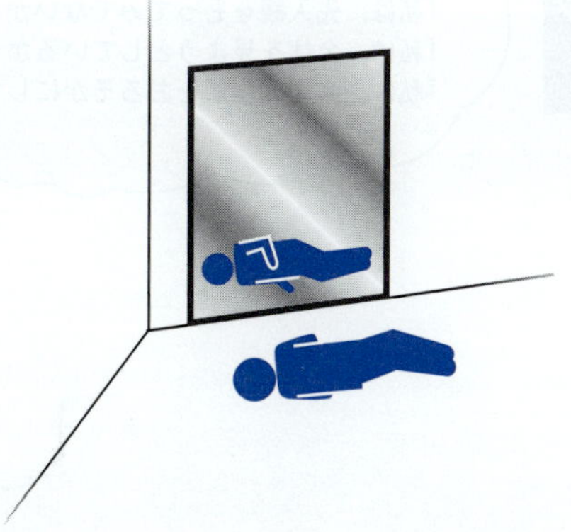

①②③を短いタームで実践することが鍵．現実と理論（知識）が結びつくという実感を得ることができる．くり返すことで，習慣で教科書やテキストを見る時に生身の身体が同時に頭に浮かぶ．

自覚，再現，恒常という成長セオリー

身についた力を「自覚」することが大事です．できたと自覚する，再びやってみる（再現）＝違う状況でまたやってみる…いつも（恒常）できる，となります．教師は教えることも大切ですが，学生の動きをよく見て，できた時に「いまのが完璧に近い！　できたね！」と自覚させることはもっと大切といえます．自覚，再現，恒常この一連の習得の流れを大事にします．

学ばせる教育は再現性をもたない．「よく学ぶ」から「再現性のある教育」へ．

再現できる力へのコーチング

患者の様子から気づいたことを学生に話してもらいます．

S「先週の土曜日は，手すりと支えでやっと立っていられるという状態でした，でも１分もたたず座り込んでしまいました．でも今日は自分で起き上がるとき，ベッドの柵をこう握り自分で上半身を起こしたんです．そして自力で立ち，杖だけでほとんど手すりにもつかまらずに歩けたんです！」と学生が言ったら

C「すごい，いいですね」と情緒的なことばで，終えないで…

C「よく患者さんの動きの一つひとつを，丁寧に細かく見ていましたね，そこがすごいです！」と具体的に言えば，学生は「動きを一つひとつ，細かく見ることがいいことなんだ」とはっきり認識します．次も必ずそうしよう，ごく丁寧に見ようと思います＝再現性，この再現性こそ，教育の成果なのです．

POINT　学生の気づきを聞き出せる＝学生が自分の気づいたことをリアルに話せる空気にできる．これは成長へと導ける教師の力と言える．

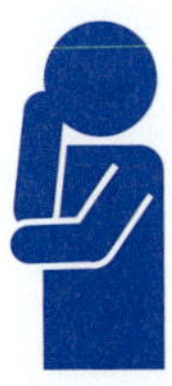

「この患者さんは，なぜいつもここで立ち止まるのだろう？」
「私は，先入観をもってみてないか？」
「私は，全体を見ようとしているか？」
「私は，大切なことをおろそかにしてないか？」

イメージと先見（兆候発見シート） no.62

『意識』しているから兆候がみえる

予兆を発見するためには，関心をもって，対象者からわずかのことも見逃さずに情報を得ようと意識することが必要です．これは何かおかしいと直感的に“気づく”ということは「いつもとなにか違う」という感じからきます．自分の目や耳に入った情報が本来あるべき状態と比較することを，無意識のうちに頭の中で行っているから気づくのです．

［ハイリスク薬］を題材にした「兆候発見」

ハイリスク薬を使いはじめるとき，ただ「気をつけましょう」というだけでなく「もし副作用があればきっとこんな“兆候”がある」と前もって待ち受けるかのように意識し事前に自分の頭の中にイメージすることで主訴などを聞き漏らさない力が身につけることができます．

主訴と身体症状を〈兆候発見シート〉に記入する

〈兆候発見シート〉

1. S情報

［患者の訴え症状］からわかる薬の副作用

もし「抗がん剤」による口内炎の副作用があるとすれば，その人はきっとこんな訴えをするだろうと予測してみる．その人の年齢や状態を加味してイメージし，その“主訴”の言語を具体的に右図のふき出しの中に書いてみよう！

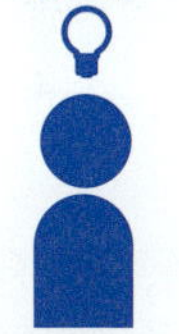

2. O情報

［患者の観察］からわかる薬の副作用

もし「ツロブテロールテープ」の副作用があるとすれば，たとえばその人の身体に「手の震え」の表れがあるだろう．

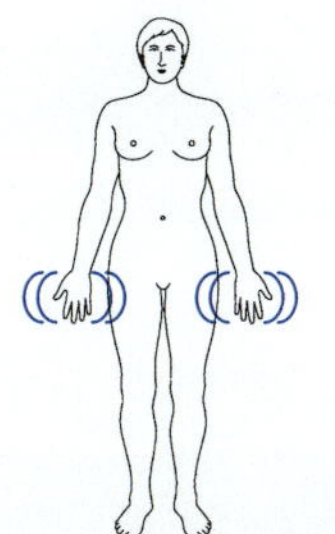

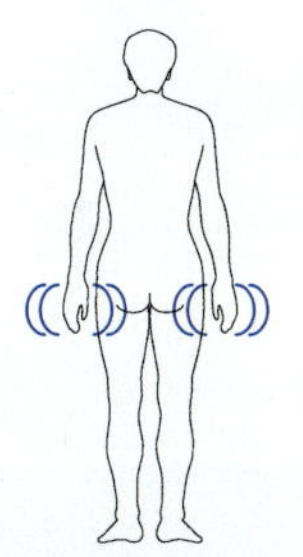

キーワード…薬剤や栄養が身体に与える影響/薬理/見逃さない力

ねらい…薬剤の影響/予兆を発見できる力/察する力，観察力，ハイリスク薬の知識，副作用の兆候察する力，課題発見力，急激な健康状態の変化

ハイリスク薬とは「特に安全管理が必要な医薬品」（日本病院薬剤師会「ハイリスク薬に関する業務ガイドライン」2013 より）

参考情報

○厚生労働省「重篤副作用疾患別対応マニュアル」（写真付きカラー版のマニュアル）

http://www.mhlw.go.jp/topics/2006/11/tp1122-1.html

○日本病院薬剤師会「ハイリスク薬の薬剤管理指導に関する業務ガイドライン（Ver.2)」について

http://www.jshp.or.jp/cont/10/1104.html

協力：東京勤労者医療会　東葛病院事務次長/薬剤師 藤井 基博氏

Ⅵ章

自律的な学びを実現する「実習ポートフォリオ」

「自分目標」をもって向かう臨地実習

一人の患者さんと対座して関わることができる臨地実習は，学生にとって大きな学びと成長につながる経験となります．そして「必ず看護師になりたい」というモチベーションを強くかきたてます．この貴重なチャンスをより有効なものとするためには，自らの意志で臨地実習へ向かうことが不可欠です．ここに，プロジェクト学習・ポートフォリオ活用，セルフコーチングの駆使は不可欠と言えます．

実習に行く前に，目的や目標をゴールシートに書いて実習ポートフォリオスタートです．ゴールシートをポートフォリオの最初のページに入れます．事前学習，実習の資料なども入れます．入れっぱなしにせずポートフォリオを自らページをめくり俯瞰しながらセルフコーチングします．大事なことはその時には気づかず，時間がたってはじめてその経験や出来事の意味や価値に気づくことができるからです．

3者に役立つポートフォリオ

1. 学生：学生にとっては，自己を客観的に見ることを叶えます．ポートフォリオに実習目標を入れておくことで実習における目標の獲得の確認ができます．さらにすべてのものが1冊のファイルにギュッと詰まっているので実習期間における自分自身の成長が見え，達成感や自信となります．
2. 教員：学生の理解度，進度，到達度がわかります．ポートフォリオがスカスカしていれば，そこにも意味があります．本人が「わからなかったこと」をどうしたのか？　もわかります．目標を達成できるようにコーチングすることができます．

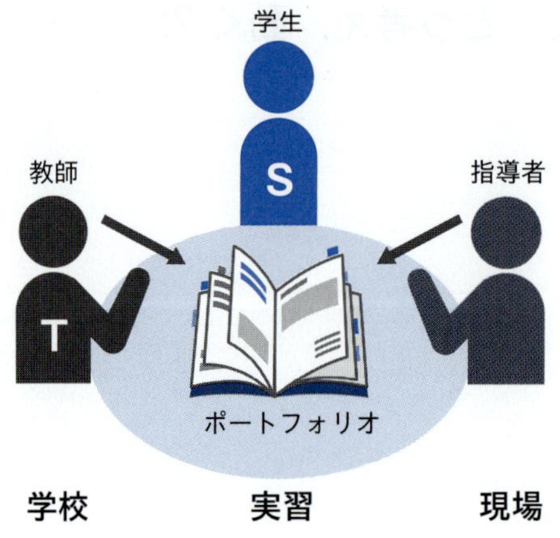

3. 実習指導者(Nurse)には，学生がこの実習で獲得したこと，経験したことが見えます．それを活かし教師と他の実習指導者の調整

もできます．学生の事前学習がぶれていないか，理解した上で指導できます．

「自分目標」をもって実習へいく

主体的な実習にするためには目標の存在が不可欠です．「ここを目指したい」という目標の存在は，ゆるぎないBM(ベンチマーク)として思考や判断のよりどころとなります．「看護の原理原則」(安全，安楽，自立，尊厳)は普遍的な最上位目標です．「普遍目標」をベースとしながらも，学校はこの段階における学生の成長を意図した当該実習期間における目標，すなわち「必須目標」を学生へ課します．しかし人は与えられた目標だけでなく，自分の意志ある目標＝「自分目標」をもつことで，モチベーション高く自分なりの感性や観察眼を研ぎ澄まし向かうことができるものです．

実習の思考と行動のよりどころとなる「目標」

1 普遍目標…看護の原理原則「安全，安楽，自律，尊厳」
2 必須目標…その実習において獲得することが求められている目標
3 自分目標…この実習において自分で決めた目標

学生は実習に向かう際に自分の目標を立てて向かいます．これは，オリエンテーションの時にプロジェクト学習の精神として，いつでも自らビジョン(目的)とゴール(目標)をもって向かうと心に決めたことの具現化とも言えます．

実習ポートフォリオのゴールシート no.63

「自分目標」の主体は“患者”

自分目標をゴールシートに書き実習ポートフォリオの最初のページに入れる．実習が始まれば担当患者さんが明確になるので，目標をさらにシャープにすることができる．自分目標は，学生が決めた目標ですがそれは“自分がしたいこと”ではありません．主体はあくまでも“患者”．患者に対し，自分が大切にしたい目標．実習が始まり受け持ち患者が決まったら，その疾患をふまえ患者に焦点をあて具体的な目標にします．

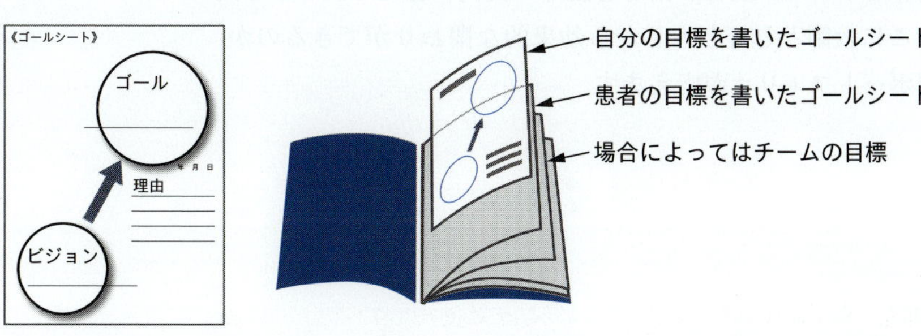

プロジェクト学習で向かう実習

プロジェクト学習とは，ビジョン(目的)とゴール(目標)を明確に設定して向かう学習です．これを実習に取り入れることで主体的な臨地実習を叶えます．

プロジェクト思考を身につけていれば，「何のために，何をやり遂げたいのか」を自ら押さえているので常に全体イメージからとらえている行動をすることができます．たとえば清拭をプロジェクト学習で行えば，学生はビジョンをもって行えます．患者さんに「ああ，あたたかくて気持ちよかった」と言ってほしい．そのために部位ごとに温度に気をつけ，手順にそって行えたり，「患者さんは片麻痺．どこまで自分でできるか，残っている機能は？　使いやすいタオルは？」などを頭と心を使い考えつつ，この目の前の患者さんにとって世界で一つの清拭にすることを叶えます．

その清拭で患者さんにどんな気持ちになってほしいの？

「明日，清拭をする時に気をつけることは何？」と言い，学生がもしすぐに答えられないと「患者さんのことわかっているの？」という具合になりがちです.「明日，清拭をする時に気をつけることは何？」ではなく「明日の清拭の時，患者さんにどんな気持ちになってほしいの？(ビジョン)」「そのためには具体的にどんな工夫をする？(ゴール)」というようにビジョンとゴールを問うことで，学生は焦点を絞って，そこに向かい自らの目標を考え，その目標から逆算的に今自分が知っておくことや準備など具体的にできるようになります．

テストもレポートも出来がよく学校の成績はよいのに，実習で動けないのはなぜ？

…寝る時間も割いて細かい文字でぎっしり書く実習記録，…それがこれからの行動やふるまい，もののとらえ方が改善されるようなふりかえりとなっているのか．明日のよりよきふるまいにつながるリフレクションとなっているか？　ほとんど徹夜で行った事前学習が本来獲得すべき情報とずれて，翌日，指導看護師の質問に答えられず下を向く学生．そこに教師としてどうしたら効果的な関わりができるのか．ここに実習ポートフォリオが応えます．

プロセスを入れる，プロセスを見る

実習ポートフォリオに自分が考えた目標，事前学習，資料，いろいろな気づきメモ，インパクトシート※などすべてを一元化するようにします．この一元化が鍵です．全体を俯瞰することを叶えるからです．

インパクトシート
(赤本 p.180)

一元化で俯瞰を叶える

ポートフォリオには様々なものが入るようにします．「試行錯誤がわかるラフな下書き」「配付資料に自分でマーカーや書き込み付箋を貼ったもの」「メモ」「看護計画」など…とくに「下書き」は大事です，きれいにまとまったものだけでなく，ちょっと気づいたことを書いたメモなどありとあらゆるものを入れておきましょう．その人でなければ入らないポートフォリオの中身というものがあるのです．

ポートフォリオのカラ(空)の透明袋のページには，自分の患者，Aさんのために学生が，自分で調べた情報を入れます．明日，Aさんへさしあげるパンフレットの下書き，提案したい，こんなふうにさせていただこう！　とひらめいたアイディアメモ，備忘録的なメモ，Aさんからいただいたメッセージカードなどなどを自由にポートフォリオに入れていきます．――その学生を支援したい．いまより伸びてほしいと願う教師，指導者であれば「きれいな清書」を求めるのではなく，そこに至るプロセスを見たいはずでしょう．ポートフォリオは，実習記録では追えない一人ひとりのその人ならではの思考プロセスがみえます．主体的な学びのあらわれが見えてうれしく感じます．

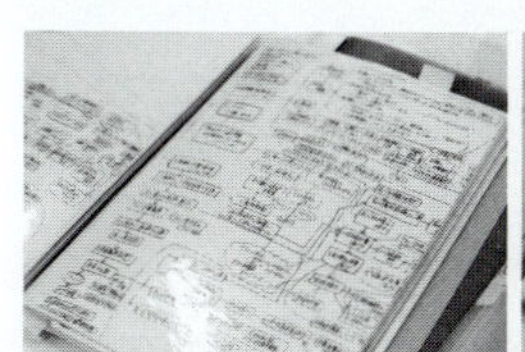
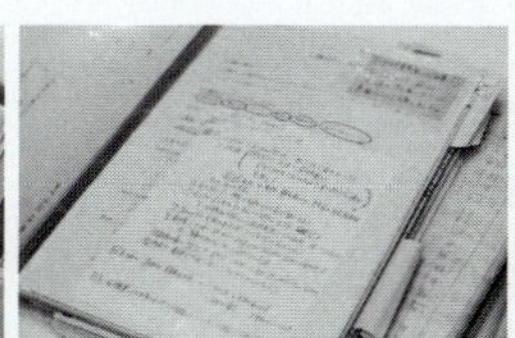
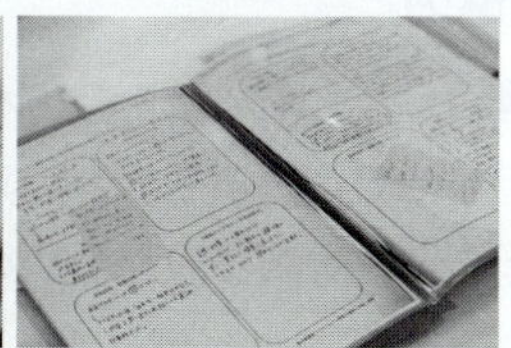

実習ポートフォリオは，定形の業務日誌でも資料綴じファイルでもありません．きれいに整理されたもの，“項目に書き込むもの”と，受け止めるのではなく「ちょっと気になったことも含め“入れるファイル”」と受け止めるといいでしょう．

実習ポートフォリオの効果・魅力

実習記録用紙にぎっしりと克明な記入ができる学生がよい実習をしているとは限りません．もし実習記録を書くことに時間を使い，患者さんのところに行っている時間がないということならば本末転倒と言えるでしょう．

実習記録とポートフォリオと…

実習記録用紙には，気づくべき箇所が「項目」としてはじめから書かれており，学生は，その枠の中に書き込んだ内容で評価されます．項目と枠があればそこに書き込むことが“すべて”となりがちです．しかし学生は項目以外のことも自ら獲得します．たとえば，今日はじめてあった患者さんの病態や症状について，学校でまだ習っていなくても，翌日，患者さんに会う前に自ら学習します．またカンファレンスで出た意味のわからなかった単語や略語をそのままにはしておけませんのでこれも調べておきます．ノートや実習記録用紙とポートフォリオの違いは，ポートフォリオには様々なものが一元化されて時系列で入り，学生が自分で何を考えたのか，心によぎったことなどがみえることにあります．

ポートフォリオの最大の魅力

ポートフォリオの最大の魅力は，ポートフォリオにはカラ(空)のページがあるということ，そしてそこに学生自身の意志で獲得した情報や気づきが入るということです．透明な空の袋状のページが，学生の能動性を誘います．

わずかな糸口が学生の心を救う

たとえば，実習へもう行けない，という学生．ポートフォリオが不十分でも，わずかでも入っていれば記載が半端な状態の実習記録より，ずっと効果的です．実習記録であれば記載がなければ，ダメで終えてしまいますが，ポートフォリオであれば，わずかなメモでもそれをよりどころに学生と対話の糸口とすることができます．ポートフォリオで，途中が見えますので学生の変化を早めにつかむこともできます．看護師になろう！　と歩きだした学生です．学ぶ日々にはいろいろなことがあるでしょう．心がくじけそうな時，一番有効なのは，「理解されている」「理解しようと親身になってくれている」という実感です．決められた評価規準の到達度合いを見るだけではなく，その思いや状況を知りたいという気持ちでぜひポートフォリオを見てあげてください．

実習前，実習中，実習後をポートフォリオに！

実習の前から実習は始まっています．事前学習はじめ，実際の日々で獲得した様々なものをポートフォリオに入れ，自らフィードバックすることで効果的な実習とします．実習後ポートフォリオを活かし，プレゼンテーションをすることで経験を価値化して終えます．ポートフォリオがあれば，実習のビフォー，アフターの自分が見え，成長がわかります．実習の成果はもちろん，その成果をその後活かすことができたか，そのときすぐにできなくとも，後にフィードバックすることで，そのときには気づかなかった価値に気づくことができます．臨床実習では気づきや経験はたくさんあるはずです．それらが克明に入っていなくともなにかしら入っていれば，それを糸口に考えることができます．

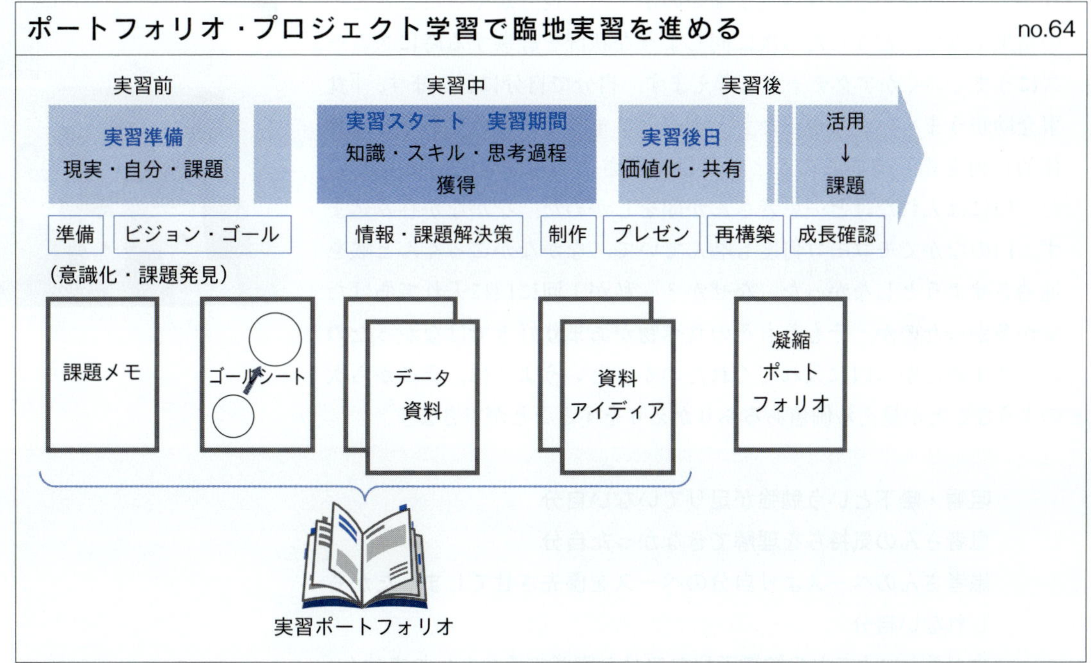

■願いを胸に実習スタート！

ポートフォリオがあることで，自分の言葉で話せます．学生はポートフォリオに自分なりの願いを持って実習に来ており，それが入ったポートフォリオを指導者へ見せることで自信を持って「私は，○○を学びとりたくてきました．そのためにこんな事前学習をしてきました」というように具体的にかつ積極的に「自分の言葉」で話せます．

実習指導者にとっても目の前の学び手がこの実習でこうなりたいと

いう具体的な願いや考えを言ってくれることは，とてもうれしいものです．もちろん指導においてとても有効なことです．

■主体的に学ぶ「実習期間」

ポートフォリオでアクティブ＋クリエイティブ思考

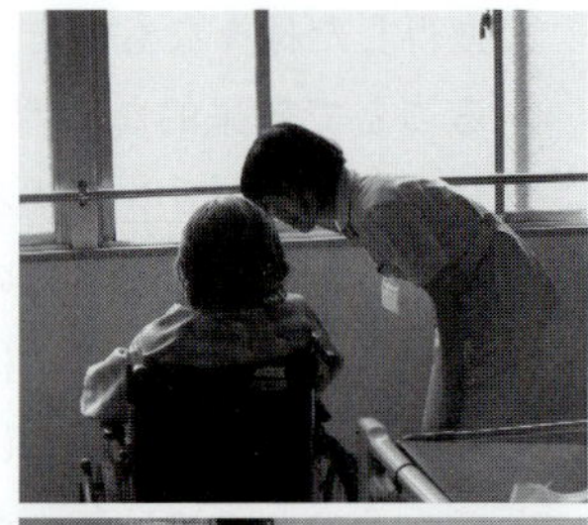

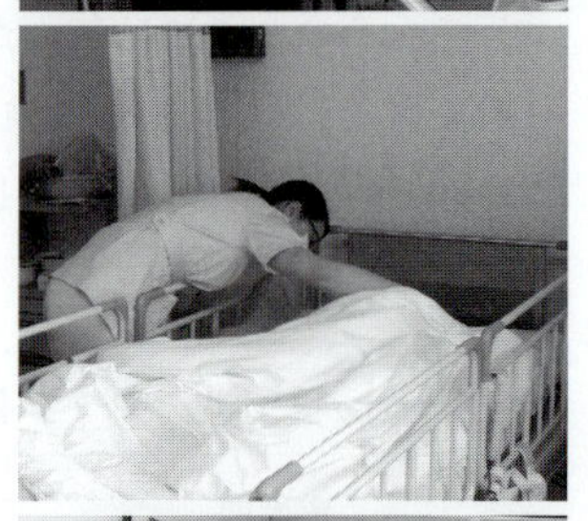

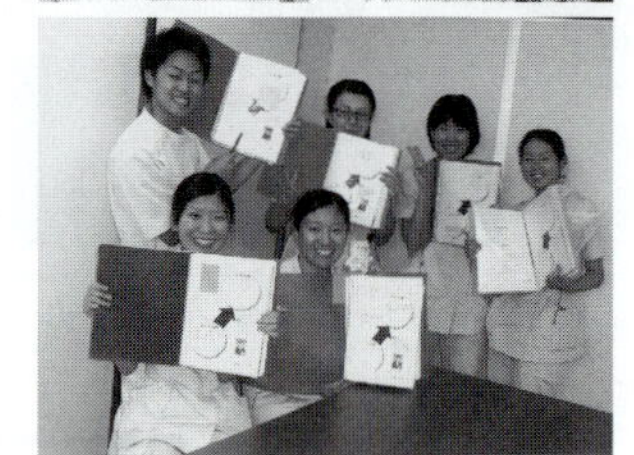

実習ポートフォリオがあることでこんなシーンが実現します．

学生が，実習スタート時に書いたゴールシートの内容をじーっとみて自ら考え…「食事，嚥下のことをなんとかしてさしあげたいんだ私．そうだ！　入院期間中，1週間分の食事の献立を手に入れよう！」とひらめき，自ら手に入れポートフォリオに入れます．ポートフォリオを活かし自ら日々フィードバックします．フィードバックできるためには現状から潤沢に情報を獲得でき，それを克明に書いてあるかが大切と言えます．

「食事介助がうまくいかなかった」で済ませない．咀嚼の具合はどうか？　なぜなかなか呑み込まないのか？——自分がやったこととその結果をみて，どうしたら次に同じような状況を経験する時にスムーズにうまくいくかアクティブに考えます．自分で自分に言います．「食事介助がうまくいかなかった」とポートフォリオに書いてあるのは具体的に何を指しているのか？　私は患者さんの様子をじっと見ていた，口には入れたけど…患者さんが顔をしかめた，なかなか呑み込まず，口のなかでモゴモゴ何度も噛んでいて，なかなかごっくんと喉を通過させようとしなかった，なぜか？　私が1回に口に入れてあげた量が多かったのか，そもそもその食べ物があまり好きではなかったのに，すすめたから口に入れてくれたのか…というように，そこから次のようなことが見える価値あるふりかえりをすることができます．

咀嚼・嚥下という勉強が足りていない自分
患者さんの気持ちを理解できなかった自分
患者さんのペースより自分のペースを優先させてしまったかもしれない自分
食べるということの知識不足な自分を実感するかもしれません．

この学生は，自分のアイディアメモや高齢者向けの食事メニューを特集した雑誌，口腔の図もポートフォリオに入れているかもしれません．「献立」に注目してこの患者さんの食べたはず，これから食べる予定の「献立」を手に入れポートフォリオへ入れています．

自分は，相手の食事のペースをつかめていなかったから，患者さんとのやりとりがうまくいかなかったんだ．そもそも咀嚼嚥下という一連の知識について自分は理解不足な気がする，口の中の食べ物がどう咀嚼で砕かれ分解され，喉のほうへ移動するのか…このことを勉強しないといけない．いつまでも口の中にあるということは不快，不満足ということなんだ．今度同じような高齢の方への食事介助の時は，ここから学んだことできっとうまくいく．という，経験，学び，成長というサイクルを，ポートフォリオがあることで客観視でき，自分で自分を成長させることができます．

その患者さんの1週間の献立のコピーがきちっと入っていれば，週後半の食事内容を知ることができ，自分の頭の中でイメージできます．明日は里芋をまず，フォークで小さくして，その大きさを患者さんの目のところにもっていき，見せて，了解をとってから口に運んでみる，患者さんの協力で“食事介助がうまくいっている自分をシミュレーション”することもできます．

自分でリフレクションするかのように，時折ポートフォリオをめくりながら遡り，前のページ，今のページとなりますから，その先の明日のページがたとえカラでも，心は未来へ向き，そこで活動している自分がイメージしやすくなるのです．

ポートフォリオに入っている献立を見れば，3日前にこの患者さんにどんな食事が提供されたのかを知ることができます．それは患者さんの信頼を得ることを果たしてくれるでしょう．確かな会話として，さりげなく交わされ，その表情なども含めメモがポートフォリオに入っている…好きな食べ物や食べ方の傾向がつかめます．

自分の経験を力にする．経験はシーンの蓄積となりイメージ力を高めます．
しなやかな感性でイメージする力がなくては，共感，傾聴は果たせないといえるでしょう．

ポートフォリオがあることで自ら「これまで」や「これから」を比較，相違，関係づけなどをすることができます．学生が自ら考え，判断，行動できる…主体的に考えることができるのです．

■「実習後」プレゼンテーションで知の共有

実習をやりっぱなしにしません．実習後に時間がなくてもポートフォリオがあればそれをめくりながらのプレゼンテーションが簡潔にできます．その準備は…はじめに「目標」を確認します．そしてその目標を頭におきながら，患者の症状，看護の実践，周辺の状況などの肝心なページに付箋を貼っておきます．その一連のプロセスで因果関係を5分程度でプレゼンテーションできるように準備します．

ポートフォリオで一人ひとりの実習をプレゼンテーションして共有します．共有して学びあうことを目的に学生同士が実習指導者や教師を含めポートフォリオでプレゼンテーションします．

ポイント―ねらいを絞る

何のためにプレゼンテーションするのかその目的を明確にしておき

ます．

プレゼンテーションスキルの向上を目的にするのではなく，看護の本質に直結する内容を大事にします．自分が一番インパクトのあった箇所を中心に話してもいいでしょう．そのとき「“疾患”に関する報告」にしないことです．あくまでも患者さん，一人の人間としての患者さんの心身を芯にして展開します．

実習後ポートフォリオでプレゼンテーション

プレゼンテーションでの患者を主人公に展開する一連の事実，主訴，症状，その要因となるものを考えそれを取り除く看護を具体的に一連のストーリーとして表現するようにします．ただし，その中に必ず「正確な数値」を入れることを重要視します．雑駁にいろいろなことを取り上げるのではなく，様々な経験から，「ここを！」というシーンをクローズアップして，そのディテールをリアルに表現します．
例えば，患者さんの回復プロセスから因果を見いだしそれを具体的に語るというように「因果・関係」を見いだしてプレゼンテーションすることでもいいでしょう．「因果：原因があって結果やあらわれが生じる」という普遍性を現実の患者さんにみる…このことは学校のどんな講義や演習でもとらえることができず，実習でしか学べないからです．

例えば，「この方は７日に退院予定でしたが６日に退院することができました，なぜならば，この方自身が自発性が高くリハビリテーションの時自分から，もう一回りしたいのですがとおっしゃり，理学療法士の先生も～～で，また栄養チームを組んで回復を支援していたことも効果があったのではないかとカンファレンスの時に発言されていました．私もそう思います．」というように．

聴き手となる仲間同士も，プロセスで聴くということを大事にしましょう．文脈の通ったストーリーで話し，ストーリーで聴くことが大切です．行動と物事や状況のつながりを見いだすことができますから．

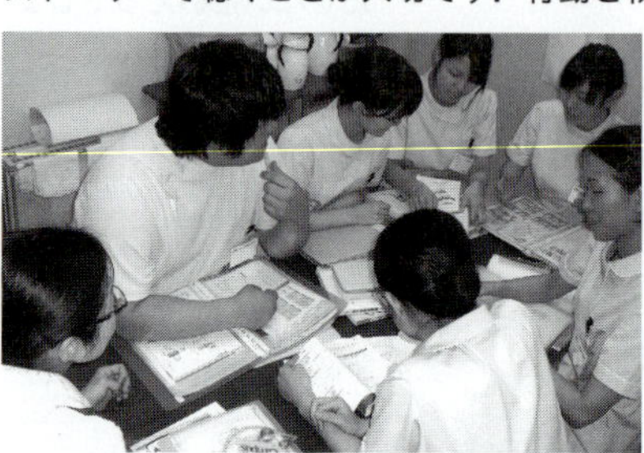

ポートフォリオをめくりプレゼンテーションします．たとえば発表５分，質問２分，リターンカード２分など．制限のある時間で話す力も身につきます．

実習を国家試験(＝状況設定問題)に活かす

学生のプレゼンテーションが一通り済んだら，そこで終えず，教師は「もしその患者さんの○○が××だったら？」と，違う要素を加えた状況を設定し，グループ全体へそのアセスメントについてディスカッションするシーンを設けます．伸びやかな雰囲気で，誰もが自由に自分の見解を口にできるよう促すといいでしょう．状況設定を変えて話しあうことは，多面的に患者さんを看る力になり，看護師国家試験における状況設定問題への力にもなります．

成長に気づくポートフォリオの見方

教師は学生へ「これ勉強したの？」「やったの？」などと問いかける，すると学生は「はい，やりました」と答えます．しかし教師は，どうやったのかを知りたいのです．ここにやったことが入っているポートフォリオが役立ちます．ポートフォリオをめくりつつ学生は自分の考えや行動を，根拠をもって説明することができます．

ポートフォリオをめくることで学生の成長がわかります．

始めのほうのページと終わりのほうのページを見比べれば書いてあることや入っているものや印をつけている箇所，メモの内容や量などが変わったのがわかりますから，「ああ，この実習で成長したな，すごい」というふうに気づきます．

ポートフォリオをめくることで，行動や思考，課題解決プロセスなどを追体験することができます．目標へ向かって何を，どうしてきたのか，どんな工夫や苦心をしたのか，成果を生み出すためにどう行動して，どんな情報を手に入れ，それをもとに何を考えたのか，ためらいさえも見えます．ポートフォリオを見る際は知識習得の状況を知るだけに終わらせず，その知識をどう情熱をもって活用や応用したか…行動，経験，スキル，使った手法やツールなども推測しながら見ます．

時系列に一元化されている中身をみることで，その人の思考プロセス(課題解決プロセス)をまるで絵巻物を追うかのように，思考の追体験をするかのように臨場感をもって味わい理解することができます．

■ネガティブを探すことからはじめない

ポートフォリオから何を見いだすことができるのか，ここにすべてがかかっています．

教師は，一般的に正しくできているところは，正しくできているからと放っておき，間違っているところやおかしなところを積極的に発見しようとし指摘することをしがちです．しかし，正しくできているところ，よい行動や気づきについても，しっかりと評価することが大事です．評価とは，価値を見いだすこと，ですから．

[教師の仕事の変化]

指示をするのが仕事 ➡ 成長を支援するのが仕事

間違い探し ➡ 正しくできているところ・能動的なふるまい探し

ポートフォリオから見いだしたいところ
○あたり前のことが抜かりなくできている箇所
○指示されなくても自分で行動できている箇所
○根拠と照らしあわせ，考えながらしている箇所

■目標と照らしあわせて見る

実習の前に学生は自分なりの目標を立てます，それがゴールシートに書かれてポートフォリオの最初に入っています．学生の「思考プロセス」を追うためには，この学生が何をやりたいのかを知ることが必要なので，まず「ゴールシート」を確認します．ゴールシートやその周辺に書かれた学生の目標や目的を見て，それを実現するために必要なものが入っているか？　というスタンスでポートフォリオをめくり中身を確認していきます．

ポートフォリオの中身をまず確認する

たとえば「ゴールシート」に，「88歳糖尿病の男性へ血糖値が上がりにくい食事方法を提案します」と書いてあればそのポートフォリオには，「糖尿病」についてと「食事」の現状について，「血糖値」の現状や「ありたい状態〔ここでは基準値(88歳の男性，血糖値の数値)〕が書かれた表(根拠あるデータ)などが当然入っていることになります．そのほかにも88歳ですから，高齢者ならではの特徴的な事項もポートフォリオに入っている必要があるでしょう．

常にゴールは明確に！　が大切と繰り返しこの本で示していますが，ここでも同様です．どんな患者さんなのか，疾患，年齢，生活状態，ご家族の状況，などなどの情報が詳しくあればあるほど理想的です．ピンポイントでそれを押さえることができれば，学生は自分がすべきことを絞ることができます．

学生が立てた目標と照らしあわせて，目標到達に必要なものが入っているか．そこからぶれた学習行動をしていないかなどポートフォリオ全体をめくりながら見ることができます．

「全体と部分」を照らしあわせてポートフォリオを見る

ポートフォリオ全体をめくりながら見ないと見えないことがあります．たとえば「時間のかけ方」，一つのことを何日も，何日もねばりつよく行っていることがわかります．また，自分の考えに有利な一方向からの同じような情報ばかりが入っていないか，など情報の偏りをみることもできます．いずれも「部分」だけを見ては気づかないものです．

全体を流れで見ていくことで，その人の課題解決の特徴等が見え，これからこうするだろう，というような現状から未来を推察することもできます．

■前と後を照らしあわせつつ見る

文章がたくさん書かれていても，ただだらだらとたくさん書いてあればいいというものではありません．患者さんから気づくべきことに気づき，ポートフォリオに考えたことがカケラ(メモ)でも入っているといいのです．

学生は患者のありたい像をもち，現状と比較・分類・関連づけて書いているか，という見方をしてコーチングすることも有効です．不足しているものに対してコメントをつけることができます．

C：「患者さんの○○今日はどうだったの？」
S：「今日は，モンダイありませんでした」
C：「何と比べたの？」
S：「この患者さんのいつもとくらべて…」
など…

比較できるということは頭の中に，基準とするものをもっているからです．だから学生が「○○です」と言ったら，何と比べたの？ と問うことができます．

根拠となる表がポートフォリオに入っているかもしれません．

該当ページだけでなく，その前の行動や動き，またここまでのプロセス・過去の状況変化を追いながら見ます．「前の日に床頭台の上においてあった○○に気づいていたから，これをしたのか」など．ここでもどうだったらいいのか，「ありたい像」を教師はもっている必要があります．過ぎたできごとのフィードバックを促すコーチングばかりでなく，「次はどこを変える？」など，これから先のイメージを促すこともとても大切です．

■学生の「気づき」が入っているポートフォリオにする

教師は「患者さんについて気づいたことを書きなさい」あるいは，「問題(課題)は何？ 気づいたことを，ポートフォリオに入れましょう」と言います．

「気づく」ということは何か違和感があるということです．正常だった昨日と何かが違う，変化がある，とそのギャップに気づくわけです．「ありたい状態」と「現状」から的確に情報を得る力があって

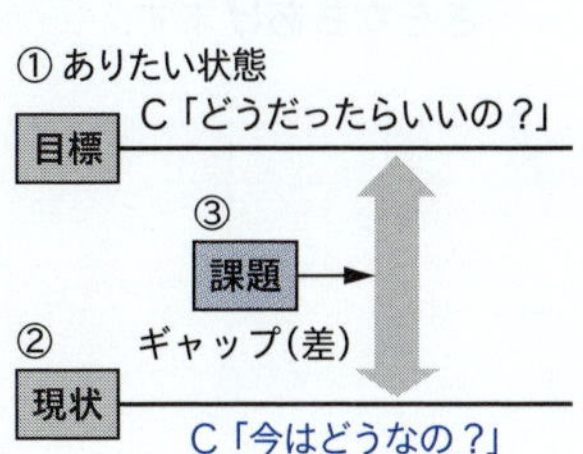

はじめて「気づく」「課題発見」ができます．だから，気づかせたいのであれば，「あの患者さんどうだったらいいの？」とありたい像を問う．次に「今はどうなの？」と現状を問うことが有効です．

■ポートフォリオを価値化する「因果コーチング」

最初は，変化を探すつもりで見ます．患者さんの変化に気づく．その変化に対し「因果」という視点で深堀りしてみます．ポートフォリオの前のページにその要因となることを発見している自分が見つかるかもしれません．

教師が「なんでそうなったんだと思う？」と問えば，学生は，自分のポートフォリオをめくり，「何が起因してこうなったのか」「何が足りなかったからいまこうなのか」「その原因や要因を考えようとします．つまり「因果」を探そうとします．

「前日に何があったかな？」という気持ちでポートフォリオから何かを探そうとすることでしょう．なんでこうなるの？　おかしい…変化が先にあり因果を探ろうとします．

気づく ➡ 変化に気づく

変化とは，同じではないということ

何と何が同じでなかったのか

無表情でも心は動いているから

無表情に見える時でも学習者の心は，教師などまわりの人の声かけを待っているものです．

ポートフォリオを見れば，どんな経験をしているのか，状況や理解や不安などを察することができます．ポートフォリオをめくって，聞きたい箇所を探し指差して「これ何で入れたの？　聞かせて」と声をかけましょう．必ず「これは○○で……」と話しはじめてくれます．そうしたら，「そうなの，いつの事？」とか「どこでこれしたの？　聞かせて…」など笑顔で関心が伝わる表情で，目をみてたずねてみてください．

こちらが聞きたいという気持ちをしっかりもち，少し待つことができれば学生も一つひとつ声にだしてきちんと話してくれます．上から目線で質問を重ねるのではなく，あなたのことを応援したい，そのために理解したいという気持ちでまっすぐ向かいあうことは，あらゆるコーチング技法を超え相手の心を溶かしその学生が本来もっている賢さを立ちあげます．

実習「保育所」でプロジェクト学習

保育所における実習にもプロジェクト学習やポートフォリオは機能を発揮します．たとえば，「病児の看護に活かすために，健康な子どもの状態を知る」というような学習目的であれば，学習者は保育所における実習で，病児の状態を理解するために，“健康な状態・様子”をデータではなく，小児のありのままの動きや言葉などを知る必要があります．そのために，実習先で健康な状態が維持されている園児の状態や生活をつぶさに観察することとなります．しかし“全体を見る（観察する）”とスタートしても現実には，とらえどころがありませんので，一人ひとりがテーマを絞り，そこを中心にして見るようにするといいでしょう．

見たことを書くだけでなく，そこにひそむ意味を考えます．「知識」と「目の前の状況」を関係づけて考えながら見るといいでしょう．

一人ひとりが自分の目標を考え「ゴールシート」を書きます．たとえば“健康を損ねる状態の見極め方を提案します”という大きなゴールへ向けて自分のテーマを学生が決めるのです．例えば「食事と運動との関係」「お遊戯に参加している子と，していない子の食事の関係」「活動の量と食事の関係」などを得ることができるかもしれません．「実は運動量が多すぎる時は，食が少なくなる場合もあるということがわかった．食事の直前の運動は少なくしたほうがいい」などポートフォリオで最後の日にプレゼンテーションをしあいます．実習記録や事前学習の内容，量で評価するのではなく，その実習で達成すべき目標に対して評価します．

ポートフォリオの中に入れるものリスト
特定の対象者に注目し，観察して入れます．

□食事の写真
□食事のメニュー
□食べ方の観察
□おやつとカロリー
□運動時間や内容
□運動の消費カロリー　など

新しいシャドーへ…何を見て，どう考え，動く?!

■未来志向の実習指導が学生を伸ばす

その「違う」のもとがない

学生がするのを見て「あっそれ違う」と思う時があります，実際「違う」と声に出る時もあります．その一言のままでは学生は成長できません．指導者の頭の中には明確な映像で「ありたい像」をもっています．それと比較して，瞬間に「違う」と言うのです．しかし学生はその「ありたい像」を同じようにはもっていないのです．

不慣れな学生の頭にあるのはありたい像ではなく「テキストに書かれた手順」なのです．学生はその手順の一つひとつをなぞるように行う…しかし「テキストに書かれた手順」はイコール，目の前の患者さんにとっての「ありたい像」ではありません．こんな時はプロジェクト学習をベースに指導します．つまり「ありたい像」を言ってもらいます．「患者さんにとって，どうであったらいいと思う？」と学生のよき思考，イメージを誘います．「まずは患者さんが安全なように，ベッドの手すりを上げて，そこにご自身の右手で握ってもらい…確認しながらですけど…」という具合に応えることができます．

願いを問う

ビジョンを描く…どうしたらあの患者さん，シアワセになるの？

現場は多忙なので指導者は，矢継ぎ早に詰め寄るように一気に学生から答えを求めがちになります．すると学生は焦り，頭にあることが出てきません．正解や数値を問うことも必要ですが，ときに「あの患者さんにどうなってほしい？」と「思考を誘う」ような言い方をすることで学生の考える力が発揮できることもあります．「あの患者さんにどうなってほしいの？」の代わりに「どうしたらあの患者さん，ほっとするかな？」「何を言ったら安心して移乗に協力してくれるかな？」というような表現もいいかもしれません．

その上で「そのためにどういうことができる？」と言えば学生は自分で順を追って考え，一つひとつする順に表現することができます．

過去より未来を！「今日何がつかめると思う？」

先生たちは，実習などの帰りに「どうだった？」とか「今日，何がつかめた？」と学生に問います．すると学生は，えーと…といいながらそれなりに答えます(本当はたくさんのいろいろなことがあって，さっきまで渦中で動いていてメタ認知もできてないのに…だからそう簡単に一言で言えない，一つを選べないし，まだ確証もないし…)ゆえに，返ってくる言葉としては，「○○とか(↑語尾上げ気味)…」と言葉の最後をやや濁し気味に曖昧に答えざるを得ません．

それよりも…実習に行く前に！

「今日，何がつかめると思う？」や「今回，どんなことつかんで帰りたい？」と“これから”をこれからのイメージを誘うかのように“今日のこれからという未来が楽しみ！”という気持ちが湧くように声をかけてみるのはどうでしょうか？　そのワクワク感が学生の実習へ向かう主体性や前向きな気持ちを立ち上げます．

アイトラッキング(視線の動きを追跡する)

実習ではその人の動きの前に視線を見ます．目の動きをトラッキングします．何をみて何をした？　ということを頭におきます．

「動作ひとつ」を見抜くように見る力がものをいいます．患者さんが，看護師さんが，何を見て，どう考え，動くのか……，動くにはその前に，目や耳で情報獲得をしています．「動きを見よう」ではなく「なぜ，ああ動くのか」その動作ひとつに潜むものを嗅ぎ取る意識で見る力が鍵となります．

学生がミスした時…
C：「今後同じような事態になった時どうする？」
S：「がんばります！」
C：「がんばって！」
……ではなく！

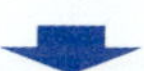

C：「今後同じような事態になった時何を変える？」
S：「いつもよりよく見てからします」
　といったら「いつも“より”」に注目して
C：「いつもはどんな？　一番初めはどこをみてる？」
と，具体的なことが相手の言葉として出るように促します．

実習において患者さんのベッド環境を見る…頭の中には基本的な知識はあります．それと照らしあわせるかのように，病院の患者さんのベッド環境を見ます．

セルフコーチングしながら現状を見ます．

「現状」を問う…　C：「ベッド環境，いまはどうなの？」
「ありたい状態」を描く…　C：「それは，どうだったらいいの？」

■臨地実習を成功させる体制づくり

教える前に，仕事への姿勢を見せる

臨床実習では，しばしば，実習指導者は，学生へ「しっかりと教えてあげよう！」と向かってくれます．限られた実習期間なのでなるべく臨床ならでは，現実でなければ得られないことを教えてあげようと思ってくれているのです．しかし教えるより，先にプロの看護師としての仕事を見せてほしいのです．

実習指導者4つの役割

①プロフェッショナルとしての実践を示す人・見せる人
②学生の看護実践への支援をする人，メンター的存在
③現場ならではの知識や技術を教える人(教師)
④学生にどこで何を経験させるか，段取りや今日の担当ナースに学びの目標とともに学生を託すなど

学生が継続して実習できなくなった

実習プランを立てていても感染や自然災害などにより計画通りの実習ができないことがあります．このような時次のような救済策も今後考えられます．

たとえば，インフルエンザキャリア扱いで学生が臨地へ侵入することを拒まれたなど，学生の問題ではなく受け入れる場による制限を受けることもあるでしょう．そのような時，実習のブランクをカバーできるために臨地実習の代替として学校内演習ができる具体的な方策を考えておく．欠席した期間に相当する実習内容を充足できるプログラムを準備しておく．病院の指導者は学生が校内で行っていたことが実習内容と一致していたことをポートフォリオで確認することもできます．

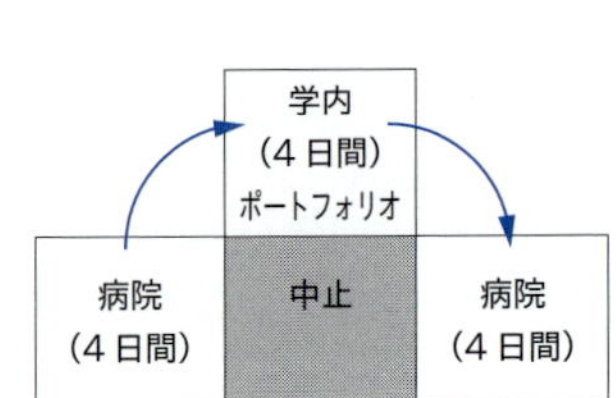

実習ポートフォリオ中身リスト

no.65

■ 実習準備

□ 実習テーマに関する課題意識，課題発見などのメモ
□ 実習テーマに関する事前学習
□ 実習の目的(ビジョン)と目標(到達ゴール)を書いたゴールシート
□ 送り出しカード/周囲の励ましやアドバイスや“気持ちよく行ってらっしゃい！”などのカード
□ 実習テーマに関する，自分なりのありたい像を描いたもの

■ 実習期間中

□ 自らの課題メモ
□ 対象者の様々なニーズに関し自ら情報収集したもの
□ 対象者の状態や変化への対応が時間管理的にわかるもの
□ 一日一日のすべきことがわかるようにした計画および実践
☆ 計画と実践を照らしあわせて振り返ったことや計画の修正を色ペンや対比表などで工夫したもの
□ 実習で質問したいことや知りたいことの箇条書きメモ
□ わからなかった言葉，不明な記号のリスト
□ 実習時の配付資料にマーカーや赤ペンで書き込みしたもの
□ 実習でひらめいたアイディアやすべきこと，試みたいことのメモ
□「これを○○さんへ伝えたい！」のメモ
□ 実習の様子が伝わる図，地図，平面図(ホームページやパンフレットなど公開されている範囲のもの)
□ 自己評価，理解，把握の度合いがわかるもの
□ インパクトシート A 実習用(赤本 p.281)
□ インパクトシート D リスク用(赤本 p.284)

■ 実習後日

□ 実習中の“わからない”を調べて解決したもの
□ お礼状の下書き，出した控え
□ 仲間とポートフォリオプレゼンテーションで得た学び… etc
□「成長報告書」(赤本 p.287～289)

※対象者のプライバシー，守秘義務の遵守，倫理的視点など十分配慮する

Ⅶ章

新しいカリキュラムを構想するために

1 次世代教育の設計思想

■次世代教育を生み出すためには…

看護の原理原則として「安全・安楽・尊厳・自立」があるように，何かをつくるときそこには必ず，哲学や理念，コンセプトなど揺るぎなくその全体を貫くものが必要です．新しい時代にふさわしい看護教育のカリキュラムを作り上げる時も同様です．その全体を貫く軸となる設計思想があり，その上で，その実現プロジェクト学習やポートフォリオを導入します．右ページの「次世代教育の設計思想(no.66)」の全体がそのイメージです．

■「創造的な思考」の理念・哲学(右図パネル 1，2)

次世代教育のビジョン(理念)として「現実対座」「未来志向」「知識創造」の3つを目指します．俯瞰，対話，価値化，再現，ストーリー性，この5つを教育の哲学とし，カリキュラムの全体に織り込みます． p.12, 23 参照

■「アクティブ思考」を叶える教育手法
(右図パネル 3，4)

意志ある学びを実現するために，プロジェクト学習を導入します．プロジェクト学習と言える条件は，ビジョンとゴールが明確であること，他者に役立つ知のアウトカムを生みあげることなど，パネル3の7つの条件を，シラバスを構想する時に入れます．自己成長や思考プロセスを大事にして成長するためにポートフォリオを高機能に活かします． p.37, 50 参照

■次世代教育のパラレル構造(右図パネル 5)

ビジョンからゴールへ向かう「プロジェクト学習」，ゴールへの軌跡を綴じていく「ポートフォリオ」の存在．プロジェクト学習のフェーズにおける身につく力を叶えるためにコーチングを活かします．

プロジェクトのフェーズと身につく力，その身につく力に対応するコーチング，この3つを平行に存在させその効果をもたらします．

次世代教育の設計思想

no.66

パネル1　次世代教育のビジョン

創造的な思考
1　現実対座
2　未来志向
3　知識創造

創造的な思考
哲学
ソフィア

パネル2　創造的な思考の哲学（原理原則）

創造的な思考
1　俯瞰
2　対話
3　価値化
4　再現
5　ストーリー

アクティブな思考をかなえる条件

パネル3　プロジェクト学習の7つの条件（要素）

1　「ビジョン・ゴール」の明確さ
2　「身につく力」の自覚
3　リアリティとオープン化
4　他者に役立つ「知のアウトカム」
5　「一人思考から思考共有へ」
6　「未来へのリフレクション」
7　「時間・空間・方法」の最適性

機能
ファンクション

パネル4　ポートフォリオの8つの機能（活用）

1　意識化
2　一元化
3　俯瞰
4　顕在化
5　価値化
6　行動化
7　フィードバック
8　ストーリー化

プロジェクト学習の基本フェーズ
「活動」と「修得知」と「コーチング」
教育手法

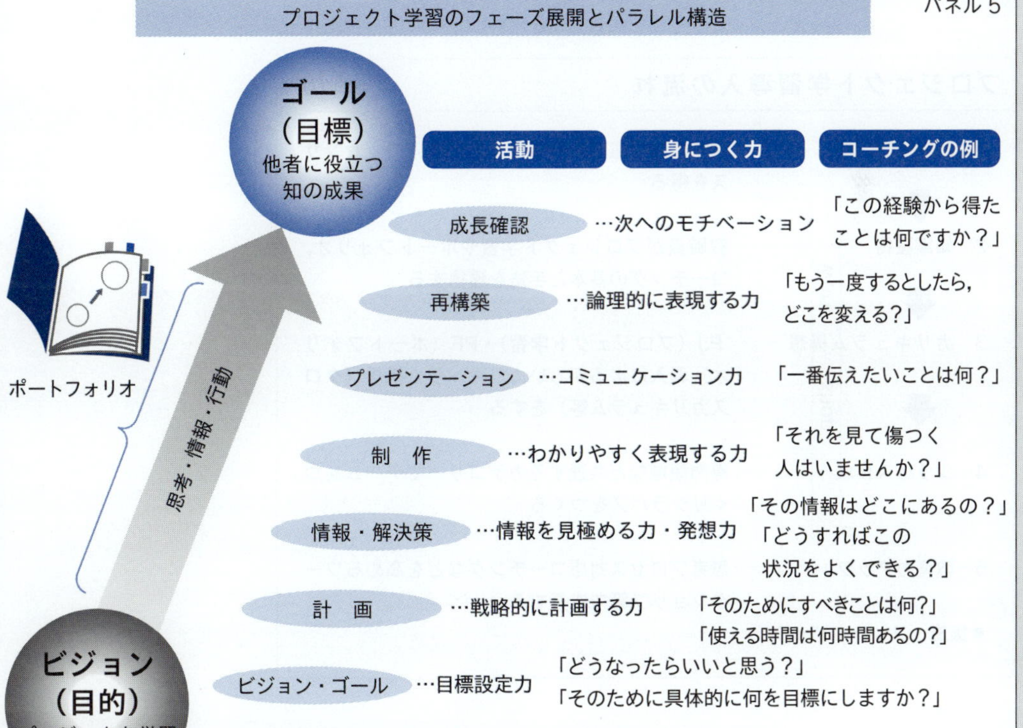

パネル5
プロジェクト学習のフェーズ展開とパラレル構造
ゴール（目標）他者に役立つ知の成果
活動
身につく力
コーチングの例
成長確認
…次へのモチベーション
「この経験から得たことは何ですか？」
再構築
…論理的に表現する力
「もう一度するとしたら，どこを変える？」
プレゼンテーション
…コミュニケーション力
「一番伝えたいことは何？」
制　作
…わかりやすく表現する力
「それを見て傷つく人はいませんか？」
情報・解決策
…情報を見極める力・発想力
「その情報はどこにあるの？」
「どうすればこの状況をよくできる？」
計　画
…戦略的に計画する力
「そのためにすべきことは何?」
「使える時間は何時間あるの?」
ビジョン・ゴール
…目標設定力
「どうなったらいいと思う？」
「そのために具体的に何を目標にしますか？」
準　備
…課題発見力
「今はどうなの？」
ポートフォリオ
思考・情報・行動
ビジョン（目的）プロジェクト学習

プロジェクト学習を全体へ導入する

アクティブな学びを実現するために，ビジョンとゴールを明確にして向かうプロジェクト学習を導入します．教職員全体で設計思想を共有します．プロジェクト学習の理念を描き手法を獲得します．その上で新しいカリキュラム構想をします．webによる遠隔教育や現実の事物を教材化できる最新メディアやシステム導入を背景に，クロスカリキュラム，反転教育，ポートフォリオを活かしたレディネスなど新しい構想をします．次に教師が専門領域など共通するカテゴリーでチームをつくり，どこにどうプロジェクト学習やポートフォリオを導入するか企画を立てシラバスをつくります．各教育目標に到達できるよう，教師たちは教育力(ティーチングや教材づくりではなく，思考プロセスを追うコーチング修得など)を高めます．学習者は自らの学びをテーマポートフォリオでマネージメントし意志ある学びで向かいます．学習以外の研修や留学，ボランティア，サークルなど価値ある経験をキャリアポートフォリオで一元化します．自分のビジョンや資質を開花させる未来へ活かします．

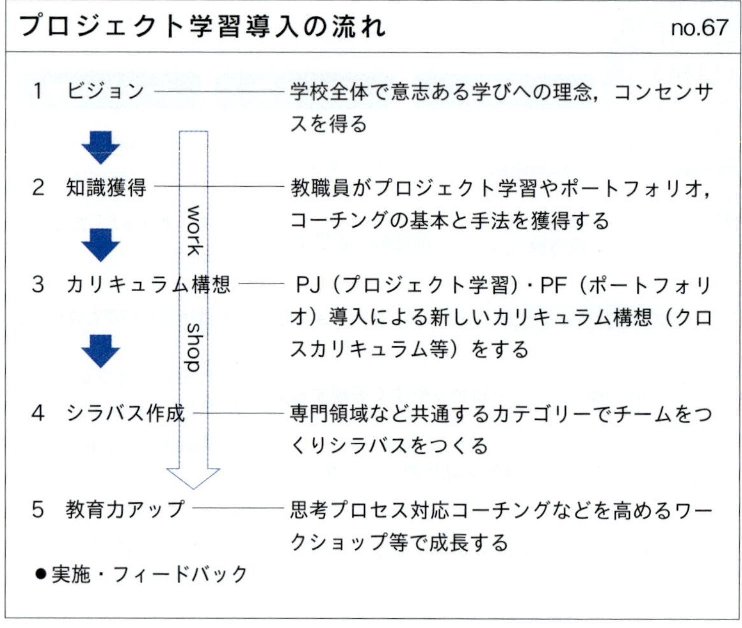

プロジェクト学習導入の流れ
no.67
1 ビジョン
学校全体で意志ある学びへの理念，コンセンサスを得る
2 知識獲得
教職員がプロジェクト学習やポートフォリオ，コーチングの基本と手法を獲得する
3 カリキュラム構想
PJ（プロジェクト学習）・PF（ポートフォリオ）導入による新しいカリキュラム構想（クロスカリキュラム等）をする
4 シラバス作成
専門領域など共通するカテゴリーでチームをつくりシラバスをつくる
work shop
5 教育力アップ
思考プロセス対応コーチングなどを高めるワークショップ等で成長する
●実施・フィードバック

2 未来への道標としてのシラバス

プロジェクト学習によるシラバスの考え方をここからお伝えします．新しい看護教育を目指しプロジェクト学習を導入し学習者にとって自分が立ち向かう知の体系全体が俯瞰できるものが「1冊のシラバス集」の存在です．

■シラバス集の存在

学生にとって一冊のシラバス集の存在は，「知の世界」との対座です．「意志ある学び」を可能とするためには，どんな学びに向かうのか，その全体が見える必要があります．学生にとってもっとも大事なのは，「分断されていない知の全体」が俯瞰できることです．それは必ずしもスタートの時だけに価値をもつものではありません．学びはじめて1年目でも，3年目でも，卒業する時も…あるいはその専門性を活かして働きはじめた時でも大切な姿勢です．

■シラバス作成のコンセプト

学生がシラバスを読めば，その知的な看護の世界のイメージが描け，その分野領域へ価値を感じ，自ら立ち向かいたくなるようなもの，学びへのモチベーションが湧き立つようなものにします．この科目では何を獲得することができるのか，そのためにどんなことをするのかが明確になっています．

学習者がシラバスを見ることで，その講義の意義や価値などを把握し，どんな活動のもと看護師として必要な知を修得できるのかイメージでき，その科目分野，領域の意義を理解し，主体的に学ぶことができるようにします．展開や進行，活動内容，評価法など必要な情報がすべて盛り込まれ「学習者が主体的に取り組む授業」を実現するものにします．

■最初のページ

看護師になるための教育の全体像がつかめるようなスタートページにするといいでしょう．これからはじまる看護の学びをスタートする時にシラバスを開きます．看護師になることを目指す学生が1冊のシラバスを初めてめくる時，それはその世界へ扉を開くことに似ています．看護教育という新しい世界に自分が歩き出すページとします．看護師として生きるそのために学ぶ最初のページです．充実したシーンが待っています．自分の意志でこの世界へ踏み出したことを認識できるように工夫します．

看護師になるという道を志すということは，看護の知識やスキルを身につけるだけでなく，自ら立ち，自らを律し成長していくという道の選択でもあります．この自立・自律を叶えるためにもまたポートフォリオやプロジェクト学習によるセルフマネージメントが活きるということが学生に伝わるようにします．

■はじめに意志ある学びを伝える

シラバス集の冒頭は，意志ある学びの考え方とそれを叶える手法としてのプロジェクト学習やポートフォリオについてわかりやすく表現し，紙上オリエンテーションとして機能させます．

シラバスの冒頭には，意志ある学びを叶えるためのプロジェクト学習，ポートフォリオ，セルフコーチング，この3つの説明がビジュアルと簡単な文章で記載されているといいでしょう．テキスト(文字)だけで表現するのではなく，その未来志向の世界観がイメージで伝わるといいでしょう．

ポートフォリオやプロジェクト学習について書かれたこのページは，意志ある学びを身に宿す普遍的なページとなります．

夢に近づいている自分が見えるシラバス集

学生自ら主体的に看護師になるというゴールに向かっていることが目に見えるようなページを設けます．科目の全体が見開きで見えるページをつくります．デザインとして，修得した科目の欄に印をして自分が歩いた道を塗りつぶすようなイメージです．自分がどこまで来たかが可視化されていて目でみてわかるページです．「ここまできたぞ」ということが達成感，モチベーションとなります．一つの科目のスタートの日付と終わりの日付を入れておくことで，対応するポートフォリオとリンクすることも容易にできますので，あとからこの期間を正確にふりかえることも可能となります．

■成長物語を書き込める工夫

シラバス集の最初のほうのページに自分が成長する物語を書き込めるようなページ，すなわち自分がゴールに向かい進行する様子がわかり，少しずつ看護師になる夢が現実になっていくのがわかるようなページがあってもいいかもしれません．

色マーカーでチェックし自分が修得した印をつけられるようにする，など自分が学んできた軌跡がデザインでわかることで学びへのモチベーションをさらにあげることができるでしょう．自分が何をやってきて何をこれからするのかが目で見えると気持ちがシャキッ！ とします．ここまできたという達成感を得られます．自分が学びの軌跡を書き込んだシラバスは在学中に得た知の全体ともいえるものです．自分の学んだ数々の「元ポートフォリオ」の始めた日付や修得した日付を記録しておけば，元ポートフォリオと照らしあわせればその内容をしっかり確認することができます．つまり，シラバスに自分で書いた日付は，キーインデックスのような機能を果たすというわけです．

さまざまな分野領域に活きる
ポートフォリオ・プロジェクト学習 no.68

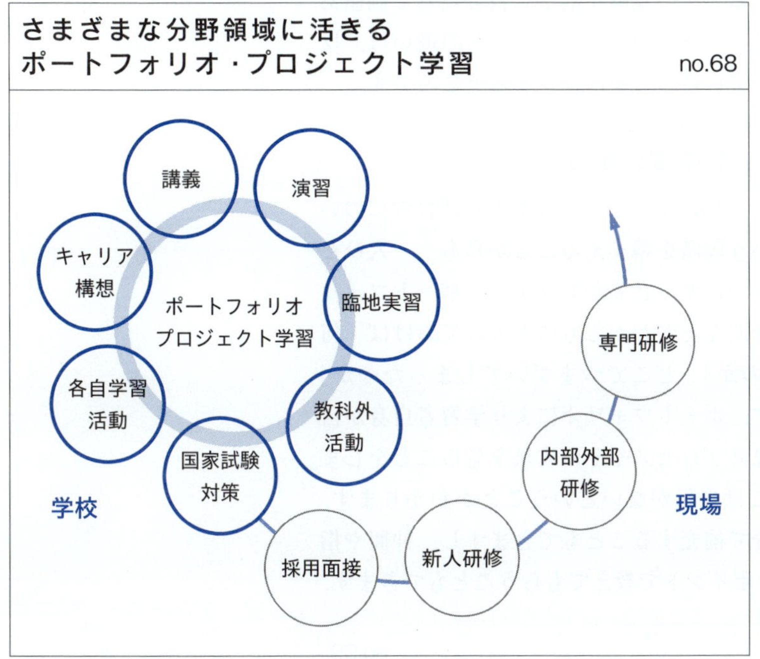

図の輪は，ポートフォリオ・プロジェクト学習が生きる領域を示しています．講義，演習や実習など授業に関するものだけでなく委員会や部活動など様々なシーンに活きます．他にキャリアデザインなどのシーンに活きます．いずれにしても共通して，主体的に向かう気持ちに応えます．これ以外にもパーソナルポートフォリオなど学びへの意欲が高まるツールとしていきます．

看護教育に「反転教育」を導入する

看護教育に反転教育を取り入れます．これまで学校で知識習得からスタートしていたものを，新しい知識など覚えることや内容の理解は各自が自宅などで「ネット動画」などで自ら学び，学校における授業では，そこで得た知識や事柄についてグループで互いの理解や分析を話し合うなどからスタートする．その知識を活かし自分たちで価値あるものを創りあげたりするという具合です．「予習」との違いは，反転教育はしっかり「習得」していることを前提とするところです．

ポートフォリオで「習得」を明確にする

最終的に国家試験に合格しプロになることを目指す看護教育においては，講義，演習，実習という段階を踏まえることからも，一人ひとりの学びの状況(習得)を明らかにする必要があります．ポートフォリオに学習プロセスや成果，疑問などがわかるものを入れておけば「何ができて何ができていないのか」「どこでつまずいてしまったのか」などを指導者が把握できます．ポートフォリオにより学習者自身が自ら客観的に，自分の学習の思考プロセスやその成果を見ることをします．ここは自信がある，ここは自信がないということがわかります．自分でできないところを自分で補充することもできますし，仲間や指導者に見てもらう，またピンポイントで教えてもらうこともできます．

反転教育のポイント no.69

- □ 反転教育は事前の学びから当日の学びまでをポートフォリオに統合していく
- □ 反転教育を行う時は，学習者自身が統合的な視点をもつ必要がある
- □ 習得を可視化する成果や学習行動，行動記録をポートフォリオ化して，成長のための評価に活かす

統合的な視点をもっているか

反転教育は学習者が統合的な視点をもち学習全体として向かうべき方向を俯瞰して，この全体で何をどこまでするのかを自らの意志で立ち向かうことが前提となります．プロジェクト学習として何のために(目的)，何をやり遂げたいのか(目標)を明確にもち，フェーズに添ってシラバスを設計します．シラバスの全体を見て学習者は前もって適切な時期に習得や理解を自らの意志ですすめることができます．

主体的な授業のポイント	no.70
□ 学習者が明確なゴールをもち，そこへ向かっているという自覚があるか □ ゴールが明確で，そこに至る学習プロセスを設計されているか □ 学びのプロセスは，知的活動の形態や目的(ねらい)で区切られているか？ □ 学びのアウトプットのデザインがされているか □ 学習目的に合わせ最適な環境，メディアが活かされているか？	

「わからない」を残さない反転授業モデル

反転教育は，これまでの予習と異なり「習得」を前提としますが，看護のような広域的で最新の情報を対象とする知的領域においては，事前学習後，全員が「習得した」と実感できるものばかりではなく「わからない」ことや「疑問」が残ります．そこで全員が習得，理解でき，当日の授業へすすめるためにはどうしたらいいか看護教育における反転授業モデルを提案します．

自分がわからないことは何か，をまず考えます．その言葉の「意味」がわからないのか，それとも言葉の意味は知っているが，文章を読んで文脈としてつながりや内容が理解できないのかを判断します．

<意味不明>
→はじめて知った単語や言葉だから，意味がわからない

<文脈不明>
→言葉の意味はわかるが，文書の流れの中にある内容がつかめない．文と文のつながりがわからない

わからないを残さない反転授業モデル	no.71
①学習者全員へ学習の目的・目標や範囲を伝える ⬇ ②各自自宅・スマホなどで教材，ネット動画などで知識を「習得」する ⬇ ③学習者は「わからない」「ギモンが残る」の箇所をあきらかにしておく ⬇ ④それを客観的に見て<意味不明>なのか<文脈不明>なのか判断する ⬇ 単純に言葉の意味が不明なものは，調べてメモで書き込む． ⑤<文脈不明>は「ここを理解したい」と表記してSNSなどで事前に学校の仲間，指導者が共有できるようしておく ⬇ ⑥授業をはじめる前に<文脈不明>など「ここを理解したい」を仲間同士で解決し「習得」できているようにする ⬇ ⑦意味の解釈や<文脈不明>の箇所のとらえ方は，掲示などして，みんなで共有できるようにしておく ⬇ ⑧指導者は学習者の「ここを理解したい！」を意識して授業の展開を工夫する．ここに関連する考え方，事例，コーチング，キーワードなどを織り込みプログラムを展開する	

プロジェクト学習の企画書とシラバス作成

プロジェクト学習のシラバスをつくるためには学校全体のカリキュラム構想から入ります.

同じ領域で話し合い『プロジェクト学習の企画書』を作成してみるといいでしょう. 企画書にはプロジェクト学習のビジョンとゴール, フェーズ展開などを具体的に記入します. 最も重要なことは, どんな「知の成果物」にするかの決定です.「知の成果物」とは学生が一連の授業や実習のアウトカムとして一冊の提案などを生み出したものです. 企画書が書けたら,『プロジェクト学習対応シラバス』の作成をします. プロジェクト学習対応シラバスには, フェーズ展開の具体的な日程や「知の成果物」を記入します. それにより学生はどこへ向かっていったらいいのかが明確になり自らアクティブに創意工夫してすすめることができます.

企画書

プロジェクト名： ゴール（具体的な目標）： ビジョン（目的）：		
対　象		
科　目		
期　間		
手　法	プロジェクト学習	
評　価	ポートフォリオ評価	
知の成果物		
成長 （身につく力）	専門知	普遍知
プロジェクト学習の内容		
社会的意義		
協力者ほか		
プロジェクト学習のフェーズ期間	月　日　準　備 月　日　ビジョン・ゴール 月　日 ⋮ 月　日　プレゼンテーション 月　日　再　構　築 成長確認	

「企画書」

年度	シラバス
科目名（副題）	
主講師/ファシリテーター	
実施月日	
講義室	
受講対象	
教育方法	
学習期間	
キーワード	
目的・達成目標	
身につく力	
学習アウトカム	
講義内容	1回目 2回目 3回目
関係図書	
関連情報	
他講義との関連	
評価方法・基準	
受講要件	
受講者へのメッセージ	

「シラバス」

3 新しいカリキュラムマネージメントへ

教科とプロジェクト学習の関係のイメージが下図です．教科で「知識」をインプットして，プロジェクト学習で教科や経験による知識をしアウトカムを生み出します．専門知識やスキルを教科等(矢の左側)で身につけプロジェクト学習(矢の右側)で，教科の統合的，横断的な活用を果たし，自分の頭で考え，判断，行動できる力(コンピテンシー)を修得します．

次世代カリキュラムイメージ―教科とプロジェクト学習の関係　no.72

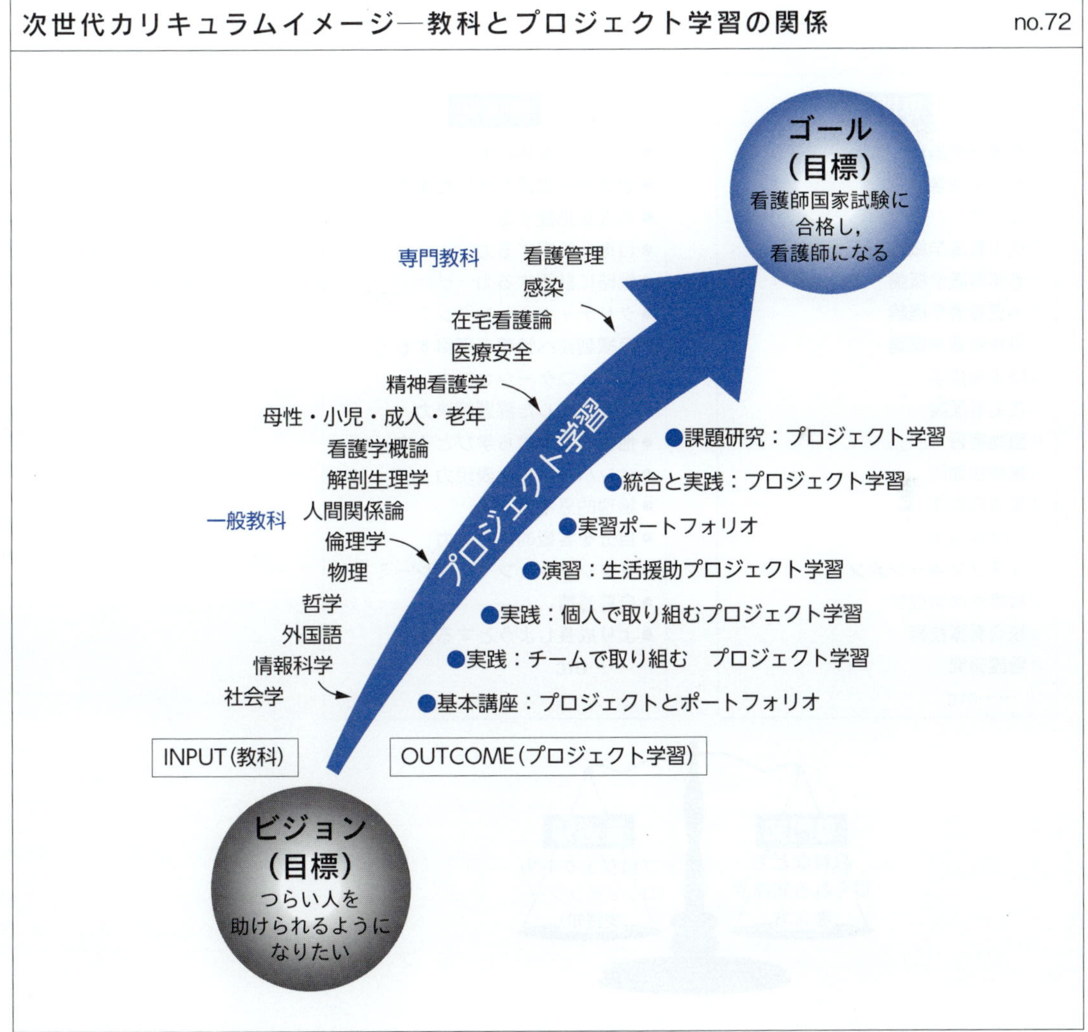

2つの身につく力「専門知」と「普遍知」

関連ページ
p.122, 136, 152, 162

プロジェクト学習を導入すると，その科目・領域で身につく「知識や考え方」=「専門知」と，プロジェクト学習で身につく，いつどんなときでも活かすことのできる普遍的な力=「普遍知」の2つの成長を遂げることができます．

たとえば，既存科目にプロジェクト学習を導入する際は，その専門や科目でねらう身につく力(専門知)と今回のプロジェクト学習でどんな力を身につけたいのか(普遍知)をシラバスに明記します．(p.228 参照)

専門知	普遍知
○看護学概論	●ビジョンを描く力
○解剖生理学	●現実から課題を見いだす力
○心理学	●状況を把握する力
○成人看護学概論	●目標を設定する力
○老年看護学概論	●戦略に計画する力
○小児看護学概論	●クリティカルシンキング
○母性看護学概論	●目標到達へ情報を獲得する力
○感染免疫学	●コミュニケーション力
○在宅看護論	●現実に即した課題解決力
○臨地実習	●他者の行動から学びとる力
○家族援助論	●ノンバーバルな表現力
○災害看護学	●論理的思考力
○国際看護学	●自分を客観的に見る力
○リスクマネージメント	●リフレクション・リフレーミング
○看護生命倫理学	●自尊感情
○統合看護技術	●より成長しようとする意欲
○看護研究	……etc
……etc	

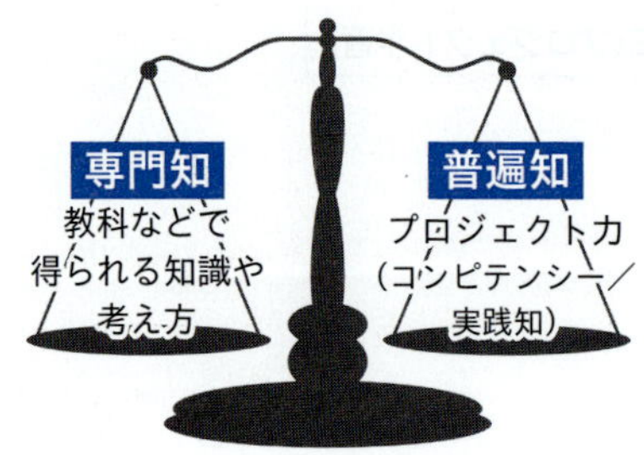
専門知
教科などで得られる知識や考え方
普遍知
プロジェクト力(コンピテンシー／実践知)

教科とプロジェクト学習を有機的につなぐ

教科で，様々な知識を身につけ，プロジェクト学習でコンピテンシーとして発揮し価値ある知の成果をうみ出します．教科への学習意欲や理解度も高まりますし，課題発見力やエビデンス重視の思考や課題解決力など今まさに社会で求められている力も身につきます．ここが実感でき，実際効果を上げることができるのがプログラムAです．プロジェクト学習を終えた学生が行います．

〈プログラムA―教科とプロジェクト学習をつなぐ〉

①プロジェクト学習の成果をA3サイズに縮小し模造紙の真ん中に貼り俯瞰する．教科に関係する言葉や文節を見いだし，その箇所から線を引き出し，教科名や該当ページを付箋にメモして貼る（写真1）．
たとえば，プロジェクト学習のテーマが「高血圧の高齢者の食事，塩分の取りすぎを減らしたい」であれば「栄養学」「老年看護学」「倫理学」「解剖生理学」「物理学」など様々な教科と関連していることを発見することができる．

↓

②次にもう一枚の模造紙に領域ごとに教科書を並べ，その横に，①でメモした付箋を貼る（写真2）．

↓

③付箋をなぜここに貼ったかを他学生や教員たちへ端的に説明する．

写真1

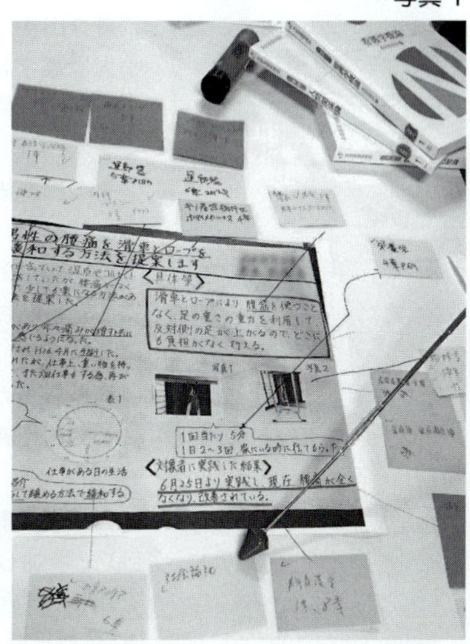

写真2

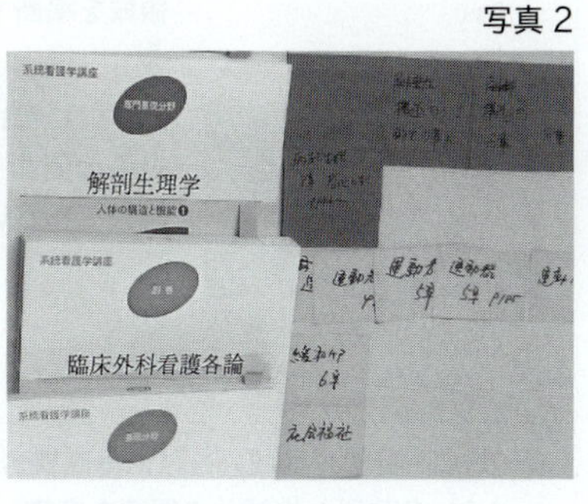

〈効果・目的〉
1）学生はプロジェクト学習を通して「教科横断」していることを改めて認識することができる．
2）教員はプロジェクト学習において自分が指導している教科だけでなく横断的に学生が知識を活用していることを確認することができる．
3）専門領域の授業の際に，教科横断を意識した知識の提供ができる．

看護師は，一人ひとりの患者に対し，高齢，褥瘡，生活援助，感染など…常に様々な面で把握し，複合的な視点をもつ必要があります．プログラムAは学生が実習に行き患者と出会うときに，その課題発見を多面的にさせる効果をもつことにも通じます．

新カリキュラムを垂直統合で考える

在宅医療の時代，入院日数の短縮，退院後，地域をステージにした看護教育を充実させることが求められます．ここに応えるカリキュラム構想のために，筆者が行った「地域」を核に垂直統合で新しい「地域・看護」のカリキュラムを生み出すワークショップをお伝えします．

既習科目から「地域」を核に垂直統合するワークショップ展開

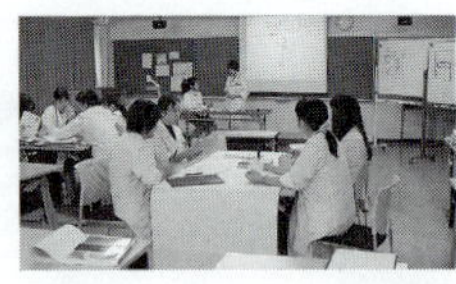

①既習科目 15 回講義の主な内容を模造紙に書き出す．既習科目（母性看護学援助論，小児看護学援助論，成人看護学，老年看護学援助論，精神看護学援助論）

②その模造紙を科目ごと並べて壁に貼る．

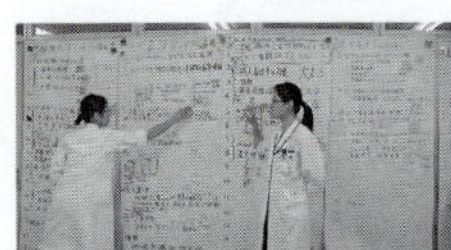

③「地域社会資源」関連情報を付箋に書いて，壁に貼付する．

④担当教員がその内容について他教科の教員と実習指導者へ簡潔にプレゼンする．

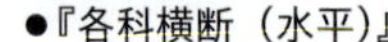

④他領域の教員や実習指導者（現場の看護師）も参加し「地域」に関する実情やケースを新しい付箋に書きその場で模造紙に貼る．
●『各科横断（水平）』
それぞれの科目に含まれている「地域」で領域を横断する．

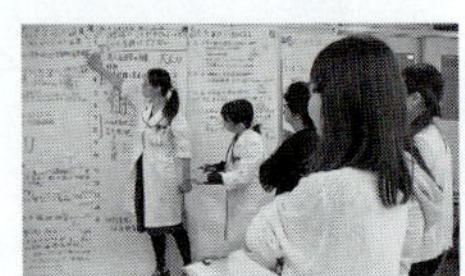

⑤『垂直統合』
付箋の箇所を横断的に『地域』を核に垂直統合で新しいカリキュラム構想につなげる

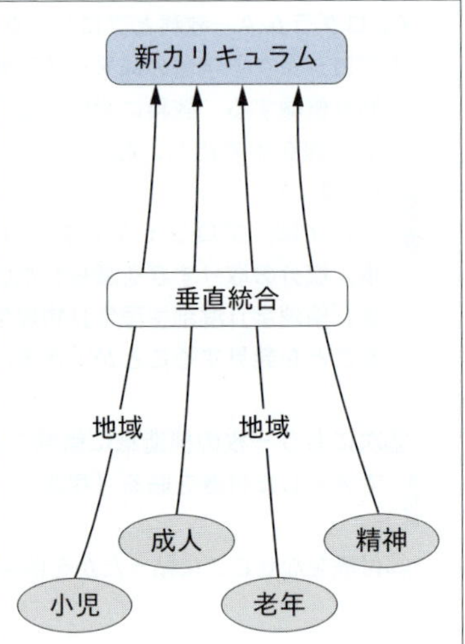

「地域」を核に各科①②③④横断的にピックアップされた「地域」に関する要素を明確な理念のもとに垂直に統合し⑤，独立した「地域」のカリキュラムを誕生させる．

＊現実をもとにした「明確なビジョン」コンセプトが垂直統合の鍵．

〈効果・目的〉『地域』を核に垂直統合で新しいカリキュラムを生み出すことができる

1）各教科と地域との関連を意識した授業内容を構築できる
2）地域情報を keyword として他教科との関連を可視化することができる
3）学習者が，地域と看護を関連づけて学習できる
4）自分の住んでいる地域情報に関心をもつことができる
5）看護場面において，施設看護だけでなく地域看護を意識した学習ができる

学校と現場をつなぐポートフォリオ

基礎教育と現任教育の連続性が大事です．基礎教育と現任教育の学びを照らしあわせてみれば，看護教育の卒前，卒後教育における「隙間」や「重なり」を発見することができるかもしれません．教育の連続性，一貫性をポートフォリオで叶えます．現場の指導者が事前に在学中の学生のポートフォリオを見ることができれば，また病院における新人研修のプログラムの中身を新人ポートフォリオとともに見せてもらえば，学校サイドも現場(病院)サイドも互いにより有効な教育デザインをすることができます．

基礎教育と現任教育の連続性にポートフォリオを活かす no.73

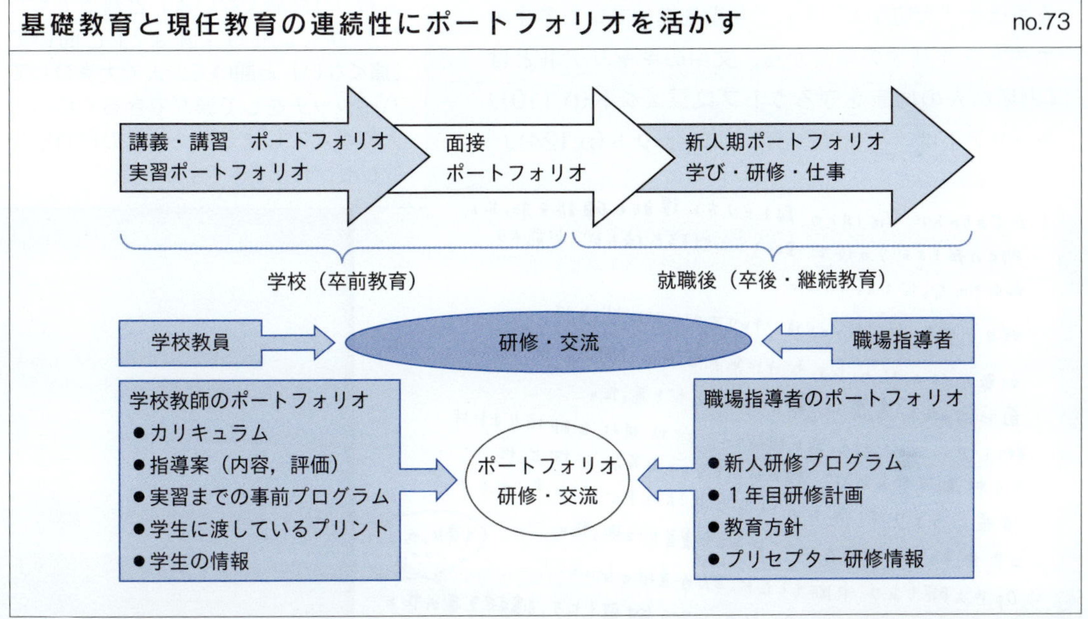

合同研修で情報共有

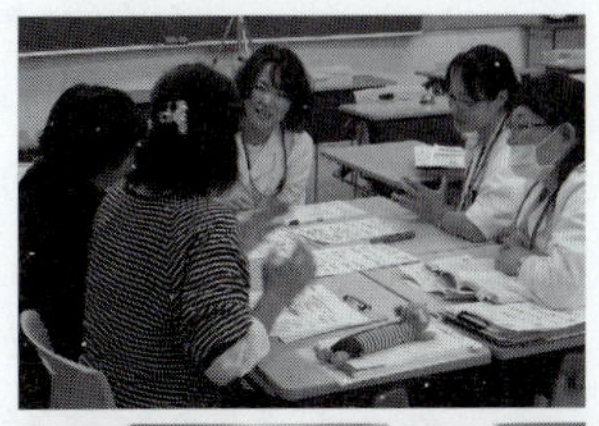

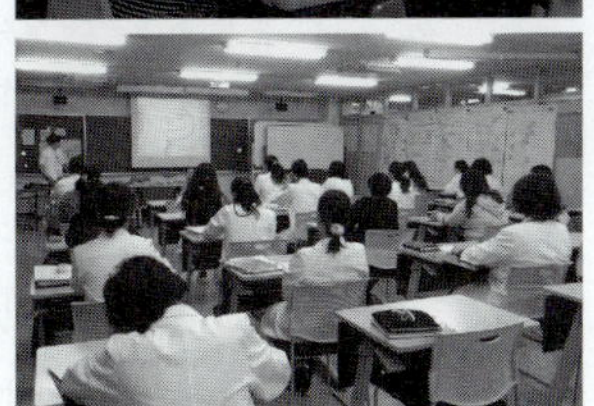

研修やワークショップを学校と現場と合同で行い，ポートフォリオを活かし，学校と現場で互いの教育に関する最新情報(目標や内容など)を共有します．指導者と教師が，ポートフォリオの共有概念を持っていることが必要です．

学校と現場の乖離をなくすために

①教育者，指導者，互いのポートフォリオを披露しあう
②教育フォーマットの共通デザインをもつ
③実習ポートフォリオを教師も指導者も活かす合同研修をする
④教育目標，評価の観点などをそろえる

ラストページ…

このページは，「大切な人の健康を守る」プロジェクト学習を経験した学生のポートフォリオからのものです．自分の大好きなおばあちゃんの足腰の痛みを少しでもなんとかしたいと，教科書や参考書を熱心に読んだり，自分から熱心に先生へ質問したり…おばあちゃんへの思いが学生を成長へ導いてくれました．最後の方に，「看護学生やってて良かった！」と書いてくれました，こんなにうれしいことはありません，この本を読んでくださったあなたもきっと同じ思いでしょう．

すべての看護師さんと看護師さんを目指すみなさんへ敬意を込めてペンを置きます．

鈴木敏恵

学生のポートフォリオから…

ベッドから起き上がる際に，膝や腰の痛みを口にする祖母を“大切な人”として学習を進めていた学生のポートフォリオの中身から．文中のキャリアⅡとは『大切な人の健康を守ろう！プロジェクト(p.110)』キャリアⅠは『社会資源活用プロジェクト(p.124)』

半信半疑だった，おばあちゃんの表情が…起き上がろうとした瞬間，表情が変わり『膝痛くないよ』と言ってくれた！ すぐに私は「腰は?」と聞いて『痛くない』と聞いて二人で大喜びしてハイタッチをして涙ができるくらい二人で喜んでしまった．敬老の日特別なプレゼントができてよかった．

おばあちゃんに9/15(月)の起き上り方と運動の確認を取った。
昨日の起き上がりの件で，動くことに対する気持ちが，以前より
前向きになったと言っている。

昨日の感動と今思うことは，キャリⅡでつかんだことは，
対象の1人の1人のためだけに焦点をあて，個人差や，生活
面においても考慮し，考え抜くことだと思った。
例えば… 80才だと筋力増強というよりは現状を維持!! または
下りゆく能力であれば，緩やかにすることを考え，向上や
治療というよりは痛みのともなう生活の中で，どうすごすのか?
工夫することと，観察することが，とても重要だと思った。
Opや入院もあり，中断もしたが，本人の負担のないように，
話題になるべく出さず，違う話をしながら観察したり，情報を集めた。

大変だった—

キャリアⅠは一般的ことを具体的に焦点をあて，地域の社会資源を活用し，
病院から離れた後の，その人生活を考え計画を建てることを
考えたことに対し キャリアⅡでは個人に焦点をあて，より，
具体的に，その人の生活と疾患に向き合い，提案していく。
年齢によっても考え方(~~焦点~~ 疾患の焦点の合て方が違う)。
始めは，先生の言っていることがわからず，キャリアⅠの延長だと思っていて，
ゴール設定ができなかったが，先生の相談と，分からないなりに，
考え，行動した結果，おばあちゃんのあの一瞬の表情を
見て，全てがあらわれた。看護学生やってて良かった。
先生の言っていることが少し分かった気がした。
素直な気持ちが大切だとあらためて思った——。

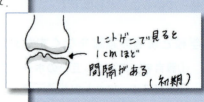

レントゲンで見ると
1cmほど
間隔がある
(初期)

索引